# 婴幼儿生理学

高 健 曾 伟 黄嫦斌 主 编

扈红蕾 孙占波 宋 伟 副主编

清华大学出版社

北京

# 内 容 简 介

　　婴幼儿生理学是一门研究婴幼儿的机体结构特点及其生命活动规律的课程。它的任务是研究婴幼儿机体及其细胞、组织、器官等组成部分所表现的各种生命现象及活动规律，阐明其产生机制，以及机体内、外环境变化对其活动的影响，从而认识和掌握正常婴幼儿的生命活动规律，为学习其他医学基础课和临床课奠定理论基础，为婴幼儿养育照护提供理论依据。本书内容包括人体概述、运动系统、消化系统、呼吸系统、血液及脉管系统、体温、感觉器管、神经系统、泌尿系统、生殖系统、内分泌系统和免疫系统。

　　本书可作为高职院校婴幼儿托育服务与管理、早期教育专业教材，也可作为托育机构、早教机构的学习用书。

**图书在版编目（CIP）数据**

婴幼儿生理学 / 高健，曾伟，黄嫦斌主编 . -- 北京：

清华大学出版社，2024.9. -- ISBN 978-7-302-67219-7

Ⅰ . R720.1

中国国家版本馆 CIP 数据核字第 2024ZU9311 号

责任编辑：张　弛
封面设计：刘　键
责任校对：刘　静
责任印制：杨　艳

出版发行：清华大学出版社
　　　　　网　　　址：https://www.tup.com.cn，https://www.wqxuetang.com
　　　　　地　　　址：北京清华大学学研大厦 A 座　　　　　邮　　编：100084
　　　　　社 总 机：010-83470000　　　　　　　　　　　邮　　购：010-62786544
　　　　　投稿与读者服务：010-62776969，c-service@tup.tsinghua.edu.cn
　　　　　质量反馈：010-62772015，zhiliang@tup.tsinghua.edu.cn
　　　　　课件下载：https://www.tup.com.cn，010-83470410
印 刷 者：三河市人民印务有限公司
经　　销：全国新华书店
开　　本：185mm×260mm　　　　印　　张：13.75　　　　字　　数：331 千字
版　　次：2024 年 9 月第 1 版　　　　　　　　　　　印　　次：2024 年 9 月第 1 次印刷
定　　价：49.00 元

产品编号：104148-01

# 前　言

在生命早期阶段，婴幼儿的生理机制和成年人存在显著差异。他们的身体和器官都在快速发育，对营养和护理的需求也相对较高。为了保障婴幼儿的健康成长，我们需要深入了解其结构和功能的特点，从而为其提供适当的照护和养育。婴幼儿生理学是一门研究婴幼儿机体结构特点及其生命活动规律的课程。它的任务是研究婴幼儿机体及其细胞、组织、器官等组成部分所表现的各种生命现象及活动规律，阐明其产生机制，以及机体内、外环境变化对其活动的影响，从而认识和掌握正常婴幼儿的生命活动规律，为学习其他医学基础课程和临床课程奠定理论基础，为婴幼儿养育照护提供理论依据。

目前，国内尚缺乏专门针对学前教育专业、早期教育专业及婴幼儿养育照护专业的《婴幼儿生理学》教材，多数开设婴幼儿养育照护专业的院校仍在使用针对其他医学相关专业的基础教材。此类教材往往以描述成年人机体结构与功能为主，无法满足婴幼儿相关专业的教学需求。本书致力于揭示婴幼儿的解剖生理特点和生长发育过程，帮助学生了解婴幼儿在各生长阶段的特殊需求。

在撰写过程中，编者广泛参考了近年的婴幼儿生理研究成果和临床经验，确保内容的科学性和实用性。同时，为进一步深化课程体系和教学内容改革，书中内容以婴幼儿托育服务人才能力培养为导向，基于应用型人才培养需求，在编写过程中充分体现了"三基"关系，基本理论和基本知识以"必需、够用"为原则。在本书编写中以掌握和熟悉内容为主，适当降低了理论难度。本书力求简明扼要，突出重点，机制阐述循序渐进；在表达上力争深入浅出、变难为易，图文并茂，可读性强；将可对比的内容尽量以表格的形式表示，便于记忆；内容更贴近生活，密切联系临床，突出知识点在临床和婴幼儿照护实际中的应用及实践能力的培养。

本书由来自全国医学院校和医院的众多长期从事婴幼儿相关专业教学及临床工作的专家共同编写，既保证了理论的完整性，又兼顾了知识的应用性，力争做到理论与实践的完美结合。本书可供幼儿师范学校、中高职院校及普通本科婴幼儿养育照护专业、学前教育专业、早期教育专业学生使用，也可作为人口素质指导师资培训和家庭、专业早教机构开展婴幼儿教育的基础性教材。

由于 0~3 岁婴幼儿早期教育工作在我国还处于起步阶段，可供参考的国内外资料较少，加之编者水平和能力有限，因此在编写过程中难免存在一些问题和疏漏，敬请广大同行和读者批评指正。

编　者
2024 年 4 月

教学课件

教案

# 目　录

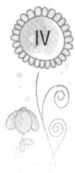

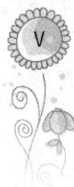

# 第一章
# 人体概述

## 学习目标

### 知识目标
1. 掌握人体细胞的结构和功能。
2. 掌握人体组织的结构和功能。
3. 掌握人体器官的组成和功能。
4. 掌握人体系统的功能。

### 能力目标
1. 能够进行人体结构的主题教育活动。
2. 能够对婴幼儿进行基本的保育检查。

### 素质目标
培养托育服务工作者的责任心和认真细致的工作品德。

## 案例导入

患儿，男，因间断发热、腹泻、体重不增半年余入院。患儿出生体重 2.7kg，出生后 3 个月重 5kg，会抬头，现 8 个月余不能独坐，不能翻身。查体：神志清，精神反应可，营养不良貌，体重 3.98kg，身长 61cm。诊断：蛋白质热能营养不良、重度消瘦。

问题：患儿为何会出现营养不良？其生长发育的哪个环节出现了问题？

婴幼儿生理学是一门研究婴幼儿的机体结构特点及其生命活动

规律的课程。它的任务是研究婴幼儿机体及其细胞、组织、器官等组成部分表现的各种生命现象及活动规律；阐明其产生机制以及机体内、外环境变化对其活动的影响，从而认识和掌握正常婴幼儿的生命活动规律，为学习其他医学基础课和临床课奠定理论基础，为婴幼儿养育照护提供理论依据。

# 第一节 人体基本结构和生理特点

## 一、人体的组成

人体的基本结构和功能单位是细胞。形态结构相似、功能相近的细胞借细胞间质结合在一起构成组织。人体的基本组织有 4 种，即上皮组织、结缔组织、肌肉组织和神经组织。几种不同的组织构成具有一定形态、功能的结构称器官。由若干结构、功能密切相关的器官连接在一起，共同完成一系列相似的生理功能的结构称系统。人体可分为九个系统，即运动系统、消化系统、呼吸系统、泌尿系统、生殖系统、循环系统、神经系统、内分泌系统和免疫系统。各个器官和系统虽然都有各自的生理功能，但它们通过神经、体液的调节相互联系，密切配合，构成了完整的人体（图 1-1）。

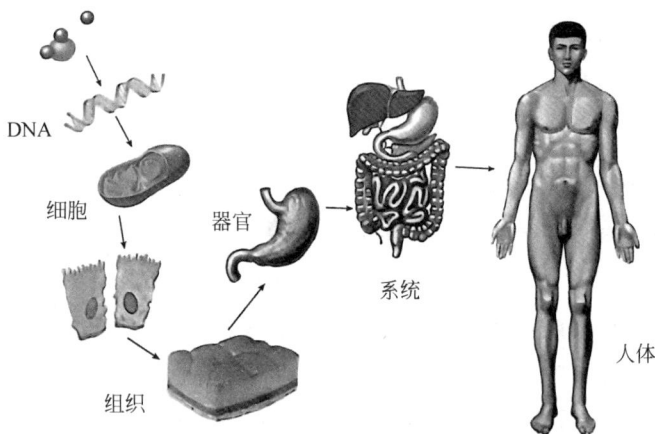

图 1-1 人体的组成

## 二、人体细胞的结构与功能

细胞是人体结构与功能的基本单位。细胞的大小和形态千差万别，但都具有共同的基本结构，即细胞膜、细胞质和细胞核。细胞质位于细胞核与细胞膜之间，包括基质、细胞器和包含物。细胞器是细胞质内具有特定形态结构、执行一定生理功能的微细结构。它主要包括线粒体、核糖体、内质网、高尔基复合体、溶酶体、微体、中心体和细胞骨架等（表 1-1）。

表 1-1　细胞器的形态结构和功能

| 细胞器 | 形 态 结 构 | 功 能 |
|---|---|---|
| 线粒体 | 粗线状或颗粒状，双层单位膜围成，外膜光滑，内膜折叠成嵴，含多种酶 | 对营养物质进行氧化，释放能量（ATP），供细胞活动所需 |
| 核糖体 | 由 RNA 和白细胞构成的椭圆形粒状小体 | 蛋白质的合成场所 |
| 内质网 | 粗面内质网（有核糖体附着） | 合成和运送蛋白质、糖、脂质；与类固醇激素的代谢与分泌有关；解毒 |
|  | 滑面内质网（无核糖体附着） |  |
| 高尔基复合体 | 由扁平囊、大泡、小泡构成 | 对蛋白质进行加工、浓缩；形成分泌颗粒或溶酶体 |
| 溶酶体 | 膜性球泡状结构，内含多种水解酶 | 消化分解细胞质内衰老的细胞器或被细胞吞噬的异物（如细菌） |
| 微体 | 单位膜围成的内含过氧化氢酶的卵圆形小体 | 对细胞起保护作用 |
| 中心体 | 由中心粒和中心球组成 | 参与细胞分裂 |

　　细胞核是细胞中最大的细胞器，也是细胞遗传物质储存、复制和转录的场所，还是细胞代谢活动的控制中心，在细胞生命活动中起着决定性的作用。细胞核由核膜、核仁、染色质（染色体）及核基质 4 部分组成。

# 三、人体组织的结构与功能

　　根据结构和功能特点，人体内组织可分为上皮组织、结缔组织、肌肉组织和神经组织 4 类。

## （一）上皮组织

　　上皮组织简称上皮，含有较丰富的神经末梢。上皮组织按分布和功能的不同分为被覆上皮、腺上皮和腺 3 种。

### 1. 被覆上皮

被覆上皮主要有保护、吸收、分泌和排泄等功能。

　　（1）单层扁平上皮：细胞扁如鳞片，为不规则形或多边形，边缘呈锯齿状互相嵌合；核一个，扁圆形，居中。衬贴于血管和淋巴管内表面的，称内皮；分布于胸膜、腹膜及心包膜处的，称间皮。单层扁平上皮有保护、吸收、减少摩擦等作用。

　　（2）单层立方上皮：细胞呈矮棱柱状，表面呈多边形，侧切面为立方形；核一个，圆形，位于中央。单层立方上皮分布于小叶间胆管、甲状腺滤泡及肾小管等处，有保护、吸收、分泌等作用。

　　（3）单层柱状上皮：细胞呈高棱柱状；核一个，椭圆形，多靠近基底部。单层柱状上皮分布于胃肠道、胆囊和子宫等处，有保护、吸收等作用。

　　（4）假复层纤毛柱状上皮：由柱状、杯状、梭形和锥体形等高矮不等的细胞构成，所有细胞基底面都附着于基膜，柱状细胞游离面有纤毛，纤毛可摆动清除异物。假复层纤毛柱状上皮主要分布于呼吸道。

（5）复层扁平上皮：由多层细胞组成，浅层为扁平形细胞，中部为数层多边形细胞，底部为一层立方体或矮柱状细胞。复层扁平上皮主要分布于口腔、食管及体表等易受到摩擦及损伤的部位，具有很强的保护作用。

（6）变移上皮：由多层细胞组成，且细胞的层数及形态可随所在器官的容积变化而改变。变移上皮主要分布于输尿管和膀胱等器官，有保护功能。

### 2. 腺上皮和腺

腺上皮是指以分泌功能为主的上皮，以腺上皮为主要成分构成的器官称腺或腺体。有导管的腺称外分泌腺，无导管的腺称内分泌腺。

## （二）结缔组织

结缔组织由少量细胞和大量的细胞间质构成，后者包括基质和纤维。结缔组织分布广泛，具有支持、连接、营养、保护和修复等功能。广义的结缔组织包括固有结缔组织、软骨和骨、血液和淋巴。狭义的结缔组织是指固有结缔组织，包括疏松结缔组织、致密结缔组织、脂肪组织及网状组织。

### 1. 疏松结缔组织

疏松结缔组织又称蜂窝组织，广泛存在于器官、组织、细胞之间，由细胞、纤维、基质 3 种成分构成，具有支持、连接、营养、保护、防御和修复等功能。细胞有 5 种：成纤维细胞可合成纤维和基质，参与创伤修复；巨噬细胞的主要功能是吞噬异物和衰老、死亡的细胞，并参与免疫反应；浆细胞能合成和分泌免疫球蛋白（抗体），参与体液免疫；肥大细胞与过敏反应有关；脂肪细胞能合成和贮存脂肪。纤维有 3 种：胶原纤维富有韧性，抗拉性强；弹性纤维富有弹性；网状纤维分支较多，且连成网状。基质中含有从毛细血管渗出的液体，称组织液。

### 2. 致密结缔组织

致密结缔组织细胞种类和基质少，胶原纤维多而粗大、排列致密，主要分布于皮肤、器官、肌腱、韧带、骨膜等处，具有连接、支持和保护等功能。

### 3. 脂肪组织

脂肪组织由大量的脂肪细胞构成，并被少量疏松结缔组织分隔成许多脂肪小叶，主要分布于皮下、肾周围、网膜、肠系膜等处，具有贮存脂肪、缓冲机械性压力、维持体温和参与脂肪代谢等功能。

### 4. 网状组织

网状组织由网状细胞和网状纤维构成，呈网状，分布于骨髓和淋巴组织等处，为血细胞发生发育提供适宜的微环境。

## （三）肌肉组织

肌肉组织按其结构与功能特点可分为骨骼肌、心肌和平滑肌 3 种。骨骼肌受躯体运动神经支配，属于随意肌，骨骼肌因大多数通过肌腱附着于骨骼上而得名；心肌和平滑肌受内脏运动神经支配，其收缩不受意识支配，属于不随意肌。

## （四）神经组织

神经组织由神经细胞和神经胶质细胞组成。神经细胞又称神经元，是神经组织的主要成分，具有接受刺激，产生、传导神经冲动的功能。神经胶质细胞简称神经胶质，对神经元有支持、绝缘、保护和营养的功能。神经元由胞体和突起两部分组成，突起又可分轴突和树突。神经胶质细胞分布于神经元胞体之间或包绕于神经元突起周围，不能接受刺激和传导冲动，主要有3种类型：星形胶质细胞，突起较多，参与构成毛细血管周围的胶质膜，是物质交换的媒介，并参与血脑屏障组成；少突胶质细胞，形成中枢神经纤维的髓鞘；小胶质细胞，具有吞噬功能。周围神经系统中的胶质细胞主要是神经膜细胞，又称施万细胞，形成周围神经纤维的髓鞘和神经膜。

# 四、人体器官的组成与功能

几种不同的组织构成具有一定形态、功能的结构称器官。器官中央有大的空腔，称空腔器官，如心、胃、膀胱、子宫等；无大的空腔，称实质器官，如肝、脾、肺、肾等。

## （一）九大系统的器官组成

人体可分为九大系统（感觉器官不构成系统）：①运动系统由骨、骨连接和骨骼肌组成。②消化系统的消化管包括口腔、咽、食管、胃、小肠（十二指肠、空肠、回肠）和大肠（盲肠、阑尾、结肠、直肠、肛管）。临床上通常把口腔至十二指肠的消化管称为上消化道，空肠及其以下的消化管称为下消化道；消化腺包括口腔腺、肝、胰及散在于消化管壁的小腺体。③呼吸系统由呼吸道和肺两部分组成。呼吸道包括鼻、咽、喉、气管和各级支气管，鼻、咽、喉称为上呼吸道，气管和各级支气管称下呼吸道。④泌尿系统由肾、输尿管、膀胱和尿道组成。⑤女性生殖系统由内生殖器包括生殖腺（卵巢）和输送管道（输卵管、子宫和阴道）以及附属腺（前庭大腺）组成，外生殖器即女阴；男性生殖系统的内生殖器由睾丸、输精管道（附睾、输精管、射精管、男性尿道）和附属腺（精囊、前列腺、尿道球腺）组成，外生殖器即阴囊和阴茎。⑥循环系统包括心血管系统和淋巴系统，心血管系统由心、动脉、毛细血管和静脉组成；淋巴系统由淋巴管道、淋巴器官和淋巴组织组成。⑦神经系统的中枢神经系统包括脊髓和脑；周围神经系统包括脊神经、自主神经和脑神经。⑧内分泌系统中内分泌腺包括甲状腺、甲状旁腺、肾上腺、垂体等；内分泌组织包括胰岛、睾丸内的间质细胞、卵巢内的卵泡和黄体等。⑨免疫系统由免疫器官（骨髓、胸腺、脾脏、淋巴结、扁桃体、小肠集合淋巴结、阑尾等）、免疫细胞（淋巴细胞、单核吞噬细胞、中性粒细胞、嗜碱性粒细胞、嗜酸性粒细胞、肥大细胞、血小板等），以及免疫分子（补体、免疫球蛋白、干扰素、白细胞介素、肿瘤坏死因子等细胞因子等）组成。

## （二）器官的功能

### 1. 脑

人的大脑不仅具有感觉、运动功能，还具有更高级、更复杂的学习、记忆、思维、语言、睡眠和觉醒等功能。这些功能的实现是基于大脑皮质神经元的电活动。

### 2. 心脏

心脏的节律性收缩和舒张对血液的驱动作用称为心脏的泵血功能。

### 3. 肺

肺的主要功能是从环境摄入机体代谢所需的氧气，排出代谢产物二氧化碳。

### 4. 肝

肝是人体最大的腺体，具有分泌胆汁、参与代谢、贮存糖原、解毒和吞噬防御等功能，在胚胎时期还具有造血功能。

### 5. 肾

肾是产生尿液的器官，尿的质和量经常随机体内环境的改变而发生变化，对保持内环境的相对稳定和电解质平衡起重要作用。

## 五、人体系统的功能

### （一）运动系统

运动系统由骨、骨连接和骨骼肌组成，具有支持、运动和保护等功能。成人一般有206块骨，按部位可分为颅骨、躯干骨和四肢骨3部分。骨连接为运动枢纽，全身各骨借骨连接构成骨骼，为人体支架；骨骼肌为运动的动力器官。在人体表面，常有骨或肌的某些部分形成隆起或凹陷，可观察或触摸到，称体表标志。临床上这些标志常作为确定器官的位置、判断血管和神经走向的依据。骨龄是骨骼年龄的简称，虽然每个儿童的骨生长速度不同，但一般骨龄同年龄是相对应的。因此，骨龄评估能较准确地反映个体的生长发育水平和成熟程度，它不仅可以确定儿童的年龄，了解儿童的生长发育潜力及性成熟的趋势，预测儿童的成年身高，对一些儿科内分泌疾病的诊断也很有帮助。通过拍摄左手手腕部的X光片，观察左手掌指骨、腕骨及桡、尺骨下端骨化中心的发育程度，来确定骨龄。有机质与无机质的比例随年龄而变化，幼儿骨的有机质较多，柔韧性和弹性大，不易完全折断，常发生柳枝样骨折。骨的功能：①骨和骨之间由骨连接构成人体骨架，对体重起支持作用；②骨构成体腔的外壁，保护内部的重要器官；③骨为骨骼肌提供附着面，肌肉收缩牵动骨以关节为中心做各种运动；④某些骨髓腔内含有红骨髓，具有造血的作用；⑤体内大量的钙、磷储存在骨中，并随体内钙、磷代谢状况储存或释放。

### （二）消化系统

消化系统由消化管和消化腺组成，其主要功能是消化食物、吸收营养物质和排出食物残渣。口腔黏膜仅吸收硝酸甘油等少数药物；食管基本没有吸收功能；胃可吸收少量水和酒精；大肠主要吸收水和无机盐；而食物中大部分营养成分，包括糖类、蛋白质和脂肪的大部分消化产物都是在十二指肠和空肠吸收的，回肠是吸收的贮备部位，可主动吸收胆盐和维生素。因此，小肠是吸收的主要部位。

## （三）呼吸系统

呼吸系统由呼吸道和肺组成。呼吸是机体与外界环境之间的气体交换过程，包括3个环节：①外呼吸，即肺毛细血管血液与外界环境之间的气体交换，包括肺通气和肺换气。②气体在血液中的运输。③内呼吸，即组织换气。3个环节相互衔接并同时进行。气体交换包括肺换气和组织换气。肺换气指肺泡与血液之间进行的 $O_2$ 和 $CO_2$ 交换；组织换气指血液与组织细胞之间进行的 $O_2$ 和 $CO_2$ 交换。呼吸道黏膜受刺激引发的以清除呼吸道异物为目的反射性呼吸变化称为防御性呼吸反射，包括咳嗽反射和喷嚏反射。前者有清洁、保护呼吸道作用，但长期或剧烈咳嗽可致肺气肿，也可使胸膜腔内压升高，静脉回流受阻；后者指鼻黏膜受刺激引起的反射，作用是清除鼻腔中的刺激物。

## （四）泌尿系统

泌尿系统由肾、输尿管、膀胱及尿道组成。尿的生成过程包括肾小球的滤过，肾小管和集合管的重吸收，以及肾小管和集合管的分泌3个基本过程。

## （五）生殖系统

生殖系统分男性生殖系统和女性生殖系统，均包括内生殖器和外生殖器。生殖系统的功能是产生生殖细胞、繁衍新个体、分泌性激素并维持第二性征。

## （六）脉管系统

脉管系统包括心血管系统和淋巴系统。心血管系统由心、动脉、静脉和毛细血管组成，血管内流动着血液。淋巴系统由淋巴管、淋巴组织和淋巴器官组成，淋巴管内流动着无色透明的淋巴。心血管系统的主要功能是完成体内的物质运输；淋巴系统可视为静脉的辅助管道，此外还有产生淋巴细胞、滤过淋巴和参与免疫应答等功能。

## （七）感觉器官

人体主要的感觉器官有眼、耳、皮肤等。皮肤覆盖于人体表面，是人体最大的器官，借皮下组织与深部的结构相连，皮肤具有保护、感觉、调节体温、吸收、分泌与排泄、呼吸、新陈代谢等生理功能。当皮肤受到破坏时，如大面积烧伤，会危及生命。

## （八）神经系统

神经系统由中枢神经系统（包括脊髓和脑）和周围神经系统（包括脊神经、脑神经和自主神经）组成。躯体神经分布于体表和骨骼肌；内脏神经则分布于内脏、心血管和腺体。神经系统可对机体内、外环境的各种变化进行感觉和分析，并传出调整信息，使机体迅速做出适应性反应，以保证机体内环境稳态。

## （九）内分泌系统

内分泌系统由内分泌细胞、内分泌组织和内分泌腺组成。由内分泌细胞分泌产生的高效能的生物活性物质称为激素。激素通过组织液、血液或淋巴循环进行运输，选择性作用于靶细胞、组织或器官，调节机体的新陈代谢、生长发育和生殖活动等，保持内环境稳态。人体的内分泌腺主要有垂体、松果体、甲状腺、甲状旁腺、肾上腺、胸腺和性腺等。

### （十）免疫系统

免疫系统由免疫器官（骨髓、胸腺、脾脏、淋巴结、扁桃体、小肠集合淋巴结、阑尾等）、免疫细胞（淋巴细胞、单核吞噬细胞、中性粒细胞、嗜碱性粒细胞、嗜酸性粒细胞、肥大细胞、血小板等）和免疫分子（补体、免疫球蛋白、干扰素、白细胞介素、肿瘤坏死因子等细胞因子等）组成。

## 六、人体生理功能的调节

当机体内、外环境发生变化时，体内各系统、器官和组织的功能及相互关系将发生相应的变化，以维持内环境的稳态。人体各器官功能的这种适应性反应称为调节。调节方式主要有 3 种，即神经调节、体液调节和自身调节。

### （一）神经调节

神经调节是指在神经系统的直接参与下所实现的生理功能调节过程，是人体最重要的调节方式。神经调节的基本方式是反射。反射活动的结构基础是反射弧。反射弧由 5 个部分组成，即感受器、传入神经、神经中枢、传出神经和效应器。感受器可将各种刺激的能量转换成电信号（神经冲动）沿传入神经传至神经中枢。神经中枢包括脑和脊髓，神经中枢对传入信号进行分析处理并发出指令，传出神经将中枢发出的信息传到效应器，从而产生相应的生理反应。神经调节具有反应迅速、准确、作用时间短暂等特点。

反射活动分为两种：一种是非条件反射，另一种是条件反射。非条件反射是人体先天就具有的维持生命的基本反射活动，其反射弧是固定的。条件反射是后天通过学习获得的，是个体在生活过程中逐渐建立起来的反射活动（表 1-2）。

表 1-2　非条件反射和条件反射的比较

| 项　　目 | 非条件反射 | 条件反射 |
| --- | --- | --- |
| 形成 | 与生俱来、遗传决定 | 后天获得 |
| 举例 | 吸吮反射、角膜反射等 | 望梅止渴、谈虎色变等 |
| 反射弧 | 固定 | 易变 |
| 反射中枢 | 大脑皮质下的中枢可完成 | 大脑皮质参与下完成 |
| 意义 | 数量有限、适应性弱 | 数量无限、适应性强 |

### （二）体液调节

体液调节是指体液中的化学物质通过体液途径对机体功能进行调节的过程。例如，胰岛 B 细胞分泌的胰岛素经血液循环运送到全身各处，促进组织细胞对葡萄糖的摄取和利用，以维持机体血糖浓度的相对恒定。体液调节的特点是反应比较缓慢、作用持续时间较长、作用范围较广泛。

## （三）自身调节

自身调节是指组织、细胞在不依赖于外来神经或体液因素调节情况下，自身对周围环境变化刺激发生适应性反应的过程。自身调节的特点是影响范围小、调节幅度小、灵敏度低。

# 第二节　婴幼儿生长发育特点

生长是指身体各器官、系统的长大和形态变化，是量的改变；发育是指细胞、组织和器官的分化完善与功能上的成熟，是质的改变。人的生长发育是指从受精卵到成人的成熟过程。生长和发育是儿童不同于成人的重要特点。

# 一、新生儿生长发育特点

## （一）新生儿的概念

从胎儿娩出、脐带结扎后至满 28 天。

## （二）新生儿的分类

### 1. 根据分娩时的孕周分类

新生儿分为足月儿（胎龄满 37 周，不满 42 周）、早产儿（胎龄满 28 周，不满 37 周）、过期产儿（胎龄超过 42 周以上）。

### 2. 根据体重值分类

新生儿分为正常体重儿（2500g< 体重 <4000g）、低体重儿（体重 <2500g）、巨大儿（体重 ≥4000g）。

### 3. 根据体重与孕龄的关系分类

新生儿分为适于胎龄儿（胎龄与体重相符）、小于胎龄儿（体重小于相应的胎龄）、大于胎龄儿（体重大于相应胎龄）。

## （三）新生儿的外观特点

新生儿的头部占身长的 1/4，刚出生时头部可因分娩时受产道挤压，出现局部水肿形成产瘤。新生儿刚出生时皮肤覆盖一层胎脂，皮肤红润、薄嫩，皮下脂肪少、血管丰富。皮肤娇嫩易受感染，鼻尖及鼻翼处面部可见黄白色小点，称粟粒疹，2 周内消失。新生儿硬腭中线有黄白色小点，称上皮珠，1 个月后自行消失，牙龈上也常有黄白斑点，俗称"马牙"，数周至数月可自行消失，应禁止挑破。新生儿颈部短小，要注意颈部是否有胸锁乳突肌血肿（多在出生后 2~3 周才可发现）。新生儿胸部窄小，乳晕清楚，可有乳腺结节，初生时胸围较头围小 1~2cm 新生儿腹部微隆，脐带部有残端断痕，注意渗血、渗液、分泌物有无臭味，脐轮是否发红。新生儿四肢呈屈曲状，指甲达边缘，足纹多。

### （四）新生儿的生理特点

新生儿会立即开始呼吸，但因为呼吸器官发展还不完善，呼吸可能会呈现频率较快、呼吸深度较浅的状态，不是很有规律，约 40~60 次 /min，早产儿甚至可能会有呼吸暂停的状况。与常人相比，新生儿心脏跳动比较快，约 120~160 次 /min，血压 6.12~10.64kPa（46~80mmHg），部分婴儿可能伴有心脏跳动杂音。新生儿在出生之后的 12h 内开始排便，有的会在娩出过程中就开始排便。刚开始排出的咖啡色或深绿色的粪便即为胎便。母乳以后，颜色变为棕黄混合色，一天会排数次。如果在出生后的 24h 之内都没有排便，并且腹胀、呕吐，应及时就医。在出生 6h 内，新生儿就会排尿，前两天的尿量会比较少，但每天至少 60mL。如果出生后 24~28h 都没排尿，需要喂 20~30mL 的 10% 的葡萄糖水，再观察是否排尿。如果还是没有排尿，应及时就医。新生儿的大脑兴奋度较低，容易入睡，并且睡眠时间长，一般每天为 18~22h，只有少数婴儿会产生睡眠时间较短的状况。长大后，婴儿往往睡得少，玩得多一些。刚从母体里出来时，婴儿的体温会降低，之后就会逐渐升高至 36~37℃，并且易随外部环境发生变化。由于神经系统还未发展到成熟阶段，新生儿不能很好地实现体温的自我调节，极易被外界环境温度所干扰。因而当外部环境的温度过高时，新生儿可能就会产生脱水热，反之，过低就可能导致肺炎或硬肿症。与成人相比，新生儿的免疫能力比较弱，易受感染性疾病的传染，因此要做好防感染工作。新生儿由于黏膜分泌物的堆积，会在口腔黏膜中出现黄白色的小斑点，即"马牙"，马牙在几周或几个月后就会自动消失。新生儿脸蛋肥厚，在脸颊两边还会有两块小脂肪，称为"螳螂嘴"，特别用来帮助新生儿吮吸。为避免感染，不能将其割掉或擦掉。在降临的首日，新生儿所需要的总能量应该达到 100~120kcal/kg，每天用于代谢的能量应达到 50kcal/kg。新父母只需要正确地用母乳、牛乳或者配方乳喂养新生儿即可达到能量需求。

### （五）新生儿的护理

新生儿卧室应安静清洁，空气清新，阳光充足。有条件的话，室内温度可控制在 24~28℃，湿度为 60%~65%。新生儿期的保育工作，除注重保温、营养、防止感染等身体保护外，还应注意给予适度的环境刺激，以利于生理和心理的发展。新生儿期免疫功能不足，皮肤黏膜及其他屏障功能差、易于感染，且生长发育快而消化功能差，故开始应十分重视喂养，逐渐适应其消化功能等。

## 二、婴儿生长发育特点

### （一）婴儿的概念

婴儿是指小于 1 岁的儿童。婴儿在这个阶段生长发育特别迅速，是人一生中生长发育最旺盛的阶段，也是人生第一个生长高峰，还是感知觉、动作和行为发育最快的时期，更是视觉、听觉、运动、情感和社交发育和发展的关键期。

### （二）婴儿期的生长发育特点

婴儿从出生到 1 岁的阶段是个体身心发展的第一个加速时期：①体重可以达到出生

时的 3 倍，为 9~10kg。②身长在出生时约为 50cm，一般每月增长 3~3.5cm，到 4 个月时增长 10~12cm，1 岁时可达出生时的 1.5 倍左右。③头围在出生时约为 34cm，前半年增加 8~10cm，后半年增加 2~4cm，1 岁时平均为 46cm。以后增长速度减缓，到成年人时为 56~58cm。④胸围在出生时比头围要小 1~2cm，到婴儿 4 个月末时，胸围与头围基本相同。⑤婴儿出生后一段时间内仍处于大脑的迅速发育期，脑神经细胞数目还在继续增加，需要充足均衡合理的营养素（特别是优质蛋白）的支持，所以对热量、蛋白质及其他营养素的需求特别旺盛。

在这个阶段，婴儿不仅身体迅速长大，体重迅速增加，而且脑和神经系统也迅速发展起来。大脑发育早期营养不良，也会对婴儿大脑的生长产生严重影响。婴儿早期大脑具有良好的修复性。如果婴儿大脑的某一部分受损伤，其可以通过某种类似学习的过程获得一定程度的修复。由大脑的可塑性、可修复性的新观点可知，婴儿大脑的发展在很大程度上受后天环境的影响和制约。对婴儿身体和神经系统实施刺激，对促进其大脑的发展具有重要作用。

### 1. 动作发育

婴儿主要动作发育是手的抓握和独立行走。

手的抓握技能发展要点：五指分化、手眼协调。到婴儿末期，手摆弄物体的动作向精细化和协调化发展，这有助于培养他们的生活自理能力。手抓握动作发展的意义在于：①抓握动作是婴儿主动地探索和认识周围事物的表现；②为认识发展奠定了基础；③开始操作工具，使动作具有间接性。

独立行走是婴儿发展的一个重要的里程碑。独立行走的意义在于：①婴儿的躯体移动由被动转为主动，使活动具有一定的主动性；②主动行走可以扩大认知范围；③增加了与周围人的交往机会。到婴儿末期，独立行走动作变得熟练和自如。

（1）原则和顺序：头尾原则，从上到下发展；近远原则，由内向外发展；大小原则，从大动作向精细动作发展。

（2）影响因素：成熟程度、刺激物的支持、环境提供动作活动的机会、成人激发婴儿掌握操作事物的技能、探究环境的愿望、母亲的抚养方式等。

### 2. 婴儿消化系统发育特点

（1）口腔、胰腺：婴儿口腔小、舌短而宽、舌系带固定、唇肌和两颊脂肪垫发达有利于吸吮乳汁。出生时唾液腺发育不够完善，3~4 个月后唾液分泌开始增加，5~6 个月唾液更多，但 3 个月以内婴儿唾液中淀粉酶低下，且胰腺发育也不成熟，胰淀粉酶分泌少且活力低，所以 4 个月以内婴儿不宜喂淀粉类食物。

（2）胃：婴儿胃多呈水平位，相对较小，足月新生儿胃容积为 30~35mL，3 个月时为 100mL，1 岁时增大为 250mL 左右。由于婴儿食管壁肌肉、弹力纤维和贲门括约肌发育尚不完善，而幽门括约肌发育较好，故易造成溢乳。建议喂完奶后轻拍背部排出胃内空气，睡觉时应取右侧卧位，有利于乳汁进入十二指肠，减少溢乳概率。

（3）肠道：婴儿肠道相对较长，有利于消化吸收，但其固定性较差，易发生肠扭转和肠套叠。肠黏膜发育良好，血管、淋巴管丰富，绒毛发达，但肌层发育差。肠壁薄，通透性高，屏障功能较差，肠腔中微生物、毒素及过敏物质容易透过肠壁进入血流引起感染或过敏。肠道是营养物质消化吸收最重要的场所，也是婴儿消化系统中出现状况概率最高的器官，如腹泻、便秘、腹痛等。如果出现肠道症状应及时就医对症处理。

（4）肝胆：婴儿肝脏血管丰富，结缔组织发育较差，肝细胞再生能力强，不易发生肝硬化，但在感染和心力衰竭等情况下易瘀血肿大。婴儿胆汁分泌较少，对脂肪的消化和吸收功能较差。

# 三、幼儿生长发育特点

## （一）幼儿的概念

1~3 岁为幼儿期。

## （二）幼儿期的生长发育特点

此期的主要特征是：①体格发育速度较前稍减慢；②智力发育迅速；③开始会走，活动范围渐广，接触社会事物渐多；④语言、思维和社交能力的发育日渐增速；⑤消化系统功能仍不完善，营养的需求量仍然相对较高，适宜的喂养是保持正常生长发育的重要环节；⑥对于危险事物的识别能力和自身保护能力有限，意外伤害的发生率较高。

幼儿生长发育迅速，求知欲强、好奇、好问、好模仿，是人生当中身心发育的关键时期。

幼儿期脑的发育较快，脑重是成人的 3/4。神经系统的兴奋与抑制过程往往处于不平衡状态，所以应规划幼儿正常的生活和学习制度，以保证神经系统的正常发育。身长的增加相对地比体重增长快，要注意饮食中及时补充钙和维生素 D。

幼儿的消化系统不成熟，消化能力弱，适应性差，饮食不当易引起消化功能紊乱。

心脏发育迅速，由于神经调节功能不健全，新陈代谢旺盛，所以脉搏、心率不稳定，节奏不规律，心跳次数跟成年人比要快，患呼吸道感染性疾病时，容易发生心力衰竭。

幼儿的肺脏弹力组织发育差，整个肺含血量多而含气量相对少，所以易发生肺部感染。

幼儿随着大脑皮质的发育，在正确培养下，应在 1 岁左右养成主动控制排尿的习惯。

幼儿各种免疫功能发育不完善，对许多种传染病易感，因此对其进行计划免疫，对维持其健康具有重要作用。

触摸觉是幼儿认识事物的手段，虽然动作不稳，但是非常好动，不怕脏，不知险。已经开始能把日常生活的经验运用到游戏中去，但想象内容非常简单，创造成分很少，爱听情节具有夸大性的故事。情绪容易激动、变化大，外露而不稳定。

# 四、影响婴幼儿体格生长发育的因素

生长发育受到遗传的调控及环境的影响。

## （一）遗传因素

遗传决定儿童正常生长发育的特征、潜力及趋向。如身材高矮、体型、性成熟的早晚等主要受遗传因素的影响。一般情况下，父母身材高的，子女身材也高；父母身材矮的，子女身材也矮。如果儿童在良好生活环境下成长至成年，最终身高 75% 取决于遗传，25% 取决于营养、锻炼等。代谢性遗传性疾病，如代谢缺陷病、染色体畸变可直接严重影响儿童整个生长发育过程。如唐氏综合征，因 21 号染色体异常，不仅生长迟滞，而且发育迟缓，通常伴有智力低下。

## （二）体育锻炼

利用自然条件进行体育锻炼对增强婴幼儿体质、提高婴幼儿发育水平和降低发病率有很大作用。日光、空气、水能促进新陈代谢、消化、吸收和血液循环，有利于婴幼儿生长发育，增强机体对外界的适应能力和对疾病的抵抗能力，增强体质，还有利于培养婴幼儿乐观开朗的性格。

## （三）环境因素

遗传潜力的发挥主要取决于环境条件，以下环境因素对婴幼儿生长发育的影响不能忽视。

### 1. 自然环境

良好的生态环境，如充足的阳光、新鲜的空气、清洁的水源等有益于儿童健康生长发育。

### 2. 营养

营养素是儿童生长发育的物质基础。宫内或生后早期营养不良不仅影响体格生长的方方面面，同时也可影响脑发育。

### 3. 疾病

任何引起生理功能紊乱的急、慢性疾病均可直接影响儿童的体格生长，如急性腹泻、肺炎致儿童体重下降；严重心、肝、肾脏疾病儿童生长发育迟缓。某些内分泌疾病，如生长激素缺乏症、先天性甲状腺功能减低症可严重影响儿童的生长发育。

### 4. 母亲的情况

胎儿生长发育与母亲的生活环境、营养、疾病、情绪等密切相关。妊娠期母亲身体健康、营养丰富、心情愉快、环境舒适，胎儿发育良好。若母亲妊娠期营养缺乏、吸烟、酗酒、感染、创伤、滥用药物、接触放射性物质等可致胎儿流产、畸形或先天性疾病。

### 5. 家庭环境

和睦的家庭气氛、父母稳定的婚姻关系也对儿童生长发育起着不容忽视的作用。如果长期处于暴力、压抑的生活环境，不仅直接影响发育，这种精神上的压抑还可导致激素分泌的紊乱，从而影响生长。专家跟踪研究发现得不到抚爱的婴幼儿，由于体内分泌的生长激素比较少，因此平均身高可能低于同龄儿童。

### 6. 社会环境

完善的医疗保健服务、良好的教育体制等对于促进儿童的生长发育有积极的作用。一般经济发达地区的儿童生长水平明显优于经济落后地区。

综上所述，儿童生长发育水平是遗传与环境共同作用的结果，遗传决定生长发育的可能性，环境决定生长发育的现实性。遵循婴幼儿生长发育规律和特点，尊重个体特点和差异，为婴幼儿提供科学的养育照护，促进儿童早期发展。结合我国实际，从生长发育监测、营养与喂养、交流与玩耍、生活照护、伤害预防、常见健康问题的防控及照护6个方面，着力促进婴幼儿全面发展，要求儿童保健人员为婴幼儿养育人提供咨询指导，提高养育人养育照护技能，促进儿童早期在生理、心理和社会适应能力方面得到全面发展。

## ⭐ 本章小结

　　本章通过对人体细胞、组织、器官、系统的介绍帮助学生全面认识人体。细胞由细胞膜、细胞质和细胞核组成。四大基本组织包括上皮组织、结缔组织、肌肉组织、神经组织。器官是指由多种组织构成的能行使特定功能的结构单位。系统是若干个功能相关的器官联合起来，共同完成某一特定的连续性生理功能的结构。人体有九大系统。新生儿、婴儿、幼儿的概念和相应的生长发育特点。

　　婴幼儿因尚未完全发育，有其自己的特点，在托育工作中应注意与成人的区别。

## 同步练习

### 选择题

1. 人体的基本结构和功能单位是（　　）。
   A. 组织　　　　　B. 细胞　　　　　C. 器官　　　　　D. 血液
   E. 神经

2. 人体细胞的基本结构正确的是（　　）。
   A. 细胞膜、细胞壁、细胞核　　　　B. 细胞质、细胞核、细胞壁
   C. 细胞膜、细胞质、细胞核　　　　D. 细胞壁、细胞膜、细胞质
   E. 细胞质、细胞核、细胞壁

3. 不参与细胞核构成的结构是（　　）。
   A. 核膜　　　　　B. 核仁　　　　　C. 染色体　　　　D. 染色质
   E. 线粒体

4. 被称为"供能中心"的细胞器是（　　）。
   A. 溶酶体　　　　B. 中心体　　　　C. 高尔基复合体　　D. 线粒体
   E. 内质网

5. 合成蛋白质的场所是（　　）。
   A. 溶酶体　　　　B. 中心体　　　　C. 线粒体　　　　D. 核糖体
   E. 微体

6. 存在遗传物质的结构是（　　）。
   A. 核膜和核仁　　　　　　　　　　B. 核膜和核液
   C. 核仁和核液　　　　　　　　　　D. 核仁与染色体
   E. 染色质与染色体

# 第二章
# 运动系统

### 知识目标

1. 掌握运动系统的结构；婴幼儿的运动发展规律；婴幼儿运动系统的保健要求。

2. 熟悉脊柱的生理弯曲的形成；婴幼儿骨骼肌的特点、精细运动的发展顺序。

3. 了解婴幼儿骨和骨连接的特点。

### 能力目标

1. 能根据婴幼儿运动发展的规律，合理组织户外锻炼。

2. 能理解婴幼儿运动系统的保健要求，并能进行健康宣教。

### 素质目标

培养托育服务工作者的责任心和认真细致的工作品德。

## ✐ 案例导入

毛毛，男，5个月，一天前不慎从床头摔下地板，肩部着地，哭闹、爬行减少、触碰左侧肢体哭闹加剧。查体：生命体征正常，发育正常，头皮无血肿，四肢活动正常。X线提示：左侧锁骨中段骨折。医生建议：回家使用肩部固定带，注意休息、减少活动、加强营养、避免左侧位睡姿。

**问题：** 婴幼儿锁骨骨折多久可以修复？是否有后遗症？

# 第一节　运动系统的结构

运动系统主要由骨、骨连接和骨骼肌 3 部分组成，具有支持、运动和保护等功能。全身各骨借骨连接相连形成骨骼，构成人体的支架，以支持体重。骨骼肌附着于骨骼，通过收缩和舒张，带动关节产生运动。

## 一、骨和骨连接

### （一）概述

#### 1. 骨的分类

成人全身有 206 块骨（图 2-1），其中 6 块听小骨位于内耳；新生儿可多达 305 块，随着人体的生长发育，有些骨愈合，骨的数量逐渐减少。根据形态骨可分为长骨、短骨、扁骨和不规则骨 4 类，按部位可分为颅骨、躯干骨和四肢骨。

#### 2. 骨的构造

骨由骨质、骨膜和骨髓构成（图 2-2）。

图 2-1　全身骨骼

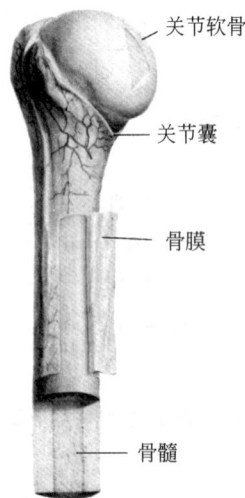

图 2-2　骨的构造

（1）骨质：由骨组织构成，按结构分为骨密质和骨松质。

（2）骨膜：被覆于除关节面以外的骨表面，由结缔组织构成，含有丰富的神经、血管和淋巴管，对骨的营养、生长发育、创伤修复等，起着重要的作用。

婴幼儿的骨膜较厚，新陈代谢旺盛，有利于骨骼的生长和组织的再生与修复，因此婴幼儿骨受伤后愈合比成人快。

（3）骨髓：充填于骨髓腔和松质的间隙内，分为红骨髓和黄骨髓。

### 3. 骨的化学成分和物理性质

骨由有机质和无机质组成。幼儿时期骨的有机质和无机质各占一半，故弹性较大，柔软，易变形，在外力作用下不易骨折或折而不断，称青枝骨折。成年人骨有机质和无机质的比例约为3∶7，因而骨具有较大的硬度和一定的弹性。老年人的骨无机质所占比例更大，脆性增加，但因激素水平下降，影响钙、磷的吸收和沉积，骨质呈现多孔性，骨组织总量减少，出现骨质疏松，此时骨的脆性较大，易发生骨折。

> **考点提示**：随年龄增长骨质的变化规律。

### 4. 骨的发生和发育

骨发生于中胚层间充质。自胚胎第8周开始，间充质呈膜状分布，并逐渐骨化，称膜化骨；或首先发育为软骨，继续骨化称软骨化骨。

（1）膜化骨：间充质膜内部分细胞分化为成骨细胞，产生骨胶原纤维和基质，基质内逐渐沉积钙，构成骨质。额骨、顶骨、枕骨、颞骨、颌骨、锁骨的发生属于此型。

（2）软骨化骨：间充质内首先形成软骨雏形，软骨外周的间充质形成软骨膜，膜下部分细胞分化为成骨细胞。人体的大多数骨，如四肢骨、躯干骨和部分颅底骨等，都以此种方式发生（图2-3）。

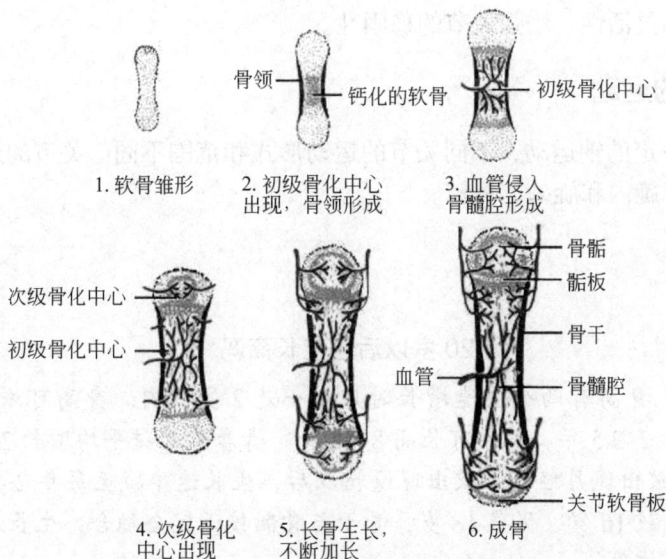

图2-3 软骨化骨

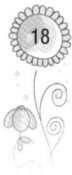

## （二）骨连接

骨与骨之间借致密结缔组织、软骨相连接，称骨连接。按连接形式的不同分为直接连接和间接连接两种。

### 1. 直接连接

直接连接可分为纤维连接、软骨连接和骨性结合。这各连接较牢固，活动范围极小或完全不能活动。

### 2. 间接连接

骨与骨之间借结缔组织囊相连，囊内有腔隙，含有滑液，活动度大，称关节。

（1）关节的基本结构：包括关节面、关节囊和关节腔 3 部分。关节面上覆有关节软骨，能承受压力，吸收震荡，减少摩擦，利于关节活动；关节囊由致密结缔组织构成，其厚薄和紧张度决定关节的稳固性、灵活性；关节腔内呈负压，有少量滑液，对维持关节的稳定性有一定作用（图 2-4）。

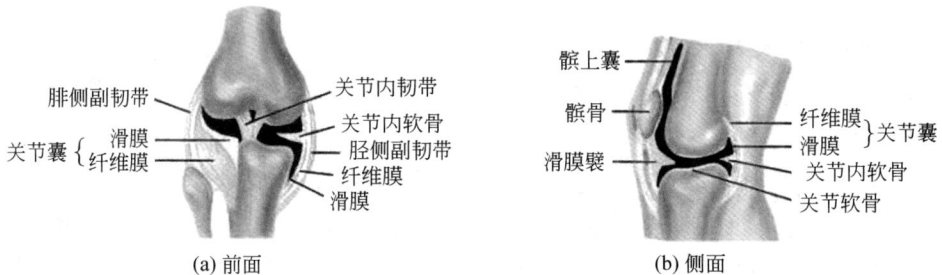

图 2-4　滑膜关节

（2）关节的辅助结构：关节除基本结构外，还有一些特殊结构如韧带、关节盘、关节唇等以增加关节的灵活性、增强关节的稳固性。

## （三）关节的运动

关节可围绕一定的轴运动，不同关节的运动形式和范围不同。关节的运动形式有屈和伸、内收和外展、旋内和旋外、环转。

## 📖 知识链接

### 20 岁以后还能长高吗

人的一生中，身高有两个快速增长时期，一是 2 岁以内，身高可增长 25cm 左右；二是青春期，历时 2~2.5 年，一年可长高 8~12cm。青春期男孩平均增长 29cm，女孩平均增长 26cm。当女孩出现月经、男孩出现遗精以后，生长速率减至每年 2~3cm，平均最终增长 6cm。大约女孩 16 岁、男孩 18 岁，骨干与骨骺接近完全融合，生长几乎终止，生长激素对长高就不起作用。

# 二、全身骨及其连接

## （一）躯干骨及其连接

躯干骨包括椎骨、胸骨和肋，共 51 块，它们借骨连接构成脊柱和胸廓。

### 1. 脊柱

幼年时为 32 或 33 块，分为颈椎 7 块，胸椎 12 块，腰椎 5 块，骶椎 5 块，尾椎 3~4 块。成年后 5 块骶椎融合成骶骨，3~4 块尾椎融合成尾骨。

（1）椎骨：由前面的椎体和后面的椎弓两部分组成。椎体呈短圆柱状，椎弓呈半环形，连于椎体的后外侧，两者共同围成椎孔。所有椎骨的椎孔相连构成椎管，管内容纳脊髓。椎弓板上发出 7 个突起，分别是向后伸出的棘突，向两侧伸出的横突，以及向上、下方各伸出的上关节突和下关节突（图 2-5）。

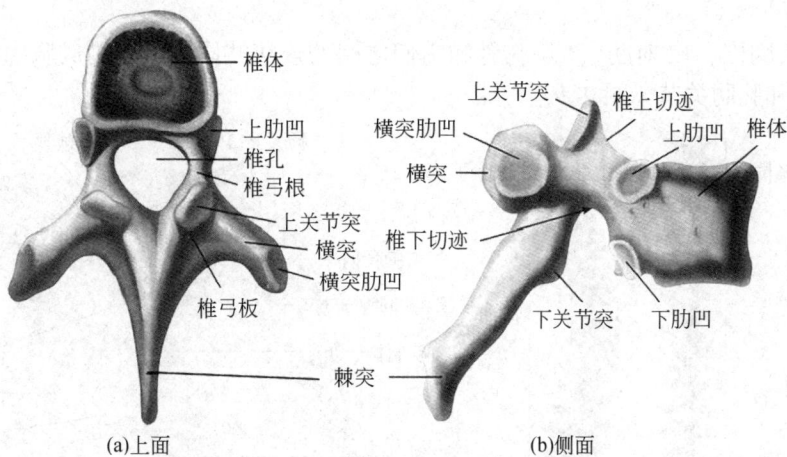

图 2-5　胸椎

（2）椎骨的连接：主要有椎间盘、韧带和关节。

① 椎间盘：为相邻两个椎体间的连接，由髓核和纤维环构成。由于纤维环的后外侧部较薄弱，如果猛力弯腰或腰肌劳损，可引起纤维环破裂，髓核突向椎间孔或椎管，压迫脊神经或脊髓，形成椎间盘突出症。

② 韧带：连接椎骨的韧带有长韧带、短韧带两类。长韧带共有 3 条，即前纵韧带、后纵韧带和棘上韧带；短韧带包括黄韧带为相邻两椎弓板间的连接，具有增强脊柱弹性和限制脊柱过度前屈的作用；棘间韧带位于相邻各棘突之间。

③ 关节：主要有关节突关节和寰枢关节。

（3）脊柱的整体观及其运动。

① 脊柱的整体观：成人脊柱长约 70cm，女性略短。

脊柱前面观：椎体自上而下逐渐变宽，至骶椎上端最宽，这与椎体的负重逐渐增加有关，自骶骨耳状面以下，由于重力经髋骨传至下肢骨，椎体已无承重意义，体积也逐渐缩小。

　　脊柱后面观：所有棘突连贯成纵嵴，位于背部正中线上。颈椎棘突短而分叉，近水平位；胸椎棘突细长，斜向后下方，呈叠瓦状；腰椎棘突呈板状，水平伸向后方。

　　脊柱侧面观：脊柱有颈、胸、腰、骶4个生理性弯曲。其中，颈曲和腰曲凸向前，胸曲和骶曲凸向后。脊柱的这些弯曲增大了脊柱的弹性，对维持人体的重心稳定和减轻震荡有重要意义，从而对脑和胸腹腔脏器具有保护作用（图2-6）。

　　新生儿出生时仅有骶曲，随着生长发育，才逐步出现其他3个生理性弯曲。新生儿出生后约3个月能抬头时，形成颈前曲；6个月左右能坐时，出现胸后曲；1岁左右开始站立行走时，形成腰前曲。生理弯曲刚出现时，还未完全固定。颈曲、胸曲在7岁时才固定下来，腰曲则在21岁时才固定。因此，如果婴幼儿的坐、立、行姿势不正确，可导致脊柱变形，出现驼背、脊柱侧凸等。

　　② 脊柱的运动：可做屈、伸、侧屈、旋转和环转运动。运动幅度较大的部位在下颈部和下腰部，故临床损伤也多见于这两处。

> **考点提示：** 婴幼儿脊柱生理弯曲发育特点。

### 2. 胸廓

　　由12块胸椎、12对肋、1块胸骨和它们之间的连接共同构成。构成胸廓的主要关节有肋椎关节和胸肋关节（图2-7）。

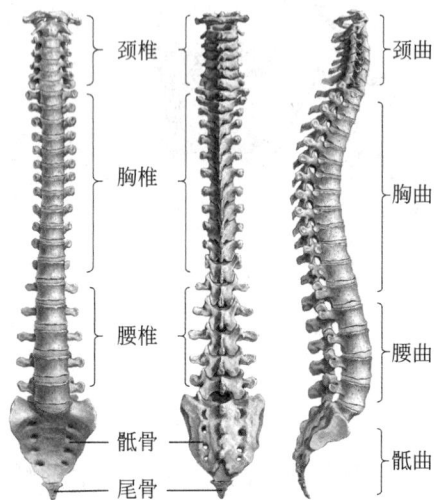

图 2-6　脊柱的整体观

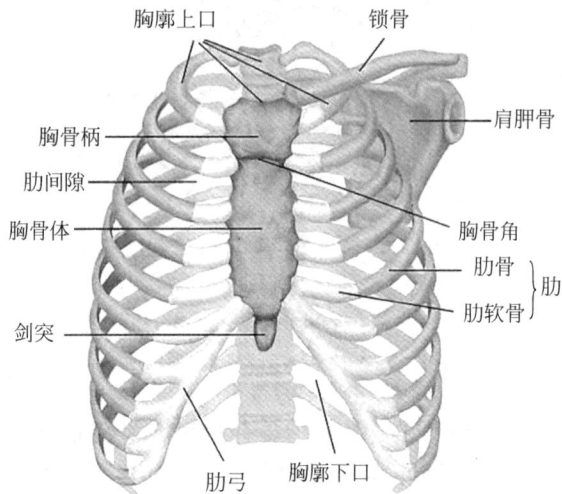

图 2-7　胸廓

　　成人胸廓呈上窄下宽、前后略扁的圆锥形，容纳胸腔脏器；新生儿胸廓呈桶状，左右径和前后径几乎相等。2岁以后幼儿随着生长发育，胸廓左右径增加相对较快，逐渐大于前后径。如婴幼儿缺钙，可引起胸发育畸形，形成鸡胸或漏斗胸，影响心肺发育及其功能。

　　胸围为平乳头下缘经肩胛骨下角绕胸一周的长度，反映胸廓、胸背部肌肉、皮下脂肪和肺的发育。出生时胸围较头围略小1~2cm，平均32.5cm；胸围在第一年增长最快。1岁时胸围约等于头围，出现头、胸围生长曲线交叉。1岁后胸围发育开始超过头围；1岁至青春期前胸围应大于头围，胸围与头围的差值约为年龄减1cm。头、胸围生长曲线交叉年龄与儿童营养状况、胸廓发育情况有关。

## （二）颅骨及其连接

颅位于脊柱上方，分为脑颅和面颅两部分（图2-8）。

图 2-8　颅骨

### 1. 脑颅

脑颅骨8块，位于颅的后上部。其中，不成对的有额骨、筛骨、蝶骨和枕骨，成对的有颞骨和顶骨。它们共同围成颅腔。

### 2. 面颅

面颅骨15块。其中，成对的有鼻骨、泪骨、颧骨、腭骨、下鼻甲及上颌骨，不成对的有犁骨、下颌骨和舌骨。它们形成面部的骨性基础。

### 3. 颅的整体观

（1）颅顶面观：颅盖各骨借缝紧密连接，额骨与两侧顶骨连接构成冠状缝。两侧顶骨连接构成矢状缝，两侧顶骨与枕骨连接构成人字缝。在新生儿颅盖骨之间尚有未完全骨化的结缔组织，称为颅囟。位于额骨与两顶骨之间的为前囟，于1~2岁闭合；位于两顶骨与枕骨之间的为后囟，生后不久即闭合（图2-9）。

> **考点提示**：婴幼儿囟门闭合时间。

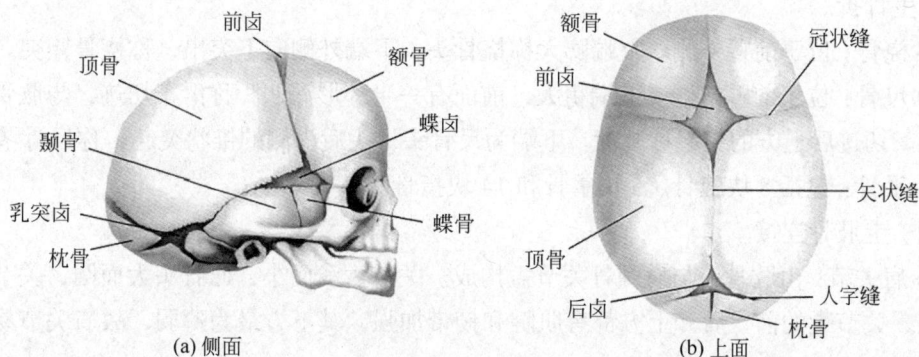

图 2-9　新生儿颅

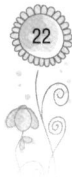

（2）颅侧面观：中部有外耳门，门后方为乳突，前方是颧弓，两者在体表可摸到。颧弓的内上方有一浅窝，称颞窝，颞窝内在额、顶、颞和蝶骨会合处呈 H 型，称翼点。此处骨质较薄弱，其内面有脑膜中动脉前支通过，故外伤骨折时，易伤及该血管，引起颅内出血。

（3）颅前面观：可见额骨和面颅诸骨，面部中央为梨状孔，向后通鼻腔。孔的外上方为眶，下方为上、下颌骨围成的骨性口腔。分为额区、眶、骨性鼻腔和骨性口腔。

（4）颅底内面观：颅底内面则高低不平，呈阶梯状，分别称颅前窝、颅中窝和颅后窝。窝中有很多孔和裂，大多与颅底外面相通，为血管、神经穿过的通道。

（5）颅底外面观：颅底外面高低不平，分前、后两部分。自前向后可见：由两侧牙槽突合成的牙槽弓，以及由上颌骨腭突与腭骨水平板构成的骨腭。鼻后孔后方中央可见枕骨大孔。

骨性鼻旁窦：为上颌骨、额骨、蝶骨及筛骨内含气的空腔，位于鼻腔周围并开口鼻腔，即额窦、筛窦、蝶窦和上颌窦，具有发音共鸣和减轻颅骨重量的作用。各窦都有通道与鼻腔相同，鼻腔炎症蔓延至此引起鼻窦炎。

### 4. 颅骨的连接

颅骨之间多以致密结缔组织或软骨相连，只有下颌骨与颞骨间借关节相连形成颞下颌关节，可使下颌骨做上下、前后及左右动作。

## （三）四肢骨及其连接

### 1. 上肢骨及其连接

（1）上肢骨：每侧上肢骨 32 块（图 2-1）。

① 锁骨：位于胸廓前上方两侧，呈"~"形。内侧端粗大，为胸骨端，有关节面与胸骨柄相关节。外侧端扁平，为肩峰端。

② 肩胛骨：三角形扁骨，贴于胸廓后面两侧，介于第 2~7 肋骨之间。后面有一横嵴，称肩胛冈。肩胛冈向外侧延伸的扁平突起，称肩峰，为肩部最高点。

③ 肱骨：上端内上方是半球形的肱骨头。肱骨上端与肱骨体交界处稍细，称外科颈，较易发生骨折。

④ 桡骨：位于前臂外侧。上端膨大称桡骨头，下端外侧向下突出，称桡骨茎突。

⑤ 尺骨：位于前臂内侧。上端粗大，前面有一半环形深凹，称滑车切迹，与肱骨滑车相关节。切迹后上方的突起称鹰嘴。下端为尺骨头，头后内侧的锥状突起，称尺骨茎突。

⑥ 手骨：包括 8 块腕骨、5 块掌骨和 14 块指骨。

（2）上肢骨连接。

① 肩关节：由肱骨头与肩胛骨关节盂构成。关节盂浅而小，肱骨头大而圆，关节囊薄而松弛。关节囊的前、后和上方都有肌腱和韧带加强，其下方最为薄弱，故肩关节易发生前下方脱位。

②肘关节：由肱骨下端与尺、桡骨上端构成，包括肱尺关节、肱桡关节、桡尺近侧关节（图2-10）3个关节。肘关节囊前、后壁薄而松弛，两侧壁厚而紧张，并有韧带加强。囊的后壁最薄弱，故常见桡、尺二骨向后方脱位。当屈肘时，肱骨内、外上髁和尺骨鹰嘴三点连线构成一尖朝下的等腰三角形，伸肘时三点呈一条直线。当肘关节发生后脱位时，三点位置关系发生改变。

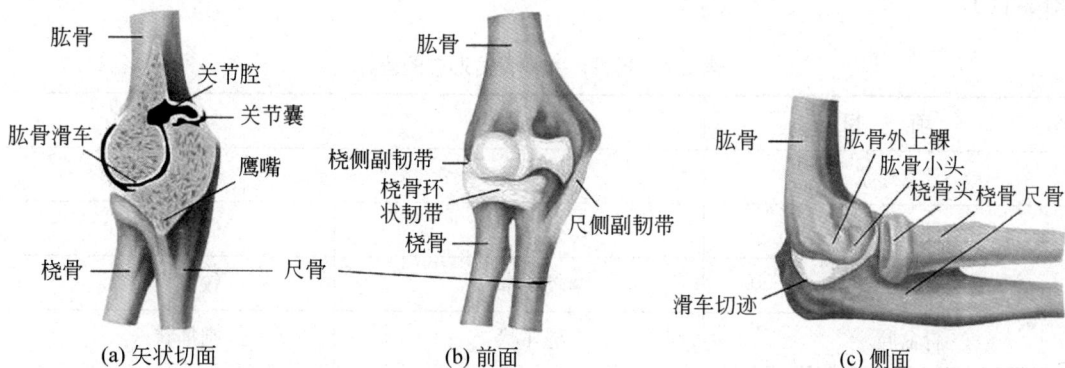

图 2-10　肘关节

③桡腕关节：又称腕关节，由桡骨的腕关节面和尺骨头下方的关节盘与腕骨的手舟骨、月骨和三角骨构成。

**知识链接**

### 牵 拉 肘

牵拉肘多发生于5岁以下幼儿，以1~3岁小儿的发病率最高，是临床中常见的肘部损伤，左侧比右侧多见。多因患儿肘关节在伸直位，腕部受到纵向牵拉所致。当幼儿在穿衣或行走时跌倒，其前臂在旋前位被成人用力向上提拉，即可造成桡骨头错缝。患儿因疼痛而啼哭，并拒绝使用患肢，也怕别人触动。肘关节呈半曲位，不肯屈肘、举臂；前臂旋前，不敢旋后。触及伤肢肘部和前臂时，患儿哭叫疼痛，桡骨头处有压痛，局部无明显肿胀。

**2. 下肢骨及其连接**

（1）下肢骨：每侧31块（图2-1）。

①髋骨：16岁左右由髂骨、耻骨和坐骨完全融合而成，三骨会合处有一深窝，称髋臼；下部有一大孔，称闭孔。

②股骨：上端有朝向内上的股骨头。头下外侧的狭细部称股骨颈。颈与体连接处的上外侧和内下方有两个隆起，分别称大转子和小转子。

③髌骨：人体最大的籽骨，位于膝关节的前面。

④胫骨：上端膨大，向两侧突出，形成内侧髁和外侧髁。下端内下有一突起，称内踝。

⑤腓骨：上端稍膨大，称腓骨头，下端膨大，形成外踝。

⑥足骨：包括 7 块跗骨、5 块距骨和 14 块趾骨。

（2）下肢骨连接。

①骨盆：由左、右髋骨和骶、尾骨连接而成。骨盆以界线为界，分为上方的大骨盆和下方的小骨盆，是胎儿分娩的产道。从青春期开始，骨盆的形态出现性别差异（表 2-1 和图 2-11）。

表 2-1　男性、女性骨盆形态的差异

| 项　　目 | 男　　性 | 女　　性 |
| --- | --- | --- |
| 骨盆形状 | 较窄长 | 较宽短 |
| 骨盆的上口 | 心形 | 椭圆形 |
| 骨盆的下口 | 较狭窄 | 较宽大 |
| 骨盆腔 | 漏斗状 | 圆桶状 |
| 耻骨下角 | 70°~75° | 90°~100° |

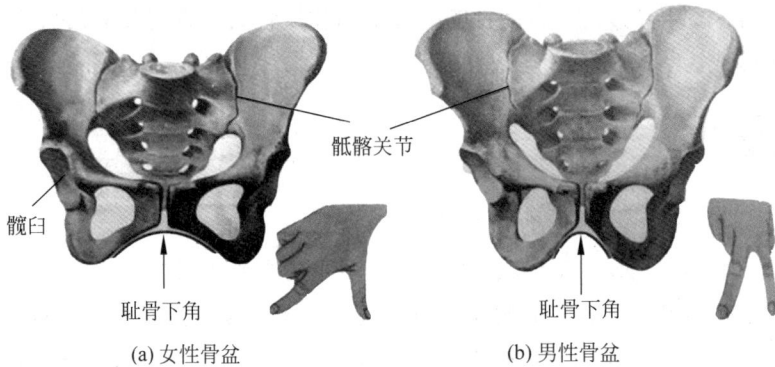

(a) 女性骨盆　　　　(b) 男性骨盆

图 2-11　男性、女性骨盆

②髋关节：由髋臼与股骨头构成。髋臼深凹，股骨头几乎全部纳入髋臼内。关节囊后下部较薄弱，股骨头易在此处脱位。

③膝关节：人体最大、最复杂的关节，由股骨下端、胫骨上端和髌骨共同构成。关节囊薄而松弛，前壁有髌韧带，两侧有韧带加强，囊内有前、后交叉韧带和内、外侧半月板，可防止胫骨前、后移位，缓冲压力，进一步增强关节的稳定性（图 2-12）。

④距小腿关节：也称踝关节，由胫骨、腓骨的下端与距骨构成。

⑤足弓：跗骨和跖骨借其连接而形成的凸向上的弓，可分为纵弓和横弓（图 2-13）。婴儿没有足弓，到站立和行走时才开始出现足弓，儿童的足弓常常在 4~6 岁形成。婴幼儿足弓的骨化尚未完成，足底的肌肉、韧带发育不完善，若运动过度、长时间站立，易造成足弓塌陷，尤其是肥胖儿更易形成扁平足。

股四头肌腱

髂胫束

髌骨

外侧副韧带

内侧副韧带

髌外侧支持带

髌内侧支持带

腓骨头前韧带

髌韧带

小腿骨间膜

后交叉韧带

前交叉韧带

外侧半月板

内侧半月板

髌韧带

髌骨

股四头肌腱

(a) 前面

内侧髁

前交叉韧带

内侧半月板

外侧半月板

后交叉韧带

外侧副韧带

内侧副韧带

胫骨

腓骨头

(b) 后面

图 2-12　膝关节

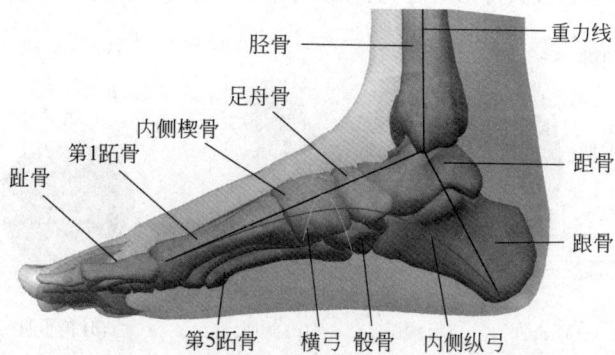

胫骨

足舟骨

内侧楔骨

第1跖骨

趾骨

重力线

距骨

跟骨

第5跖骨　横弓　骰骨　内侧纵弓

图 2-13　足弓

# 三、骨骼肌

## （一）概述

骨骼肌是运动系统的动力部分，多数附着于骨骼，主要存在于躯干和四肢，受人的意识控制，又称随意肌。骨骼肌在人体内分布极为广泛，有 600 多块（图 2-14），约占体重的 40%。

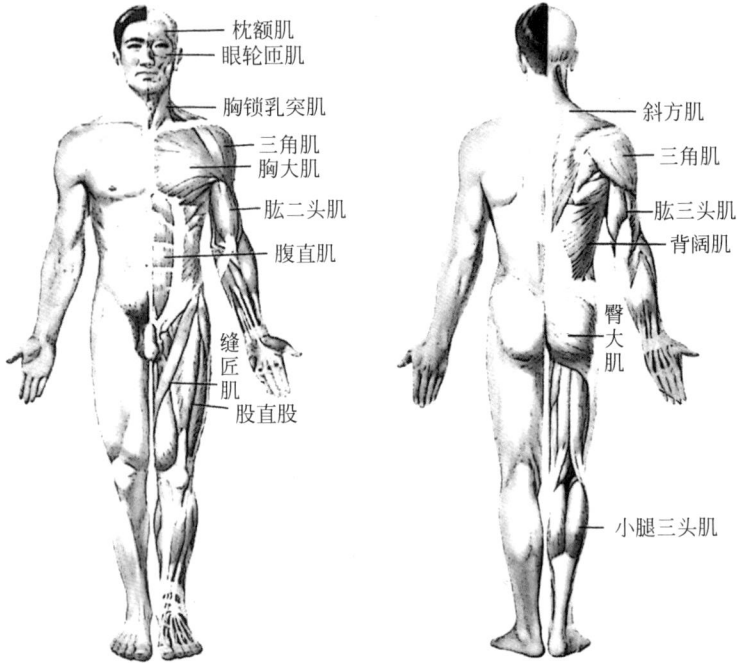

图 2-14　人体骨骼肌

### 1. 肌的构造和分类

骨骼肌由肌腹和肌腱构成。肌腹由肌纤维组成，具有收缩和舒张功能。肌腱由胶原纤维构成，坚韧、无收缩功能，主要传导力的作用。

肌的形态多种多样，按其外形可分为长肌、短肌、阔肌（扁肌）和轮匝肌 4 种（图 2-15）。

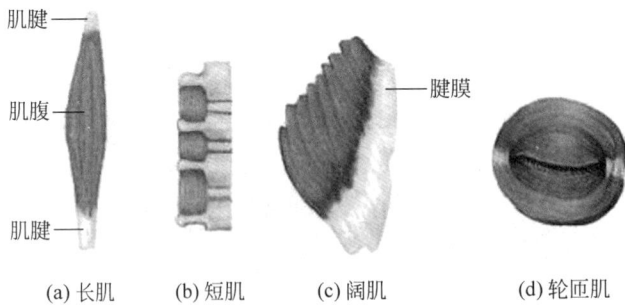

(a) 长肌　　(b) 短肌　　(c) 阔肌　　(d) 轮匝肌

图 2-15　肌的形态

### 2. 肌的起止

肌通常以两端附着于两块或两块以上的骨面上，中间跨过一个或多个关节。通常把接近身体正中面或四肢近侧端的附着点作为肌的起点，把另一端作为止点。

### 3. 肌的辅助结构

在肌的周围有筋膜、滑膜囊和腱鞘等辅助装置协助肌的活动，具有保持肌的位置，减少运动时的摩擦和保护等功能。

## （二）头肌

头肌可分为面肌和咀嚼肌。

### 1. 面肌

面肌为扁薄的皮肌，位置表浅，大多起自颅骨，止于面部皮肤，主要分布于睑裂、口裂和鼻孔周围，如眼轮匝肌、口轮匝肌，有闭合或开大上述孔裂的作用，同时牵动面部皮肤显示喜怒哀乐等各种表情，故又称表情肌。

### 2. 咀嚼肌

咀嚼肌包括咬肌、颞肌、翼外肌和翼内肌，它们均配布于下颌关节周围，参加咀嚼运动。

## （三）颈肌

颈肌可依据其所在位置分为颈浅肌与颈外侧肌、颈前肌、颈深肌三个肌群。

## （四）躯干肌

躯干肌可分为背肌、胸肌、膈、腹肌和会阴肌。

### 1. 背肌

背肌位于躯干后面的肌群，可分为浅、深两层，主要有斜方肌、背阔肌和竖脊肌。

### 2. 胸肌

胸肌分为两群：一群为胸上肢肌，包括胸大肌、胸小肌和前锯肌；另一群为胸固有肌，主要有肋间外肌和肋间内肌。

### 3. 膈

膈位于胸、腹腔之间，为向上膨隆呈穹隆的扁肌。起自于胸廓下口的周缘和腰椎前面，肌纤维向上移行为中央部的中心腱。膈上有3个裂孔：①主动脉裂孔在第12胸椎前方，有主动脉和胸导管通过；②食管裂孔在主动脉裂孔的左前上方，约在第10胸椎水平，有食管和迷走神经通过；③腔静脉孔在食管裂孔的右前上方的中心腱内，约在第8胸椎水平，有下腔静脉通过。

### 4. 腹肌

腹肌位于胸廓与骨盆之间，主要组成腹壁，可分为前外侧群和后群。前外侧群肌构成腹腔的前外侧壁，包括腹外斜肌、腹内斜肌、腹横肌和腹直肌。后群有腰大肌和腰方肌。

### 5. 会阴肌

会阴肌指封闭小骨盆下口的肌，主要有会阴深横肌、尿道括约肌、肛提肌和尾骨肌等。由会阴深横肌和尿道括约肌及覆盖于其上、下面的尿生殖膈上、下筋膜共同组成尿生殖膈，男性有尿道通过，女性有尿道和阴道通过。由肛提肌、尾骨肌及覆盖于其上、下面的盆膈上、下筋膜共同组成盆膈，内有直肠通过。

**知识链接**

疝

腹股沟管和腹股沟三角都是腹壁下部的薄弱区。在病理情况下，如腹膜形成的鞘突未闭合，或腹壁肌肉薄弱、长期腹内压增高等，可致腹腔内容物由此区突出而形成疝。若腹腔内容物经腹股沟管深环进入腹股沟管，再经浅环突出，下降入阴囊，构成腹股沟斜疝。若腹腔内容物不经深环，而从腹股沟三角处膨出，则为腹股沟直疝。

### （五）四肢肌

#### 1. 上肢肌

上肢肌按部位分为上肢带肌、臂肌、前臂肌和手肌。

上肢带肌主要有三角肌、冈上肌、冈下肌、小圆肌、大圆肌和肩胛下肌。臂肌有肱二头肌、肱三头肌和肱肌等。前臂肌分前、后两群，前群是屈肌和旋前肌，后群是伸肌和旋后肌。手肌分为外侧、中间和内侧 3 群，外侧群形成明显的隆起称鱼际，内侧群形成隆起称小鱼际，中间群位于掌心，包括蚓状肌和骨间肌。

#### 2. 下肢肌

下肢肌按部位分为髋肌、大腿肌、小腿肌和足肌。

髋肌主要运动髋关节，包括髂腰肌、臀大肌、臀中肌和臀小肌等。大腿肌配布在股骨周围，包括股四头肌、缝匠肌、股二头肌等。小腿肌分布于胫骨、腓骨周围，如小腿三头肌。足肌分为足背肌和足底肌。

婴幼儿各部分肌肉的发育是不平衡的。大肌肉群发育较早，如肱二头肌、肱三头肌、胸大肌、背阔肌、斜方肌等，因而躯干及上下肢活动能力较好；小肌肉群发育较晚，如手部肌肉活动能力较差，难以完成精细动作。

# 第二节　运动系统的婴幼儿保健

婴幼儿从出生到学会走路，是一个从无知到有知，从无意识到有意识、从简单到复杂、从不准确到准确的过程。在这个过程中，婴幼儿的运动系统和动作发展遵循一定的规律。0~3 岁婴幼儿动作发展规律是多种因素共同作用的结果，包括婴幼儿的生理发育、认知发展、环境刺激等。

## 一、婴幼儿运动发展的规律

### （一）从整体到局部

婴幼儿最早的动作是整体运动，如翻身、移动等，这是婴儿对自身运动的整体感知。随着年龄的增长，婴儿逐渐学会了局部动作，如手部运动和腿部运动等，这是对自身运动局部精细化的体现。

## （二）从简单到复杂

婴儿的动作发展是从简单到复杂的。例如，先学会拍手，再学会捏东西，最后才能掌握较为复杂的手部动作。这种进步体现了婴儿神经系统和肌肉系统的逐步发育和完善。

## （三）从无意识到有意识

婴儿的动作发展是从无意识到有意识的。例如，先学会无意识地抓握物品，然后逐渐学会用意识控制手部动作，如抓、握、捏，然后逐渐学会使用剪刀等更为精细的动作。这种转变表明了婴儿的认知能力和自我控制能力在逐步提高。

## （四）从泛化到集中

从泛化到集中，指从泛化的全身性运动向集中的专门化运动发展。婴幼儿最初的动作是全身性的、笼统的，以后逐渐向局部化、专门化的方向发展。例如看到喜爱的玩具，较小的婴儿会手舞足蹈，但无法把玩具拿到手，较大的婴儿则可以伸手取到玩具。

## （五）从上部到下部

发展从上部到下部，指由身体上部向身体下部发展的规律。婴幼儿首先发展的是头部运动，其次是上肢运动，再次发展躯干运动，最后发展下肢运动。婴幼儿首先学会抬头，之后学会俯撑、翻身、坐和爬，最后学会站立和行走。

## （六）从中央到边缘

从中央到边缘，指由身体的中央部位到边缘部位发展的规律。婴幼儿运动的发展，始于头部和躯干等靠近身体中央的部分，如翻身，然后逐步向边缘发展，先发展手臂和腿部的运动，最后才发展到手部的精细运动，如抓、握物品等。

## （七）从粗大到精细

从粗大到精细，指先发展大肌肉的粗大运动，再发展小肌肉的精细运动。婴幼儿先发展抬头、翻身、坐和爬、走、跑、跳等大肌肉运动，常伴随肌肉的有力收缩以及能量消耗。婴幼儿小肌肉的精细运动随后发展，如取物、搭积木、绘图、扣纽扣等。

> **考点提示**：婴幼儿运动发展的规律。

# 二、婴幼儿运动系统发育特点

## （一）骨骼的发育特点

### 1. 颅骨

在头颅的生长过程中，颅骨随脑的发育而长大，领先于面骨发育。婴儿出生时颅骨缝是分开的，于3~4个月时闭合；前囟为顶骨和额骨边缘形成的菱形间隙，其对边中点连线长度在出生时为1.5~2.0cm，后随颅骨发育而增大，6个月后逐渐骨化而变小，在1~1.5岁时闭合；后囟为顶骨和枕骨边缘形成的三角形间隙，在婴儿出生很小或已闭合，最迟应在出生后 6~8 周闭合。囟门闭合的时间反映了婴幼儿颅骨骨化的程度。

囟门饱满或隆起一般是因为颅内压增高，常由脑炎、脑膜炎、脑肿瘤、水肿引起；囟门凹陷常由严重的呕吐、腹泻、脱水引起。

头围即从眉弓至枕骨结节绕头一周的最大围径，反映脑和颅骨的发育。新生儿出生时头围较大，平均 34cm。3 个月龄时约 40cm，1 岁时约 46cm，2 岁时约 48cm，5 岁时约 50cm，10 岁时约 53cm，15 岁时达成人头围，约 54cm。因此，头围增长的规律与体重、身长（高）增长规律相似，头围的增长在第 1 年为生长高峰，这与此期中枢神经系统的迅速发育是密切相关的。婴儿前 3 个月龄头围的增长约等于后 9 个月增长的总和，同样也是非匀速增长，2 岁后头围增长缓慢。临床上头围的测量是发现头颅异常生长的重要筛查步骤。在发育迟缓性疾病或可疑脑积水时尤其重要。3 岁以内常规测量头围。

> **考点提示**：婴幼儿头围的测量及正常值。

### 2. 脊柱

脊柱存在生理性弯曲。早在胎儿时脊柱就已经形成最初的弯曲，像个字母 C。婴儿 3~4 月龄抬头动作的发育使颈椎前凸，形成颈曲；6~7 月龄婴儿会坐后，胸椎后凸形成胸曲；1 岁左右儿童开始行走，腰椎前凸逐渐形成腰曲，脊柱形成类似于 S 形的弯曲。儿童 6~7 岁时脊柱生理性弯曲被韧带固定。儿童不正确的站、立、行、走姿势和骨骼疾病均可影响脊柱的正常形态，因此，婴幼儿应注意做以下训练：头正、身直、胸舒、臂开、足安（图 2-16）。

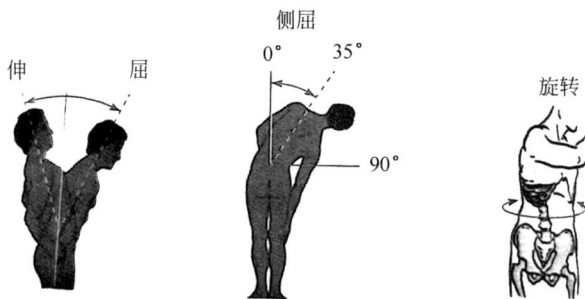

图 2-16 脊柱运动

### 3. 胸骨

胸骨是一块上宽下窄、前凸后凹的扁骨，分胸骨柄、胸骨体和剑突三部分。婴幼儿胸骨尚未闭合，胸骨柄、胸骨体、剑突的连接尚不牢固，要到 20~25 岁才完全闭合。

### 4. 腕骨

人的腕骨共 8 块，即舟骨、月骨、三角骨、豌豆骨、大多角骨、小多角骨、头状骨和钩骨。新生儿的腕骨全部是软骨，6 个月龄左右逐渐出现骨化中心，先出现头状骨及钩骨，2~3 岁时出现三角骨，4~6 岁时出现月骨，5~8 岁时出现豌豆骨。10 岁左右 8 块腕骨骨化中心全部出现。手指骨和手掌骨的骨化更晚，9~11 岁时完成。用 X 线检查测定不同年龄儿童长骨干端骨化中心出现的时间、数目及形态的变化，并将其标准化，即为骨龄。

### 5. 骨盆

骨盆由左、右髋骨和骶骨、尾骨以及其间的骨连接构成。婴幼儿骨盆尚未定型，髋骨未连成一块，而是由软骨将髂骨、耻骨、坐骨等连在一起，一般要到19~24岁才融合成整体。

### 6. 足弓

婴幼儿到了站立和行走的阶段，才开始出现足弓。婴幼儿足弓周围韧带较松、肌肉细弱，若长时间站立、行走，足底负重过大，易引起足弓塌陷，特别是肥胖儿更易发生扁平足。轻度扁平足感觉不明显，肥胖儿在跑、跳或行走时，会出现足底麻木或疼痛等现象。

## （二）关节的发育特点

婴幼儿关节窝较浅，关节附近的韧带较松，肌肉纤维比较细长，因此，关节的伸展性及活动范围比成人大，尤其是肩关节、脊柱和髋关节的灵活性与柔性显著地超过成人。但是，婴幼儿关节的牢固性较差，在外力作用下，如果用力过猛、悬吊或不慎摔倒，容易引起脱位。

## （三）骨骼肌的发育特点

婴幼儿肌肉中水分较多，蛋白质及储存的糖原较少，因此肌肉柔嫩，收缩力较差，力量小，易疲劳，但婴幼儿新陈代谢旺盛，疲劳后恢复较快。婴幼儿肌肉群发育不平衡，支配大肌肉群活动的神经中枢发育较早，故大肌肉动作发育较早，躯干及上下肢活动能力较强；支配小肌肉群活动的神经中枢发育较弱，难以完成精细的动作。5~6岁幼儿手部肌开始发育，8~9岁后手部肌肉发育速度加快；青春期肌肉发育较快，大、小肌肉都快速生长，能够准确灵活地做出各种精细动作。

# 三、婴幼儿运动系统的保健

## （一）培养正确的姿势

为防止婴幼儿骨骼变形，形成良好体态，需注意以下几点。

（1）避免重力的不良影响，婴幼儿不宜过早坐、站，不宜睡软床和久坐沙发。负重不要超过自身体重的1/8，更不能长时间单侧负重，建议背双肩包，也不宜让婴幼儿提重物。不要让婴幼儿长时间运用手部做精细化动作，保护婴幼儿腕部的生长发育。

（2）及时纠正不良姿势，配备适合婴幼儿身材的桌椅，随时纠正婴幼儿坐、立、行中的不正确姿势，并为婴幼儿做出榜样（图2-17）。

**图2-17 正确坐姿**

① 正确站姿：头端正，两肩平，挺胸收腹，肌肉放松，双手自然下垂，两腿站直，两足并行，前面略分开。

② 正确坐姿：头略向前，身体坐直，背靠椅背；大腿和臀部大部分坐在座位上；小腿与大腿成直角，两手自然放在腿上；足自然放在地上。有桌子时，身体与桌子距离适当，两臂能自然放在桌子上，不耸肩或塌肩，坐时两肩一样高。

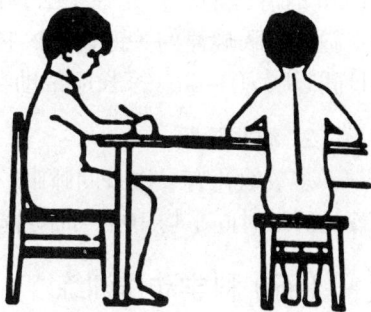

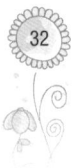

③ 正确行姿：抬头挺胸，两肩应保持齐平。

## （二）适当的体育锻炼和户外活动

适当的体育锻炼和户外活动可使肌肉更健壮有力，可刺激骨的生长，使身体长高，并促进骨中无机盐的积淀，使骨更坚硬。运动和阳光是骨骼生长的"营养素"。户外活动时适量接受阳光照射，可使身体产生维生素 D，预防佝偻病。锻炼时血液循环加快可为骨骼、肌肉提供更多的营养。适量运动有利于足弓的形成。

活动时需注意不要从高处向下跳，防止髋关节错位，也不要用力或过猛牵拉婴幼儿手臂，不让婴幼儿过早玩悬吊、撞拐的游戏，防止关节受伤或脱臼，或出现骨小头半脱位，俗称"牵拉肘"。锻炼身体要全面、均衡、多样化，注意控制活动量和活动时间，保护婴幼儿骨骼和肌肉的发育。

## （三）均衡的膳食营养

婴儿期营养状况与儿童期生长发育水平密切相关。母乳是婴儿过渡到独立摄取营养最好的天然食物，提倡纯母乳喂养；部分母乳喂养和人工喂养婴儿则应正确选择配方奶。婴儿的食物应以高能量、高蛋白的乳类为主。注意维生素 D 的补充。4~6 月龄的婴儿应开始引入其他食物。在新食物的引入过程中，应指导家长避免或减少食物过敏的发生。

幼儿期供给丰富的平衡营养素，食物种类、质地接近成人，每日 5~6 餐适合幼儿生长需要和消化道功能水平。发展独立进食行为，防止强迫进食，避免过多液体或零食摄入。

教会父母使用生长曲线，主动配合监测婴儿体格生长，避免发生营养不良或肥胖。坚持每日户外活动 1h，进行空气浴、日光浴和被动体操，预防维生素 D 缺乏性佝偻病的发生。

## （四）充足的睡眠

### 1. 婴儿睡眠

新生儿昼夜睡眠时间基本相等。正常新生儿睡眠周期约 50min，3~4h 连续睡眠后可有 1~2h 的清醒期。婴儿在 1~2 月龄时开始可随光线强度变化调整睡眠。2~3 月龄是婴儿建立昼夜睡眠规律的关键期。2~12 月龄婴儿每日总睡眠时间为 12~13h，夜间睡眠为 9~10h，日间睡眠为 3~4h。家长应帮助婴儿形成自己的睡眠—觉醒规律，学习自己安定入睡。

### 2. 幼儿睡眠

多数幼儿有一次日间睡眠，每日总睡眠时间为 11~13h，其中夜间睡眠时间平均 10h，日间睡眠平均 2.5h。

> 考点提示：婴幼儿睡眠规律。

## （五）科学动作训练

婴幼儿动作分为大肌肉运动和手部小肌肉的活动，应根据婴幼儿动作发展规律，循序渐进地对婴幼儿进行动作训练。

### 1. 婴幼儿粗大运动训练

粗大运动是指身体对大动作的控制，包括颈肌、腰肌的平衡能力，以及爬、站、走、跑、跳等动作。

（1）抬头：新生儿俯卧位可抬头 1~2s，2 月龄可抬头 45°~90°，4 月龄可俯卧撑胸。

（2）翻身：4 月龄婴儿可由仰卧翻身至侧卧位。4~7 月龄婴儿可有意转动上下肢，继而躯干、上下肢分段转动，可从仰卧到俯卧，再翻至仰卧位。

（3）坐：3 月龄扶坐腰背呈弧形，4 月龄能竖颈，6 月龄能靠双手支撑坐片刻，8~9 月龄可坐稳，并左右转动身体。

（4）爬：2 月龄俯卧能交替踢腿，匍匐开始。3~4 月龄可用手撑上身数分钟。7 月龄开始，婴儿能够驱使自己用腹部爬行。10 月龄能够熟练爬行，12 月龄能够手膝并用爬行。15 月龄后，能够爬楼梯。

（5）站、走：婴儿开始站立、扶物行走并独走的年龄差别较大。8~9 月龄可扶站片刻；10~14 月龄独站和扶走，1.5 岁走得好；2~2.5 岁单足站；3 岁能上下楼梯；4 岁能沿直线走；5~6 岁能在宽的平衡木上走，能脚跟对着脚尖走直线。

（6）跑、跳：5~6 月龄扶立时双下肢可负重，并上下跳；18~24 月龄会跑和双足跳；3 岁时可并足跳远、单足跳。

**2. 婴幼儿精细运动训练**

精细运动是指手和手指的动作，如抓握物体、涂画、叠方木、翻书、写字等个体差异较大运动。精细运动能力是在感知觉、注意等多方面心理活动的配合下完成特定任务的能力。它不仅是婴幼儿早期发展的重要方面，也是个体其他方面发展的重要基础，与粗大运动发展不同的是，精细运动的发展需要训练。在日常生活中，吃饭、喝水、穿衣等逐步让孩子自行完成，并鼓励孩子多参与家务劳动。

精细运动训练：3 月龄婴儿可玩手，试用全掌抓握物体。5~6 月龄主动伸手抓物；6~8 月龄独自玩弄小物品，出现换手、捏、敲等探索性动作。8~12 月龄拇、示指捏小丸、撕纸。1~1.5 岁能拿笔乱画。18 月龄能叠 2~3 层积木。2 岁叠纸，叠 6~7 层积木，模仿画垂直线和圆。2~3.5 岁用积木搭桥。3~4 岁会使用一些"工具性"玩具。4~5 岁穿鞋带，剪纸。5~6 岁用笔学写字、折纸、剪复杂图形。

> **考点提示：** 婴幼儿粗大和精细运动训练规律。

## 本章小结

本章主要介绍了婴幼儿运动系统的结构、生理功能和保健要求。运动系统的发育特点是婴幼儿正确姿势培养、动作训练和健康营养的基础。通过本章学习，可以熟悉运动系统的组成、结构和功能，掌握婴幼儿运动系统的生理特点，并学会婴幼儿运动系统的保育要点。制订科学、正确的运动训练计划，能提高婴幼儿对外界环境的认知，促进婴幼儿神经系统的发育，因此，运动系统保健是婴幼儿卫保健的重要内容。

**同步练习**

**一、单选题**

1. 对于骨的生长、发育、再生起作用的是骨结构中的（　　　　）。

　　　A. 骨密质　　　　　　B. 骨髓　　　　　　　C. 骨松质　　　　　　D. 骨膜

2. 血细胞产生于骨的（　　　）。

　　　A. 骨髓　　　　　　　B. 骨膜　　　　　　　C. 骨密质　　　　　　D. 软骨

3. 正常情况下成年人骨骼的数量是（　　　）块。

　　　A. 218　　　　　　　　B. 250　　　　　　　C. 270　　　　　　　D. 206

4. 下列不是骨的功能的是（　　　）。

　　　A. 造血功能　　　　　B. 贮存矿物质　　　　C. 贮存碳水化合物　　D. 保护

5. 长骨（　　　）部位细胞增生可使骨增长。

　　　A. 关节软骨　　　　　B. 骨膜　　　　　　　C. 骺软骨　　　　　　D. 破骨细胞

6. 儿童少年骨中有机物与无机物的比例为（　　　）。

　　　A. 1∶2　　　　　　　B. 1∶1　　　　　　　C. 1∶3　　　　　　　D. 1∶4

7. 骨密质主要分布在（　　　）。

　　　A. 长骨的骨骺部分　　　　　　　　　　　B. 短骨

　　　C. 长骨的骨干　　　　　　　　　　　　　D. 扁骨

8. 刚出生的婴儿不具有（　　　）。

　　　A. 胸骨　　　　　　　B. 肋骨　　　　　　　C. 掌骨　　　　　　　D. 腕骨

9. 人体骨化最迟的部位是（　　　）。

　　　A. 胸骨　　　　　　　B. 腕骨　　　　　　　C. 脊柱　　　　　　　D. 骨盆

10. 刚上学的小学生的连续书写的时间不宜过长是因为（　　　）骨化较晚。

　　　A. 足骨　　　　　　　B. 桡骨　　　　　　　C. 肱骨　　　　　　　D. 腕、掌、指骨

11. 人的生理弯曲中在出生时就已出现的是（　　　）。

　　　A. 颈曲　　　　　　　B. 胸曲　　　　　　　C. 腰曲　　　　　　　D. 骶曲

12. 有关骨骼肌的发育叙述不正确的是（　　　）。

　　　A. 大块早于细小的肌肉

　　　B. 躯干肌早于四肢肌

　　　C. 上肢肌早于下肢肌，屈肌早于伸肌

　　　D. 儿童少年期骨骼肌的发育早于骨骼的发育

13. 在运动中起到动力作用的是（　　　）。

　　　A. 关节　　　　　　　B. 骨　　　　　　　　C. 骨骼肌　　　　　　D. 肌腱

14. 与长骨的生长无关的是（　　　）。

　　　A. 骺软骨　　　　　　B. 成骨细胞　　　　　C. 破骨细胞　　　　　D. 骨髓

15. 韧带被过度拉伸或撕裂的损伤叫作（　　　）。

　　　A. 骨折　　　　　　　B. 扭伤　　　　　　　C. 骨裂　　　　　　　D. 肌腱炎

16. 从双侧乳头到双侧肩胛骨绕胸部一周测量的长度是（　　　）。

　　　A. 头围　　　　　　　B. 胸围　　　　　　　C. 胸廓　　　　　　　D. 躯干围度

17. 儿童肌肉发展的顺序是（　　　）。

　　　A. 从下到上、从大到小　　　　　　　　　B. 从肩到肘、从大腿到小腿

　　　C. 从上到下、从小到大　　　　　　　　　D. 从上到下、从大到小

18. 婴幼儿四肢扭伤，24h后如局部仍有红肿、疼痛，可改用（　　　）。

A. 冷敷 B. 热敷 C. 冰敷 D. 湿敷

19. 下列婴幼儿扭伤说法不正确的是（ ）。

A. 幼儿扭伤后立即按摩消肿 B. 扭伤后冷敷总时间不超过 20min

C. 3~5min 更换敷布一次 D. 扭伤后应抬高患肢

20. 婴幼儿发生肘部脱臼，多见于什么时候（ ）。

A. 收拾玩具 B. 做操 C. 被过度牵拉手臂 D. 跑跳运动

21. 小儿前囟的闭合时间为（ ）。

A. 2~3 月龄 B. 4~6 月龄 C. 1~1.5 岁 D. 2~2.5 岁

22. 胸围与头围大致相等的年龄是（ ）。

A. 6 月龄 B. 1 岁 C. 1 岁半 D. 2 岁

## 二、多选题

1. 成人脊柱有四个生理弯曲，即（ ）。

A. 颈曲 B. 胸曲 C. 腰曲 D. 骶曲

2. 新生儿期，脊柱几乎是直的，7 岁左右（ ）才固定。

A. 颈曲 B. 胸曲 C. 腰曲 D. 骶曲

3. 以下选项中会影响幼儿胸廓的正常发育并造成胸廓畸形的因素是（ ）。

A. 维生素 D 缺乏 B. 呼吸系统疾病 C. 不正确的坐姿 D. 过于肥胖

4. 幼儿期的（ ）没有完全结合。

A. 颅骨 B. 髋骨 C. 腕骨 D. 骶骨

5. 下列关于小儿肌肉发育特点的叙述中，正确的是（ ）。

A. 肌肉容易疲劳和损伤，疲劳感不易消失

B. 肌肉易疲劳和损伤，但疲劳感消失快

C. 大肌肉发育早，小肌肉发育晚

D. 小肌肉发育早，大肌肉发育晚

6. 下列关于小儿运动系统的表述，正确的是（ ）。

A. 骨中含有机物较多，弹性大硬度小，容易弯曲变形

B. 婴幼儿的骨髓全部是红骨髓

C. 骨膜较成人薄，血管丰富，再生能力强

D. 脊柱的四个生理弯曲在小儿出生后就形成了

7. 下列说法中正确的是（ ）。

A. 经常的体力劳动可以代替体育锻炼

B. 体育锻炼能使关节囊和韧带增厚、加粗

C. 体育锻炼能加强骨的营养、改善骨的结构

D. 体育锻炼使肌纤维变粗，使肌肉粗壮有力，更发达

# 第三章
# 消化系统

## ✎ 学习目标

### 知识目标
1. 掌握消化系统的解剖结构。
2. 熟悉消化系统的生理功能。
3. 掌握婴幼儿消化系统的特点。
4. 了解婴幼儿消化系统的保健要求。

### 能力目标
1. 能够培养婴幼儿良好的进餐习惯，可以有效开展婴幼儿消化系统保育工作。
2. 能够对婴幼儿进行基本的消化系统检查。

### 素质目标
培养婴幼儿健康的饮食观，热爱生命的价值观。

## ✐ 案例导入

果果总是不好好吃饭，每次吃饭时，妈妈都是端着碗，追着果果喂饭。奶奶为了让果果坐着吃饭，每次果果吃饭时，都打开电视给果果看动画片，趁着果果注意力集中在动画片上，然后把大大的一勺饭塞到果果嘴里，这样每次动画片结束了，果果的饭也吃完了，奶奶对她发明的喂饭法深以为傲。

**问题**：案例中奶奶和妈妈的做法对不对？应该如何培养婴幼儿良好的进餐习惯？

# 第一节 消化系统概述

## 一、消化系统的组成

消化系统由消化管和消化腺两部分组成（图3-1）。消化管又称消化道，是指从口腔至肛门的形态各异的管道，包括口腔、咽、食管、胃、小肠（包括十二指肠、空肠和回肠）和大肠（包括盲肠、阑尾、结肠、直肠和肛管）6部分。临床上，通常把从口腔至十二指肠的一段消化管称为上消化道，空肠以下的消化管称为下消化道。消化腺分为大消化腺和小消化腺两种，大消化腺位于消化管壁外，是独立的器官，如大唾液腺、肝和胰。小消化腺分布于消化管壁内的黏膜层或黏膜下层，如食管腺、胃腺和肠腺等。

## 二、胸部的标志线

胸部标志线有以下几条（图3-2）。

（1）前正中线：沿身体前面正中所作的垂直线。

（2）胸骨线：沿胸骨最宽处的外侧缘所作的垂直线。

（3）锁骨中线：通过锁骨中点向下所作的垂直线。

（4）胸骨旁线：同侧胸骨线与锁骨中线之间的中点所作的垂直线。

（5）腋前线：沿腋前襞向下所作的垂直线。

（6）腋后线：沿腋后襞向下所作的垂直线。

（7）腋中线：沿腋前线与腋后线之间中点所作的垂直线。

（8）肩胛线：过肩胛骨下角所作的垂直线。

## 三、腹部的标志线和分区

### （一）腹部的标志线

由两条横线和两条纵线，将腹部分成9个区（图3-2）。两条横线是两侧肋弓最低点（第10肋的最低点）的连线和两侧髂结节的连线。两条纵线是通过两侧腹股沟韧带中点所作的两条垂直线。

### （二）腹部的分区

#### 1. 四分法

临床上常采用四分法对腹部进行分区，即通过脐的水平线和垂线，将腹部分为左上腹、右上腹、左下腹和右下腹四个区。

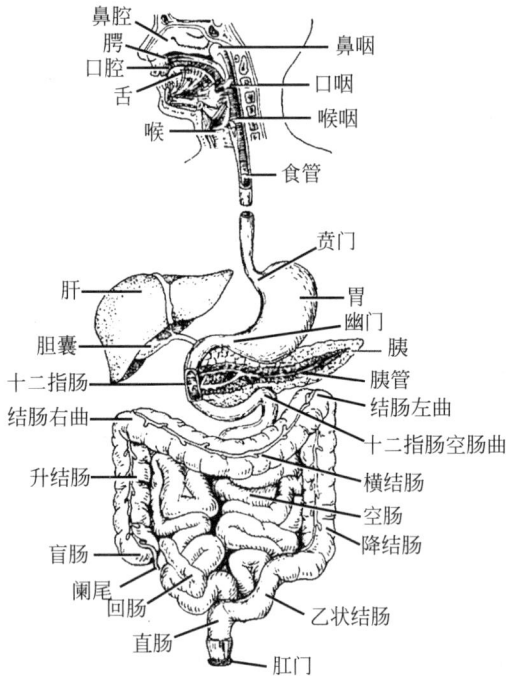

图 3-1　消化系统的组成

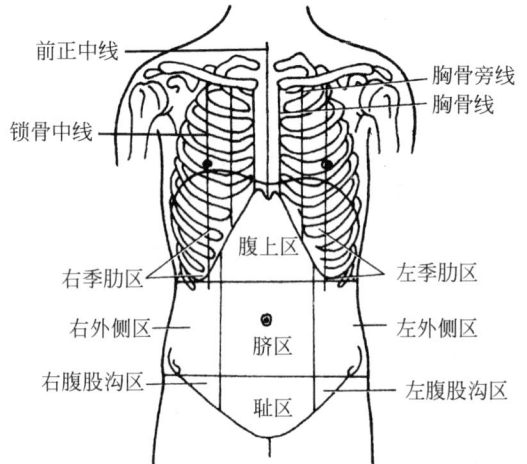

图 3-2　胸、腹部标志线和腹部分区

### 2. 九分法

解剖学中，为了准确描述腹腔器官的位置，常采用两条横线和两条纵线将腹部划分为 9 个区域，即左、右季肋区和腹上区，左、右外侧区和脐区，左、右髂区（腹股沟区）和腹下区（耻区）。

# 第二节　消化系统的结构

## 一、消化管

除口腔与咽外，消化管壁由内向外依次分为黏膜、黏膜下层、肌层和外膜 4 层。

### （一）口腔

口腔是消化管的起始部，前壁为上唇和下唇，侧壁为颊，上壁为腭，下壁为口腔底。口腔向前经上、下唇围成的口裂通向外界，向后经咽峡与咽相通。口腔借上、下牙弓和牙龈分为前外侧部的口腔前庭和后内侧部的固有口腔（图 3-3）。

### 1. 口唇

口唇分为上唇和下唇，上、下唇两端的结合处称为口角，其位置约平对第一前磨牙。上唇的两侧与颊部交界处，各有一呈弧形的鼻唇沟。在上唇外面正中线上有一纵行浅沟，称为人中，为人类所特有，其中、上 1/3 交界处为人中穴，晕厥患者急救时常在此处进行指压或针刺。口唇的游离缘是皮肤与黏膜的移行部，内含丰富的毛细血管，色泽红润，故称为唇红。当机体缺氧时呈绛紫色，临床上称为发绀。

### 2. 颊

颊构成口腔的两侧壁，由皮肤、颊肌、颊脂体和口腔黏膜构成。在上颌第二磨牙牙冠相对的颊黏膜上有腮腺管乳头，为腮腺管的开口部位。

### 3. 腭

腭构成口腔的上壁，由前 2/3 的硬腭和后 1/3 的软腭构成。软腭后缘游离，其中部有一向下悬垂的乳头状突起，称为腭垂或悬雍垂。腭垂两侧向外下方各分出两条弓状黏膜皱襞，前方的一对向下延伸至舌根的外侧，称为腭舌弓；后方的一对向下延伸至咽侧壁，称为腭咽弓。两弓间的三角形隐窝称为扁桃体窝，窝内容纳腭扁桃体。腭垂、两侧的腭舌弓及舌根共同围成咽峡，是口腔与咽的分界标志。

### 4. 牙

牙是人体内最坚硬的器官，嵌入上、下颌骨牙槽内。牙可以对食物进行咬切、磨碎，并有辅助发音的作用。

（1）牙的形态及构造：牙可分为牙冠、牙颈和牙根 3 部分（图 3-4）。牙冠是露于口腔内的部分，牙根是嵌入上、下牙槽内的部分，牙颈是介于牙冠和牙根之间缩细的部分。

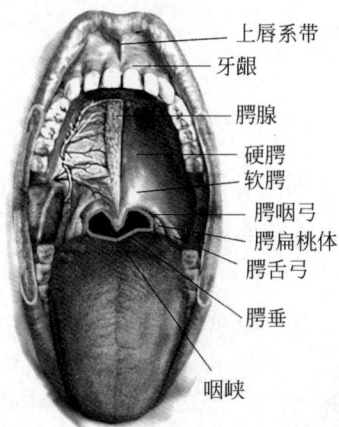

图 3-3 口腔

图 3-4 牙的形态和构造

牙由牙质、牙釉质、牙骨质和牙髓构成。牙质呈黄色，是构成牙的主要部分。牙釉质是人体最坚硬的组织，是包裹在牙冠部牙质表面的白色物质。在牙颈和牙根牙质外面包有牙骨质。牙内的空腔称为牙腔，腔内有富含疏松结缔组织、神经和血管的牙髓。

（2）牙周组织：由牙周膜、牙槽骨、牙龈 3 部分构成，对牙有保护和固定的作用。

（3）牙的种类和排列：人的一生中先后有两套牙。第一套牙称乳牙，一般在出生后 6 个月左右开始萌出，至 3 岁左右出齐，共 20 颗。第二套牙称恒牙，6 岁左右，乳牙开始陆续脱落，长出恒牙，至 13 岁左右出齐。第三磨牙萌出最迟，称迟牙，到成年后才长出，也有人终生不出。因此，恒牙数 28~32 颗均属正常。

根据牙的形态和功能，乳牙分为切牙、尖牙和磨牙 3 类，恒牙分为切牙、尖牙、前磨牙和磨牙 4 类。乳牙和恒牙的名称及排列顺序如图 3-5 和图 3-6 所示。

婴幼儿的牙釉质薄，牙本质较松脆，易发生龋齿。

图 3-5　乳牙牙式

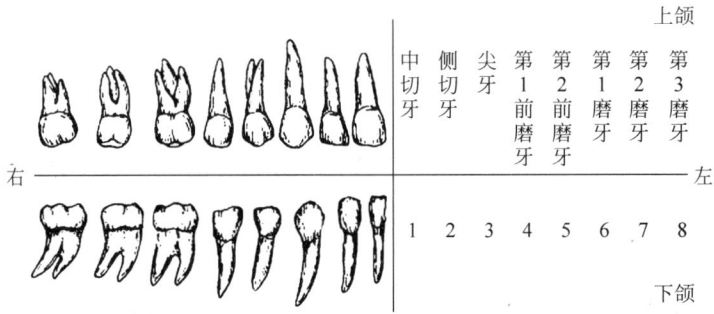

图 3-6　恒牙牙式

## 5. 舌

舌是位于口腔底的肌性器官（图 3-7），由不同方向排列的骨骼肌交织而成，表面被覆黏膜。舌具有搅拌食物、协助吞咽、感受味觉和辅助发音等功能。

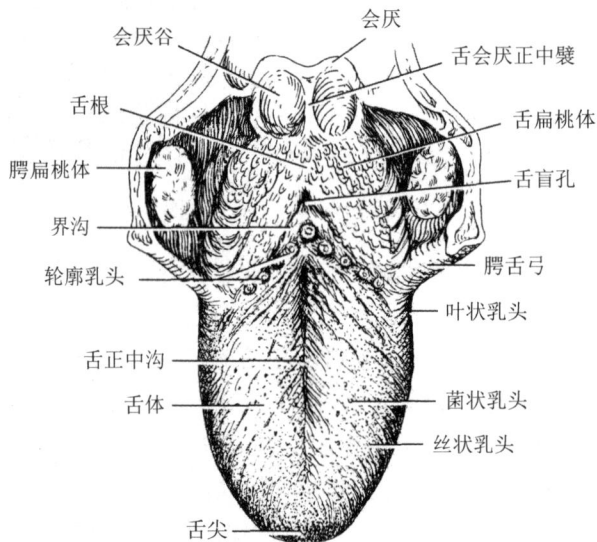

图 3-7　舌的构造

（1）舌的形态：舌以舌背向前开放的 V 形界沟为界分为舌体和舌根两部分。舌体占舌的前 2/3，为界沟之前可游离活动的部分，其前端为舌尖。舌根占舌的后 1/3，以舌肌固定于舌骨和下颌骨等处。舌的下面的正中线上，有一纵行皱襞连于口腔底，称舌系带。儿童舌系带过短会影响发音。

（2）舌黏膜：舌背黏膜表面的许多小突起统称为舌乳头，可感受味觉的刺激。脱落的舌黏膜上皮细胞混以细菌、唾液、食物残渣构成舌苔，观察舌苔的厚薄和颜色可以了解人体的健康状况。

（3）舌肌：骨骼肌分为舌内肌和舌外肌两部分。

## （二）咽

### 1. 咽的位置和形态

咽位于第 1~6 颈椎体的前方，上端起自颅底，下端至第 6 颈椎体下缘平面与食管相续。咽是一前后略扁的漏斗状肌性管道，长约 12cm。咽的前壁不完整，自上而下分别与鼻腔、口腔和喉腔相通（图 3-1）。

### 2. 咽的分部

咽以软腭游离缘和会厌上缘平面为界，自上而下依次分为鼻咽、口咽和喉咽 3 部分，其中口咽和喉咽是消化道与呼吸道的共同通道。在喉口的两侧与甲状软骨内面之间各有一深窝，称为梨状隐窝，常为异物易滞留之处。

## （三）食管

食管全长约 25cm，为肌性管道。上端在颈部平第 6 颈椎下缘的高度与咽相接，沿脊柱前方下行，穿经胸部至膈的食管裂孔入腹部，下端在第 11 胸椎左侧与胃的贲门相连。根据食管所经过的部位，分为颈部、胸部、腹部三部分。食管全长有 3 处生理狭窄。各狭窄处是食管异物滞留和结核、肿瘤的好发部位（图 3-1）。

## （四）胃

胃是消化管中最膨大的部分，上连食管，下续十二指肠（图 3-1），具有容纳食物、分泌胃液和初步消化食物的功能。

### 1. 胃的位置和结构

胃在中等充盈度时，大部分位于左季肋区，小部分位于腹上区。胃有入、出两口，前、后两壁和上、下两缘。入口与食管相接称贲门，出口与十二指肠相通称幽门。胃的两壁即朝向前上的前壁和朝向后下的后壁。胃的上缘凹向右上方称胃小弯，其最低处称角切迹，胃的下缘凸向左下方称胃大弯。

胃通常分为贲门部、胃底、胃体和幽门部 4 部分。

婴幼儿胃壁肌肉薄，伸展性较差，胃的容量小，且消化能力弱，给幼儿提供的食物要以软烂食物为主，且要少食多餐。

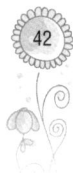

### 2. 胃壁的微细结构特点

胃壁由黏膜、黏膜下层、肌层和浆膜构成。幽门的黏膜突入管腔形成环形皱襞，称幽门瓣，有控制食物通过和防止反流的作用。胃黏膜表面有许多小窝，称胃小凹，胃小凹的底部有胃腺开口。胃腺按所在部位分为贲门腺、幽门腺和胃底腺。胃底腺为胃的主要腺体，分布于胃底和胃体，主要有 3 种细胞。

（1）主细胞：又称胃酶细胞，主要功能是分泌胃蛋白酶原。

（2）壁细胞：又称泌酸细胞，主要功能是分泌盐酸和内因子。

（3）颈黏液细胞：可分泌黏液，对胃黏膜具有保护作用。

## （五）小肠

小肠是消化管中最长的一段，是消化和吸收营养物质的主要部位。小肠上起幽门，下接盲肠，分为十二指肠、空肠和回肠 3 部分（图 3-1）。

### 1. 十二指肠

十二指肠为小肠起始段，紧贴腹后壁，介于幽门与空肠之间，长约 25cm，呈 "C" 字形包绕胰头，分为上部、降部、水平部和升部 4 部分（图 3-1）。上部近幽门处的一段肠管，壁薄且内面光滑，无环状襞，称十二指肠球部，是十二指肠溃疡的好发部位。水平部自右向左横过第 3 腰椎，至左侧移续于升部。升部自第 3 腰椎左侧上升至第 2 腰椎左侧，弯向前下方，形成十二指肠空肠曲。

### 2. 空肠和回肠

盘曲在腹腔中，为结肠所环抱。两者无明显的界线，空肠位于左上腹，约占空肠、回肠近侧 2/5。回肠位于右下腹部，约占空肠、回肠远侧 3/5。

婴幼儿肠管相对较长，小肠黏膜有丰富的毛细血管和淋巴管，吸收能力较强，但自主神经的调节能力差，容易发生肠道功能紊乱，引起腹泻或便秘。

## （六）大肠

大肠长约 1.5m，分为盲肠、阑尾、结肠、直肠和肛管 5 部分。盲肠和结肠在形态上具有结肠带、结肠袋和肠脂垂 3 个特征性结构。以上结构特征是区别大肠和小肠的标志。

### 1. 盲肠

盲肠位于右髂窝，为大肠的起始部，长 6~8cm。回肠末端经回盲口与盲肠相接，回盲口的上、下方有两个半月形的瓣，称回盲瓣，可阻止小肠内容物过快地流入大肠，还可防止盲肠内容物逆流到回肠。

### 2. 阑尾

阑尾一细长的蚓状盲管，大多数人的阑尾连于盲肠后内侧壁，末端游离，长 6~8cm（图 3-1）。阑尾的根部位置较恒定，其体表投影在脐与右髂前上棘连线的中、外后位 1/3 交点处，此点称麦克伯尼点，简称麦氏点，急性阑尾炎时此点常有压痛。

### 3. 结肠

结肠始于盲肠，终于直肠，呈 M 形环绕在空肠、回肠的周围，可分为升结肠、横结肠、降结肠和乙状结肠 4 部分。

### 4. 直肠

直肠位于盆腔的后部，上接乙状结肠，下续肛管，长 10~14cm，直肠并不直，在矢状面上有两个弯曲，即骶曲和会阴曲。直肠下段有一个膨大，称直肠壶腹，位置恒定，距肛门 7cm，常作为临床上直肠镜检时的定位标志。

### 5. 肛管

肛管上续直肠，终于肛门，长 3~4cm。肛管的下端管壁环形平滑肌增厚，形成肛门内括约肌，能协助排便。在肛门内括约肌的外侧，有由骨骼肌形成的肛门外括约肌，受意识控制，可括约肛门，控制排便。

## 二、消化腺

### （一）唾液腺

唾液腺分泌唾液，有大、小之分。小唾液腺数量众多，位于口腔各部的黏膜内。大唾液腺包括腮腺、下颌下腺和舌下腺 3 对，它们能分泌唾液，助于消化。

婴幼儿由于唾液腺未发育成熟，分泌唾液较少，因此口腔较干燥。出生后三四个月，唾液腺逐渐发育，分泌增多，唾液常流出口外，成为"生理性流涎"，随着生长可逐渐消失。

### （二）肝

肝是人体最大的消化腺，具有分泌胆汁、合成蛋白质、储存糖原、解毒等功能，在胚胎时期还有造血功能。

#### 1. 肝的形态

活体呈红褐色，质软而脆，呈不规则楔形，可分上、下两面和前、后两缘。上面隆凸与膈相邻，称膈面，借镰状韧带分为左、右两叶。下面凹凸不平，邻接腹腔器官，称脏面。脏面中部有呈 H 形的左、右两条纵沟和一条横沟。脏面被 H 形沟分为左叶、右叶、方叶和尾状叶。肝的前缘也称下缘，是肝的脏面与膈面之间的分界线，薄而锐利，肝后缘圆钝（图 3-1）。

#### 2. 肝的位置和体表投影

肝大部分位于右季肋区和腹上区，小部分位于左季肋区。肝的上界与膈穹隆一致，成人肝下界（前缘）与右肋弓大体一致，在腹上区可达剑突下 3~5cm，临床上，腹部触诊在右肋弓平面下触不到肝脏。幼儿肝脏相对较大，在肋缘下可以触及肝脏下缘。婴幼儿分泌胆汁较少，对脂肪的消化能力较差；肝脏贮存糖原较少，容易因饥饿发生低血糖。

#### 3. 肝的微细结构

肝的表面覆有被膜，被膜在肝门处伸入肝内，将肝实质分隔成许多肝小叶。肝小叶是肝的基本结构单位，肝小叶中央有一条沿其长轴走行的中央静脉，周围是呈放射状排列的肝索和肝血窦。肝细胞单层排列成凹凸不平的板状结构称为肝板，相邻肝板互相吻合连接成网，其切面呈索状，故又称肝索。

#### 4. 肝外胆道

肝外胆道包括胆囊和输胆管道。

（1）胆囊：位于肝右纵沟前面的胆囊窝内，是贮存和浓缩胆汁的器官。胆囊近似梨形，容量 40~60mL。胆囊分为胆囊底、胆囊体、胆囊颈、胆囊管 4 部分。突向前下方钝圆的盲端称胆囊底，其体表投影在右锁骨中线与右肋弓交点稍下方，胆囊炎时该点有压痛，临床上称墨菲征阳性。

（2）输胆管道：包括肝左管和肝右管、肝总管、胆囊管、胆总管。

### （三）胰

#### 1. 胰的位置和形态

胰是人体内仅次于肝的第二大消化腺，位于腹上区和左季肋区的深部，是从右向左横跨于第 1~2 腰椎体前方的一个狭长形腺体，质地柔软，呈灰红色。

#### 2. 胰的分部

胰可分为胰头、胰颈、胰体和胰尾 4 部分，各部之间无明显界限。

#### 3. 胰的微细结构

胰实质由外分泌部和内分泌部组成。外分泌部分泌胰液经胰管、肝胰壶腹排入十二指肠，参与食物的消化；内分泌部即胰岛。

幼儿时期胰腺对淀粉类和脂肪类的消化能力弱，主要依靠小肠液的消化。随着年龄增长，胰腺功能日趋完善。

#### 解剖应用

（1）喉咽位于咽腔的下部，其上界是会厌的上缘，下界为第 6 颈椎体下缘，向下与食管相续，向前借喉口与喉腔相通。喉口两侧各有一凹陷，称梨状隐窝，是异物常嵌顿的地方。

（2）食管狭窄，临床上进行食管插管和胃镜操作时，要牢记 3 处狭窄和中切牙的距离，避免损伤食管狭窄处的黏膜。

（3）阑尾的根部位置较恒定，其体表投影在脐与右髂前上棘连线的中、外 1/3 交点处，即麦氏点，急性阑尾炎时此点常有压痛。三条结肠带汇集在阑尾的根部，是手术中寻找阑尾的可靠方法。

## 第三节　消化系统的功能

### 一、消化系统的消化功能

食物在消化管内被分解成小分子物质的过程称为消化，包括机械性消化和化学性消化两种方式。机械性消化是指通过消化管的运动，将食物切割、磨碎，与消化液混合并顺消化管向远端推送的过程。化学性消化是指通过消化液中消化酶的作用，将食物中的营养物质分解成小分子物质的过程。

## （一）口腔内消化

食物的消化从口腔开始，在口腔内食物被咀嚼、切割、磨碎，同时与唾液混合形成食团，通过吞咽经食管进入胃。

### 1. 唾液

食物在口腔内的化学性消化是通过唾液的作用实现的。

（1）唾液的性质和成分：唾液是无色、无味近中性的液体，其中水约占99%，还有少量的无机物和有机物。

（2）唾液的作用：①唾液能湿润口腔和食物，使食物易于吞咽，并能溶解食物引起味觉；②清洁和保护口腔；③唾液淀粉酶能使淀粉分解为麦芽糖；④排泄作用。

### 2. 咀嚼和吞咽

（1）咀嚼：由咀嚼肌群的有序收缩引起的反射活动。其作用是对食物进行切割、磨碎，并使食物与唾液充分混合，便于吞咽。

（2）吞咽：一种复杂的反射性动作，可以使食团从口腔经咽、食管进入胃。

## （二）胃内消化

胃具有暂时储存和消化食物的功能。经过胃的机械性和化学性消化，把食团变为食糜然后逐渐排入十二指肠。

### 1. 胃液

（1）胃液的性质和成分。胃液是一种无色、酸性液体，胃液中除大量水分外，其主要成分有盐酸、胃蛋白酶原、黏液和内因子等。

（2）胃液的作用。

① 盐酸：由壁细胞分泌。生理作用有：a. 激活胃蛋白酶原；b. 使食物中的蛋白质变性，易于消化；c. 杀灭随食物进入胃内的细菌；d. 与钙和铁结合，促进其吸收；e. 可促进胰液和胆汁的分泌。

② 胃蛋白酶原：由主细胞分泌，无活性，经盐酸激活后转变为胃蛋白酶，水解蛋白质，生成少量多肽和氨基酸。

③ 黏液：由胃腺内多种细胞分泌，与胃内的 $HCO^-$ 结合构成黏液 - 碳酸氢盐屏障，保护胃黏膜免受强酸、胃蛋白酶的侵蚀。

④ 内因子：由壁细胞分泌的一种糖蛋白，与维生素 B 结合成复合物，使之免受破坏，并促进其吸收。

### 2. 胃的运动

食物在胃内的机械性消化是通过胃的运动实现的。

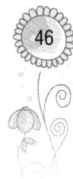

（1）容受性舒张：当食物被咀嚼和吞咽时，刺激咽、食管等处的感受器，可通过迷走神经反射性地引起胃底和胃体部平滑肌舒张，称为胃的容受性舒张，这是胃所特有的一种运动形式。容受性舒张的生理意义是进食时保持胃内压力基本不变，使胃容纳和储存更多的食物。

（2）紧张性收缩：胃壁平滑肌经常处于一种持续微弱的收缩状态，称为紧张性收缩。其作用是维持胃正常的位置与形态，保持一定的胃内压。

（3）蠕动：蠕动波从胃的中部开始，并有节律地向幽门方向推进，约 3 次 /min。蠕动可使食物与胃液充分混合并推进胃内容物进入小肠。

### 3. 胃的排空

食糜由胃排入十二指肠的过程称为胃的排空。一般来说，流质或小块食物排空快，黏稠或大块的食物排空慢。在三大营养物质中，糖类的排空较快，蛋白质次之，脂肪类食物排空最慢。混合性食物胃排空需 4~6h。

### 4. 呕吐

呕吐是指将胃及小肠内容物从口腔强力驱出的动作。呕吐能将胃内有害物质排出，因而是一种具有保护意义的防御反射。临床上对食物中毒的患者，可借助催吐方法将胃内的毒物排出。但剧烈或频繁地呕吐，不仅影响正常进食，而且由于大量消化液丢失，会造成体内水、电解质和酸碱平衡紊乱。

## （三）小肠内消化

小肠内消化是整个消化过程中最重要的阶段。

### 1. 胰液

（1）胰液的性质和成分：胰液是胰腺分泌的无色碱性液体，pH 值约为 8.0，正常人每日分泌量约为 1.5L。胰液中含水、碳酸氢盐和多种消化酶等，是消化酶最全面、消化力最强的消化液。

（2）胰液的作用：①碳酸氢盐，中和进入十二指肠的胃酸并保护肠黏膜免受胃酸的侵蚀，同时为肠内多种消化酶提供最适宜的碱性环境；②胰淀粉酶，水解淀粉为麦芽糖；③胰脂肪酶，分解脂肪成甘油、单酰甘油和脂肪酸；④蛋白水解酶，主要有胰蛋白酶和糜蛋白酶，两种酶共同作用时，可将蛋白质分解成多肽和氨基酸。

### 2. 胆汁

由肝细胞分泌，生成后由肝管流出，经胆总管流入十二指肠，或由胆总管经胆囊管而暂时储存在胆囊，进入消化期时再由胆囊排入十二指肠。

（1）胆汁的性质和成分：味苦。肝胆汁呈橘黄色，胆囊胆汁则因浓缩而颜色变深。胆汁含有水、胆色素、胆盐和无机盐等成分。

（2）胆盐的作用：①乳化脂肪成微粒，促进脂肪的消化；②与脂肪酸结合成水溶性复合物，促进其吸收；③促进脂溶性维生素（维生素 A、维生素 D、维生素 E、维生素 K）的吸收。

### 3. 小肠液

小肠液是一种弱碱性（pH 值约 7.6）液体，由十二指肠腺和小肠腺共同分泌。在小肠上皮细胞内存在多种消化酶，对进入小肠上皮细胞内的消化产物再继续消化。此外，大量的小肠液可以稀释消化产物，有利于吸收。

### 4. 小肠的运动

（1）紧张性收缩：小肠平滑肌保持的一种持续微弱的收缩状态，是小肠运动的基础，有利于肠内容物的混合与推进。

（2）分节运动：以环形肌为主的节律性收缩和舒张的运动，是小肠特有的运动方式。环行肌在多点同时收缩，把食糜分割成许多节段，随后原收缩处舒张，而原舒张处收缩，使原来的节段分成两半，相邻近的两半合拢形成一个新的节段，如此反复进行。分节运动的意义是使食糜与消化液充分混合，促进肠内的化学性消化；使食糜与肠壁紧密接触，有利于吸收；促进肠壁上的血液和淋巴液的回流。

（3）蠕动：延长食糜在小肠内停留的时间，还能使经过分节运动作用的食糜向前推进一步，到达一个新肠段再开始分节运动。

## 二、消化器官的吸收功能

吸收是指消化后的小分子物质及水、无机盐和维生素通过消化管黏膜，进入血液或淋巴液的过程。

### （一）吸收的部位

食物在口腔和食管内不被吸收，但某些药物（如硝酸甘油）可被口腔黏膜吸收。胃内只吸收乙醇、少量水分和某些药物，大肠主要吸收水分和无机盐。小肠是吸收最主要的部位。一般认为糖、蛋白质和脂肪类的消化产物大部分在十二指肠、空肠吸收。回肠只吸收胆盐和维生素 $B_{12}$。

小肠成为吸收最主要部位的原因：①小肠黏膜有巨大的吸收面积，小肠长 5~7m，肠壁上有大量的环状皱襞、绒毛和微绒毛；②食糜在小肠内停留时间较长，为 3~8h；③食物在小肠内已被充分消化成适于吸收的小分子物质；④小肠肠壁的绒毛内有丰富的毛细血管和毛细淋巴管，有利于营养物质的吸收。

### （二）主要营养物质的吸收

#### 1. 糖的吸收

糖类只有分解为单糖（主要是葡萄糖）时才能被小肠主动吸收。其中，葡萄糖的吸收最快，果糖次之，甘露糖最慢。

#### 2. 蛋白质的吸收

蛋白质经消化分解为氨基酸后，几乎全部被小肠主动吸收。

### 3. 脂肪的吸收

脂肪的水解产物包括脂肪酸、甘油一酯和胆固醇等，它们与胆汁中的胆盐结合形成水溶性复合物，再聚集成脂肪微粒。脂肪微粒的各种成分进入小肠绒毛的上皮细胞，在上皮细胞内重新合成为三酰甘油，并与细胞中载脂蛋白合成乳糜微粒后进入中央乳糜管，经淋巴循环进入血液。

### 4. 胆固醇的吸收

胆固醇经淋巴系统进入血液循环。胆盐等能促进胆固醇的吸收，而各种植物固醇（如豆固醇等）和食物中的纤维素、果胶等能降低胆固醇的吸收。

### 5. 水、无机盐、维生素的吸收

水通过渗透而吸收。钠、钾等单价碱性盐吸收很快。而三价铁不易被吸收，需还原为亚铁后才易被吸收。维生素 D 能促进钙的吸收，脂溶性维生素的吸收需胆盐存在，水溶性维生素在小肠上段被吸收，而维生素 $B_1$ 必须与内因子结合成复合物后才能在回肠被吸收。

## 三、大肠的功能

大肠的主要功能是吸收食物残渣中的水分，形成并暂时储存粪便及参与排便反射。

### （一）大肠液及大肠内细菌的作用

大肠液是一种碱性液体，其主要成分是黏液，具有保护肠黏膜、润滑粪便的作用。大肠内的细菌可对食物残渣中未被消化完全的营养物质进一步分解，还可合成 B 族维生素和维生素 K。长期使用广谱抗生素，大肠内细菌被抑制或杀灭，会导致上述维生素缺乏。

### （二）大肠的运动

#### 1. 袋状往返运动

袋状往返运动是空腹时最多见的一种运动形式，由环行肌无规律地收缩所引起，它使结肠袋中的内容物向两个方向做短距离的位移，但并不向前推进。

#### 2. 多袋推进运动

多袋推进运动指一个结肠袋或一段结肠收缩，其内容物被推移到下一个结肠袋或下一段结肠，进食后该类运动会明显增多。

#### 3. 蠕动

蠕动由一些稳定向前的收缩波组成。另外，大肠内还有一种行进速度快、推送距离远的蠕动，称为集团蠕动。蠕动常见于进食后，会将大肠内容物推送至降结肠甚至乙状结肠。

### （三）排便

食物残渣经细菌作用后与大肠液混合，形成粪便。平时粪便主要储存于结肠下段，直肠内并无粪便。当粪便经蠕动推进直肠时，可刺激直肠壁内的感受器，冲动沿着盆神经和腹下神经传至脊髓腰骶段的初级排便中枢，同时上传至大脑皮质，产生便意，如条件允许，即可发生排便反射。此时冲动沿着盆神经传出，分别使降结肠、乙状结肠和直肠收缩，肛门内括约肌舒张。同时抑制阴部神经，使其传出冲动减少，肛门外括约肌舒张。此外，通过膈神经和肋间神经，使膈肌和腹肌收缩，增加腹内压，使粪便排出体外。如果条件不允许，大脑皮质发出冲动，下行抑制脊髓腰骶段初级排便中枢的排便活动，使括约肌的紧张性加强，结肠、直肠的紧张性降低，抑制排便。

婴幼儿经过训练能养成按时排便的习惯。一般3月龄以上的婴儿可开始训练，清晨喂奶后由成人两手扶持，或坐盆或排便小椅，连续按时执行半个月至一个月即可养成习惯。习惯养成后不要随意改动时间。对年长儿慢性便秘，除鼓励其多运动、多进纤维多的食物外，也应使其按时通便，养成良好习惯。

# 第四节　消化系统的婴幼儿保健

婴幼儿消化系统保健措施的根本目的是：促进婴幼儿肠道健康，保障营养的消化与吸收。

## 一、牙齿

牙齿是消化的第一关口，对人体消化食物吸收营养有着极为重要的作用。乳牙不仅是咀嚼的工具，而且对促进颌骨的发育和诱导恒牙的萌出有重要作用，且有助于面容和谐、自然和发音正常。

乳牙牙釉质较薄，牙本质较软脆，牙髓腔较大，在产酸的细菌作用下，比成人更容易患龋齿；幼儿期正处在恒牙、乳牙交换的时期，乳牙的好坏直接影响着恒牙的健康，因此引导幼儿掌握保护牙齿、预防龋齿的方法，帮助幼儿初步形成关注牙齿健康的意识和保护牙齿的好习惯。为幼儿选择头小，刷毛较软、较稀的儿童牙刷，每3个月左右更换一次。每次刷牙后将牙刷清洗干净、甩干，刷头向上放在干燥的地方。

清洁口腔：培养幼儿进食后漱口的好习惯，午餐后也应让幼儿漱口。漱口时要求幼儿含漱时间长一些，要用力鼓腮，用水把粘在牙齿表面和间隙的食物残渣冲洗掉，然后吐出漱口水；教幼儿正确的刷牙方法，即顺着牙缝竖刷，刷上牙时从上往下刷，刷下牙时从下往上刷，里外都要刷，每天早晚各一次，晚上尤为重要。

使幼儿懂得定期检查牙齿的重要性，发现龋齿要及时处理。

使幼儿了解甜食残渣容易在口腔中产生酸性物质，易腐蚀牙齿，应该少吃甜食，尤其不在睡前吃，吃过甜食后应及时漱口。

使幼儿初步了解钙、磷、维生素D等营养有助于牙齿的发育，使幼儿能主动摄入各种食物。

预防牙列不齐。牙列不齐会使牙齿缝里残留更多的食物，更容易患龋齿。教育幼儿不吸吮手指，不托腮，不咬下嘴唇和手指甲，不咬其他硬物，如瓶盖、铅笔头、尺子、核桃等。

## 二、食管和胃

新生儿食管呈漏斗状,黏膜薄嫩,腺体缺乏,弹力组织及肌层不发达。新生儿食管长约 10cm,1 岁长 11~12cm,5 岁长约 16cm,学龄儿童长 20~25cm。婴儿胃呈水平位,贲门括约肌发育不成熟,幽门括约肌发育良好,吸奶时常吞咽较多的空气,哭闹或吸气时易发生溢乳和呕吐。婴儿胃容量较小,但由于哺乳后不久幽门即开放,胃内容物即可陆续进入十二指肠,故实际胃容量不受胃本身容量的限制。婴儿胃排空时间因食物种类不同而不同,一般水为 1.5~2h,母乳为 2~3h,牛奶为 3~4h,早产儿胃排空慢,易发生胃潴留。

## 三、肠

婴儿肠道相对比成人长,一般为身长的 5~7 倍,或为坐高的 10 倍,肠黏膜富含绒毛、淋巴组织和血管,有利于消化吸收营养物质。肠黏膜细嫩,肠壁薄,通透性高,屏障功能差,肠内毒素、消化不全产物和变应原等可经肠黏膜进入体内,引起全身感染和变态反应性疾病。肠系膜柔软且长,黏膜组织松弛,尤其是结肠无明显结肠带与肠脂垂,升结肠与后壁固定差,易发生肠套叠、肠扭转。婴儿肠蠕动协调能力差,易发生粪便潴留或功能性肠梗阻。

## 四、肝脏

婴儿肝细胞再生能力强,不易发生肝硬化。但婴儿肝细胞尚未发育完善,肝功能不成熟,解毒能力差,在感染、缺氧、中毒等情况下,易发生肝细胞肿胀、变性而影响其正常生理功能,因此患病时一定要合理用药。婴儿期胆汁分泌较少,对脂肪的消化和吸收功能较差。肝脏对糖原的储存量较少,饥饿时容易发生低血糖。

## 五、胰腺

婴幼儿时期胰液分泌量少,胰淀粉酶活性很低,3~4 月龄时胰液分泌量增多,1 岁后才接近成人,故 3 月龄前不宜喂淀粉类食物。新生儿和小月龄婴儿胰脂肪酶和胰蛋白酶的活性均较低,对脂肪和蛋白质的消化功能不够完善,易发生消化不良。

## 六、肠道细菌

在母体内,胎儿消化道内无细菌,出生后数小时细菌很快通过空气、乳头、用具等经口、鼻、肛门侵入肠道,主要分布在结肠和直肠。肠道菌群受食物成分影响,单纯母乳喂养儿双歧杆菌占绝对优势,人工喂养儿和混合喂养儿肠道内的大肠埃希菌、嗜酸乳杆菌、双歧杆菌及肠球菌所占比例几乎相等。正常肠道菌群对侵入肠道的致病菌有一定的拮抗作用,但婴幼儿肠道正常菌群脆弱,易受内、外界因素的影响而发生菌群失调,导致消化道功能紊乱。

# 七、饮食与营养

（1）懂得饮食与营养能影响身体健康，知道人体需要各种各样的营养和食物，初步了解蛋类、豆类、蔬菜、水果、肉类的主要营养成分。要使幼儿明白日常的饮食是为了获取营养，形成关注营养、关注健康的意识。

（2）喜欢吃各类食物，不挑食、不偏食。

（3）有良好的饮食习惯，定时定量，不暴饮暴食，细嚼慢咽，不吃汤泡饭，少吃零食和辛辣食品。

（4）注意饮食卫生和进餐礼貌，如进食前洗手，进食后漱口，不喝生水，不捡掉在桌上或地上的东西吃，使用自己的水杯、餐具等；咀嚼、喝汤时尽可能不发出声音；夹菜不东挑西拣，不糟蹋饭菜；要懂得谦让，不应护食。

（5）能正确使用筷子或小勺，能饭菜搭配着一起吃。

（6）能主动喝水。引导幼儿白天多喝白开水，少喝含糖饮料，渴了能主动喝水，喝水前知道先尝尝水的冷热和味道。

# 八、培养幼儿良好的进餐习惯

（1）饭后擦嘴、漱口，吃完零食也应及时漱口。

（2）养成细嚼慢咽的习惯。细嚼慢咽有利于食物与消化液充分混合，能减轻肠胃负担，促进人体对营养素的吸收。细嚼慢咽还可使食欲中枢及时得到饱的信号，避免过量饮食。

（3）饮食定时定量，不暴饮暴食。少吃零食，不挑食。

（4）不要边吃边说笑，更不要边玩耍边吃零食。

（5）饭前、饭后不要组织幼儿进行剧烈运动。饭前应安排幼儿进行室内较安静的活动，饭后宜轻微活动，如散步，1~2h后方可进行体育活动。

# 九、培养幼儿定时排便的习惯，预防便秘

让幼儿养成定时排便的习惯。不要让幼儿憋着大便，以防形成习惯性便秘。适当运动，多吃蔬菜、水果等含粗纤维较多的食物，多喝开水，这些都可促进肠道蠕动，预防便秘。

## 本章小结

本章主要介绍了婴幼儿消化系统的结构特点、生理功能和保健要求。婴幼儿消化系统结构不健全，牙釉质薄，易生龋齿；唾液分泌增多，常流出口外；胃壁肌肉薄，胃的容量小，消化能力弱；小肠黏膜有丰富的毛细血管和淋巴管，吸收能力强，但自主神经的调节能力差，易引起腹泻和便秘；婴幼儿肝脏解毒能力差，胰腺的消化能力弱。通过学习，可以了

解婴幼儿消化系统与成人的差异，了解婴幼儿消化系统疾病特有的病理特点，学会基本的消化系统检查方法和保健措施，明白如何保护婴幼儿的消化系统，预防消化系统疾病。

## 同步练习

**选择题**

1. 属于上消化道的器官是（　　　）。
   A. 十二指肠　　　　　B. 空肠　　　　　　C. 回肠　　　　　　D. 阑尾
   E. 盲肠

2. 牙最坚硬的组织的是（　　　）。
   A. 牙釉质　　　　　　B. 牙质　　　　　　C. 牙骨质　　　　　D. 牙龈
   E. 牙髓

3. 对脂肪和蛋白质的消化，作用最强的消化液是（　　　）。
   A. 唾液　　　　　　　B. 胰液　　　　　　C. 胃液　　　　　　D. 小肠液
   E. 胆汁

4. 以下选项中的食物在胃内排空速度由快到慢的顺序是（　　　）。
   A. 蛋白质、糖类、脂肪　　　　　　B. 糖类、脂肪、蛋白质
   C. 糖类、蛋白质、脂肪　　　　　　D. 脂肪、糖类、蛋白质
   E. 蛋白质、脂肪、糖类

5. 含消化酶种类最多的消化液是（　　　）。
   A. 胆汁　　　　　　　B. 胃液　　　　　　C. 小肠液　　　　　D. 胰液
   E. 唾液

6. 结肠带，结肠袋和肠脂垂是（　　　）的特征。
   A. 空肠　　　　　　　B. 直肠　　　　　　C. 结肠和盲肠　　　D. 大肠
   E. 以上都不是

7. 消化液中最重要的是（　　　）。
   A. 唾液　　　　　　　B. 胃液　　　　　　C. 胆汁　　　　　　D. 胰液
   E. 小肠液

8. 腮腺管开口处平对（　　　）。
   A. 上颌第二磨牙　　B. 上颌第三磨牙　　C. 下颌第二磨牙　　D. 上颌第二前磨牙

# 第四章
# 呼吸系统

## 学习目标

### 知识目标
1. 掌握呼吸系统的结构特点。
2. 熟悉呼吸系统的生理功能。
3. 了解婴幼儿呼吸系统的保健要求。

### 能力目标
1. 能有效开展婴幼儿呼吸系统保育工作。
2. 能够对婴幼儿进行基本的呼吸系统检查。

### 素质目标
培养托育服务工作者的责任心，以及认真细致的工作作风和品德。

## 案例导入

患儿，男，9月龄，体重8.5kg。咳嗽5天，发热2天入院。痰少，无腹泻，精神差。查体：体温38.5℃，呼吸频率54次/min，鼻翼翕动，口唇发绀，双肺闻及中等水泡音及少量干啰音。X线示：支气管肺炎。

问题：患儿为何会出现发绀？其呼吸功能的哪个环节出现了问题？

呼吸系统由呼吸道和肺组成（图4-1）。呼吸道包括鼻、咽、喉、气管、主支气管及其各级分支，临床上常以环状软骨下缘为界将呼吸道分为上呼吸道（鼻、咽、喉）和下呼吸道（气管、支气管及其各级分支）；肺由实质组织和间质部分组成。

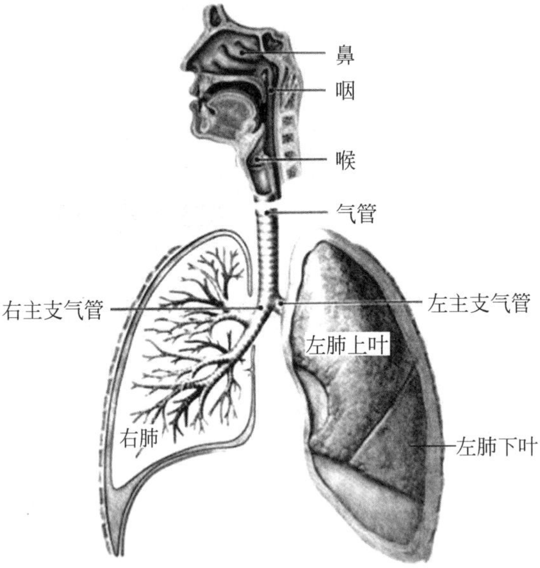

图 4-1 呼吸系统模式图

呼吸系统的主要功能是进行气体交换，即从外界吸入机体新陈代谢所需的 $O_2$，排出体内新陈代谢产生的 $CO_2$。机体与外界环境之间的气体交换过程称为呼吸。另外，肺还兼具内分泌功能，其内分泌细胞位于支气管和肺的上皮内，合成和分泌胺类和多肽类激素。

# 第一节 呼吸系统的结构

## 一、呼吸道

### （一）鼻

鼻分为 3 部分，即外鼻、鼻腔和鼻旁窦。鼻是呼吸道的起始部分，也是嗅觉器官。

#### 1. 外鼻

以鼻骨和软骨作支架，外被皮肤。软骨部被覆的皮肤富含皮脂腺和汗腺，是痤疮、酒渣鼻、疖肿等的好发部位。外鼻上部狭窄与额部相连的部分称鼻根，向下延续为鼻背，末端为鼻尖，鼻尖两侧呈半圆形隆起的部分称鼻翼。呼吸困难的患者可见鼻翼翕动，婴幼儿患者更为明显。从鼻翼到口角的浅沟称鼻唇沟，面瘫患者患侧鼻唇沟变浅或消失。

#### 2. 鼻腔

由骨和软骨围成的腔，被鼻中隔分为两半。鼻中隔由骨性鼻中隔和软骨构成，被覆黏膜，位置常偏向一侧。鼻中隔的前下方黏膜血管丰富，位置表浅，干燥、外伤等刺激易引发出血，90% 左右的出血均发生于此，故此区称为易出血区（即 Little 区）。

每侧鼻腔以鼻阈为界又分为鼻前庭和固有鼻腔。

（1）鼻前庭：前下方的鼻腔部分，由鼻翼围成，内衬皮肤，长有鼻毛，有过滤灰尘和净化空气的作用。

（2）固有鼻腔：后上方的骨性鼻腔，内衬黏膜。其外侧壁自上而下有突向腔内的3个鼻甲，即上鼻甲、中鼻甲、下鼻甲，各鼻甲下方的间隙分别称为上鼻道、中鼻道、下鼻道。上鼻甲的后上方与鼻腔顶之间有凹陷，称蝶筛隐窝。下鼻道的前上方距鼻孔约3 cm处有鼻泪管。固有鼻腔内黏膜按功能分为嗅区和呼吸区两部分，嗅区位于上鼻甲内侧面和与其相对的鼻中隔以上部分的黏膜区域，富含嗅细胞，能感受嗅觉刺激；鼻腔除嗅区以外的黏膜部分为呼吸区，富含鼻腺，能温暖湿润吸入的空气（图4-2）。

> **考点提示**：鼻旁窦及其开口。

### 3. 鼻旁窦

鼻旁窦又称副鼻窦，是鼻腔周围的颅骨开口于鼻腔的含气空腔，有4对，左右对称排列，分别为额窦、筛窦、蝶窦、上颌窦，位于同名颅骨内，内衬黏膜并与固有鼻腔黏膜相移行，故鼻腔炎症可蔓延至鼻旁窦内。额窦、筛窦的前群和中群、上颌窦开口于中鼻道，筛窦的后群开口于上鼻道，蝶窦开口于蝶筛隐窝。上颌窦开口位置高于窦底，分泌物不易排出，窦腔内有积液时体位引流很重要。鼻旁窦能温暖、湿润空气，并对发音产生共鸣（图4-2和图4-3）。

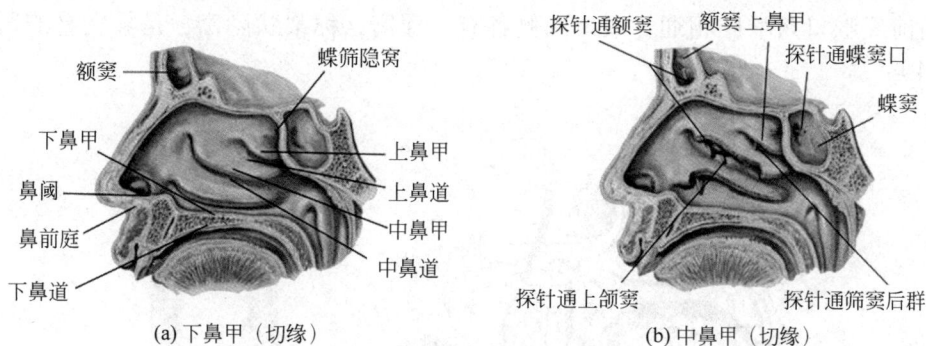

(a) 下鼻甲（切缘）　　(b) 中鼻甲（切缘）

**图 4-2　鼻腔外侧壁及鼻旁窦开口**

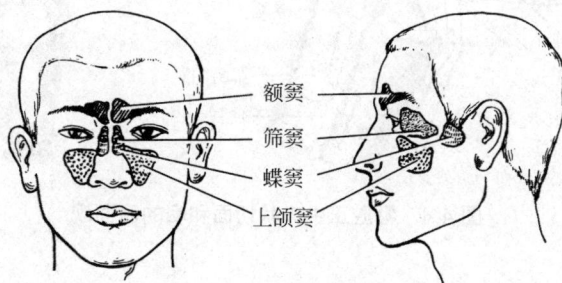

**图 4-3　鼻旁窦体表投影**

## （二）咽

咽位于第1~6颈椎前方，是上宽下窄、前后略扁的漏斗形肌性管道，婴幼儿咽部较狭窄且垂直。咽上固定于颅底，下至第6颈椎体下缘平面续于食管，是消化和呼吸系统的共同通道。除此之外,咽还具有保护和防御功能以及共鸣作用。

咽有前壁、侧壁和后壁,前壁不完整,有开口分别与鼻腔、口腔、喉腔相通。咽以软腭、会厌上缘平面为界,自上而下分为鼻咽、口咽和喉咽 3 部分。

### 1. 鼻咽

向前经鼻后孔与鼻腔相通,其两侧壁上,相当于下鼻甲正后方约 1cm 处有咽鼓管咽口,经咽鼓管与中耳鼓室相通。婴儿咽鼓管宽、直、短,呈水平位,鼻咽炎时易致中耳炎。咽鼓管咽口后上方与后壁之间的纵行深窝称咽隐窝,是鼻咽癌的好发部位。上壁后部黏膜内有丰富的淋巴组织称咽扁桃体(又称腺样体),胚胎第 4 个月时开始发育,幼儿期比较发达,6~7 岁开始萎缩,10 岁以后完全退化。

### 2. 口咽

向前经咽峡与口腔相通,在咽峡两侧,腭舌弓与腭咽弓之间有扁桃体窝,窝内有腭扁桃体,即扁桃体。腭扁桃体表面覆盖黏膜,有许多小凹陷,细菌易在此存留繁殖,引起炎症。婴儿 6 月龄左右开始发育,1 岁末才开始逐渐增大,4~10 岁发育达高峰,14~15 岁则逐渐退化。

### 3. 喉咽

向前经喉口与喉腔相通,喉口两侧各有一深窝,称梨状隐窝,是异物易滞留之处(图 4-4)。

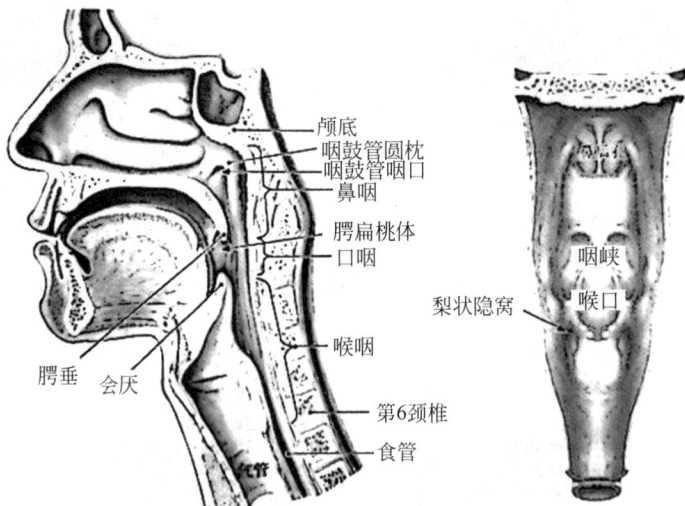

图 4-4　咽腔正中矢状切面和咽的后面观

📖 **知识链接**

#### 咽 鼓 管

咽鼓管咽口平时是关闭的,当用力张口或吞咽时,空气可通过咽鼓管进入鼓室,维持鼓膜两侧的气压平衡。当咽部有感染时,细菌也可经咽鼓管蔓延至中耳,引起中耳炎。儿童的咽鼓管宽而短，略呈水平位，故儿童患急性中耳炎者远较成人多。反复发生中耳炎可能引起听力不可逆性下降。

### 腺样体肥大

本病最多见于儿童。腺样体可因鼻咽部炎症反复刺激而发生病理性增生，常见原因如急慢性鼻炎、扁桃体炎、流行性感冒等反复发作。本病也常有家族遗传史。儿童鼻咽腔狭小，若肥大腺体堵塞后鼻孔及咽鼓管咽口，可引起中耳炎、夜间阵咳、鼻炎、鼻堵塞、张口呼吸、打鼾等耳鼻喉症状，患儿常睡眠不安，不时翻身，严重时可出现呼吸暂停。长期张口呼吸，可致面部出现发育障碍，如上颌骨变长，骨腭高拱，牙列不齐，上切牙外突，唇厚，表情淡漠，出现所谓"腺样体面容"。

## （三）喉

喉由喉软骨和喉肌构成，位于颈前部正中，高度在第3~6颈椎之间，上界为会厌上缘，下界至环状软骨下缘，上通咽部，下接气管。女性和小儿喉的位置较高。喉既是呼吸通道又是发音器官，是呼吸道最狭窄的部位，可随吞咽或发音而上下移动。

喉软骨主要包括不成对的甲状软骨、环状软骨、会厌软骨和成对的杓状软骨，软骨间借关节、韧带等连接构成喉的支架，周围附有喉肌，内衬黏膜。甲状软骨最大，位于舌骨下方，构成喉的前壁和侧壁，由左、右两块方形软骨板构成，两板前缘愈着处称前角，前角上端向前突出，称喉结，成年男性尤为明显，是颈部的重要体表标志。环状软骨位于甲状软骨下方，前窄后宽，是喉部唯一完整的软骨环，支撑呼吸道维持其通畅，损伤后易引起喉阻塞。甲状软骨前角后面至环状软骨弓上缘有环甲正中韧带，临床上发生急性喉阻塞时，可在此进行穿刺建立暂时通气道。会厌软骨位于甲状软骨后上方，上宽下窄形似树叶，上端游离，下端借韧带连于甲状软骨前角内面上方。会厌软骨被覆黏膜称会厌，是喉口的活瓣，吞咽时上提前移封闭气管入口，防止食物进入气管。婴幼儿会厌软骨不灵敏，易吸入异物发生梗阻。杓状软骨成对，位于环状软骨后部上缘两侧，有声带突和肌突，分别附着有声韧带和喉肌（图4-5）。

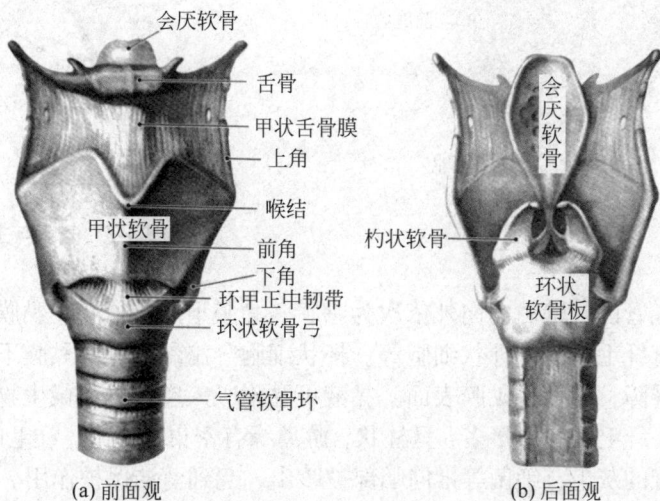

(a) 前面观　　(b) 后面观

图4-5　喉软骨及其连接

喉部中间的管腔为喉腔，上起喉口，下连气管。喉腔中部两侧壁上有上、下两对呈矢状位的黏膜皱襞：上方一对称前庭襞，两侧前庭襞之间的裂隙称前庭裂；下方一对称声襞，声襞及覆盖其上的声韧带和声带肌共同构成声带。两侧声襞之间的裂隙称声门裂，是喉腔最狭窄的部位。喉腔借前庭襞、声襞分为喉前庭、喉中间腔和声门下腔3部分。声门下腔的黏膜下组织较疏松，炎症时易发生水肿（图4-6）。

考点提示：声门下腔黏膜的特点。

### （四）气管和支气管

气管位于食管前方，起自环状软骨下缘，下至胸骨角平面（约平第4胸椎体下缘）。气管的颈部位置表浅，在颈部正中可触及。气管由气管软骨、平滑肌和结缔组织构成。气管软骨由14~17个呈"C"字形的透明软骨环构成，支撑气道保持气道开放，后壁阙如，由气管膜壁封闭。临床上因急性喉阻塞而窒息时，常在第3~5气管软骨环处行气管切开术。

考点提示：左、右主支气管的走行特点。

支气管是由气管分出的各级分支，其中一级分支是左、右主支气管。气管在胸骨角平面分为左、右主支气管，分叉处称气管杈。气管杈内面有一向上凸出并略偏向左侧的半月状嵴，称气管隆嵴，是支气管镜检查的定位标志。右主支气管长2~3cm，粗、短且走向陡直，左主支气管长4~5cm，细、长且走向接近水平，因此异物误入气管时，易坠入右主支气管内（图4-7）。

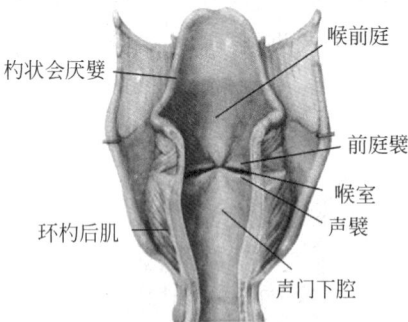

图 4-6 喉腔

喉前庭
杓状会厌襞
前庭襞
喉室
声襞
环杓后肌
声门下腔

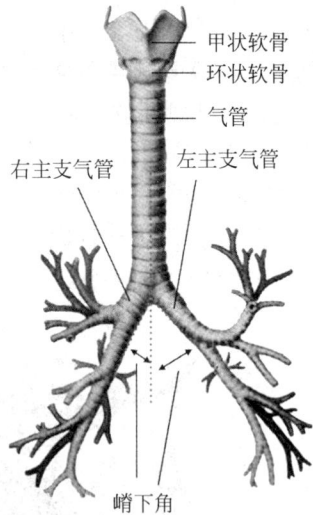

图 4-7 气管与主支气管

甲状软骨
环状软骨
气管
右主支气管
左主支气管
嵴下角

气管和主支气管的管壁由内向外依次为黏膜、黏膜下层、外膜。黏膜的上皮为假复层纤毛柱状上皮，有纤毛细胞和杯状细胞等。杯状细胞分泌黏液，与黏膜下层内腺体的分泌物共同构成黏膜屏障，覆盖在黏膜表面。黏液可黏附吸入空气中的微生物、尘埃等，溶解吸入的有毒气体。纤毛细胞数量多，呈柱状，游离缘有密集的纤毛，纤毛向咽部定向摆动，可将黏液及其附着的灰尘、细菌等推向咽部被咳出，起到清洁保护作用。

# 二、肺

## （一）肺的位置和形态

肺位于胸腔内，膈肌上方，纵隔两侧，左右各一，表面被覆脏胸膜。正常肺质地轻软有弹性，呈海绵状。婴幼儿新鲜肺呈淡红色，成人受环境、职业等影响，为暗灰色，可混有黑色斑点，长期吸烟者则为深黑色。肺呈圆锥形，有一尖、一底、两面和三缘。上端圆钝为肺尖，经胸廓上口伸入颈根部，在锁骨内侧 1/3 段可向上高出约 2.5cm。下端邻膈处为肺底，即膈面；外侧面邻肋为肋面；内侧面邻纵隔为纵隔面。纵隔面中央的凹陷称肺门，内有支气管、血管、淋巴管、神经出入肺，肺门处结构被结缔组织包绕称肺根。肺的前缘锐利，左肺前缘下部有心切迹；后缘相对钝圆；下缘位于膈肌上，是三个面的移行部。

左肺狭长，被斜裂分为上、下两叶；右肺相对宽短，被斜裂和水平裂分为上、中、下三叶。临床上发生在肺叶的炎症称为大叶性肺炎（图 4-8）。

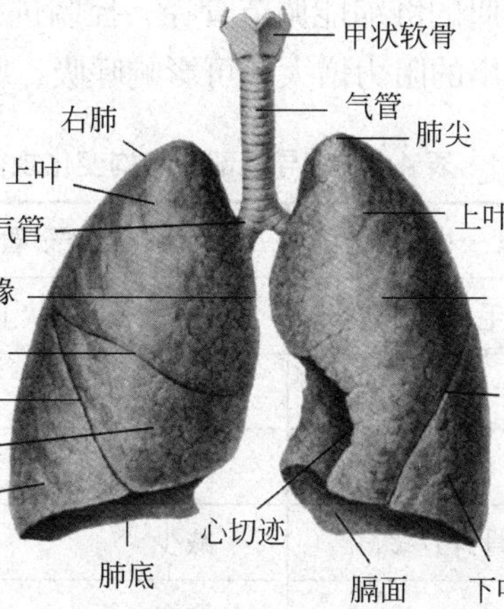

图 4-8　肺的形态

## 知识链接

### 胎儿肺与成人肺的区别

胎儿和未曾呼吸过的新生儿肺内充满液体，不含空气，故比重大（1.045~1.056），可沉于水底。呼吸后肺内含空气，比重小（0.345~0.746），能浮于水面。这在法医鉴定上有重要价值。胎儿肺的重量为其体重的 1/70，体积约占其胸腔的 1/2。生前 3 个月胎肺生长最快，出生后肺的体积占胸腔的 2/3。婴幼儿肺呈淡红色，随着生长，空气中的尘埃和炭粒等被吸入肺内并沉积，使肺变为暗红色或深灰色。生活在烟尘污染重的环境中的人和吸烟者的肺呈棕黑色。

## （二）肺内支气管分支和微细结构

### 1. 支气管分支

左、右主支气管入肺后逐级分支，依次分为肺叶支气管、肺段支气管、小支气管、细支气管、终末细支气管（管径约 0.5mm）、呼吸性细支气管、肺泡管、肺泡囊、肺泡等，形如树状，称为支气管树。每一肺段支气管及其分支所分布区域的全部肺组织称为支气管肺段，简称肺段。左、右肺通常分别有 10 个肺段。每一细支气管及其他的各级分支和肺泡构成一个肺小叶，是肺的结构单位。胎儿的肺小叶分界清楚，成人的不明显，可见轮廓。临床上肺小叶的炎症称为小叶性肺炎，又称为支气管肺炎。

### 2. 微细结构

肺组织分实质和间质两部分。实质即肺内的支气管的各级分支和最末端的肺泡，间质指肺内的血管、淋巴管、神经以及结缔组织等。实质部分又根据功能分为导气部和呼吸部。

（1）导气部：肺叶支气管、肺段支气管、小支气管、细支气管、终末细支气管只能传送气体，不能进行气体交换，为导气部，其微细结构见表 4-1。细支气管和终末细支气管的管壁有环形平滑肌，平滑肌的舒缩能调节管径，控制进出肺小叶的气流量。若平滑肌发生痉挛，管腔变窄，气流进出的阻力增大，可影响呼吸，甚至发生呼吸困难。

表 4-1　肺导气部的结构变化规律

|  | 肺叶支气管→小支气管 | 细 支 气 管 | 终末细支气管 |
|---|---|---|---|
| 上皮 | 假复层纤毛柱状上皮 | 单层纤毛柱状上皮 | 单层柱柱上皮 |
| 杯状细胞 | 多 | 减少 | 消失 |
| 腺体 | 多 | 减少 | 消失 |
| 软骨 | 软骨→软骨碎片多 | 减少 | 消失 |
| 平滑肌 | 少 | 增多 | 完整的平滑肌环 |

（2）呼吸部：肺泡是气体交换的场所，呼吸性细支气管、肺泡管、肺泡囊均有肺泡的开口，故呼吸性细支气管及以下的部分为呼吸部。

肺泡为半球形小囊，是肺进行气体交换的场所，构成了肺的主要结构。成人有 3 亿~4 亿个肺泡，总面积可达 $140m^2$。相邻肺泡之间的薄层结缔组织称肺泡隔，肺泡隔内有丰富的毛细血管网，利于肺泡和血液之间进行气体交换。肺泡壁比较薄，由单层肺泡上皮组成。肺泡上皮由 Ⅰ 型肺泡细胞和 Ⅱ 型肺泡细胞组成。Ⅰ 型肺泡细胞占肺泡表面积的 95% 左右，气体交换在此进行。Ⅱ 型肺泡细胞能分泌表面活性物质，降低肺泡表面张力，稳定肺泡大小，防止肺泡塌陷或过度膨胀，还具有增殖分化补充 Ⅰ 型肺泡细胞的能力。早产儿因肺发育尚未成熟，肺表面活性物质少，易发生呼吸窘迫综合征。

> **考点提示**：表面活性物质的意义。

## 知识链接

### 透明膜病与新生儿呼吸窘迫综合征

胎儿肺成熟最晚，妊娠 7 个月时，肺泡数量增多，肺泡上皮中除 I 型细胞外，还分化出 II 型细胞，开始分泌表面活性物质。此时，肺内血液循环完善，故早产的胎儿可进行正常呼吸，能够存活。但部分早产儿 II 型肺泡细胞尚未分化完善，表面活性物质缺乏，致肺泡的表面张力增大，肺泡萎缩塌陷，不能正常呼吸，从而发生新生儿呼吸窘迫综合征（neonatal respiratory distress syndrome，NRDS）。镜下可见肺泡间质水肿，肺泡上皮覆盖着一层从血管渗出的血浆蛋白膜，故称为透明膜病。

对有早产可能的孕妇，可在孕期进行羊膜腔穿刺取羊水分析胎儿肺的成熟度，若不成熟但又必须提前结束妊娠，可采取促肺成熟的措施，如使用糖皮质激素，降低新生儿呼吸窘迫综合征的发病率。

## 三、胸膜和纵隔

胸膜是衬于胸壁内面、膈上面和肺表面的一层浆膜。被覆于胸腔各壁内面的称壁胸膜，覆盖于肺表面的称脏胸膜，两层胸膜之间的腔隙称胸膜腔。壁、脏两层胸膜在肺根处相互移行。

### （一）胸膜

#### 1. 壁胸膜

壁胸膜根据其衬覆部位不同分为 4 部分。①肋胸膜：衬覆于肋骨、胸骨、肋间肌等胸壁内面的浆膜。②膈胸膜：覆盖于膈上面，两者紧密相贴、不易剥离。③纵隔胸膜：覆于纵隔两外侧面，其中部包裹肺根并移行为脏胸膜。④胸膜顶：它是肋胸膜和纵隔胸膜向上的延续，包被肺尖上方。

#### 2. 脏胸膜

脏胸膜不仅贴附于肺表面，而且伸入至叶间裂内。因其与肺实质连接紧密故难以分开，又称肺胸膜。

### （二）胸膜腔

脏、壁胸膜在肺根处相互移行，两者之间形成左、右两个潜在的密闭的腔隙，称为胸膜腔。胸膜腔内呈负压，内有少许浆液，起润滑作用，可以减轻呼吸运动时两层胸膜间的摩擦；胸膜腔使肺维持扩张状态，并随胸廓扩大而扩张。胸膜腔的密闭状态是形成胸膜腔负压的前提（图 4-9）。

> **考点提示**：胸膜腔的特点和意义。

![知识链接]

### 气　胸

一旦因各种原因破坏了胸膜腔的密闭性，空气将顺压力差立即进入胸膜腔，形成气胸。此时两层胸膜彼此分开，肺在本身的回缩力的作用下塌陷，造成肺不张，通气功能障碍，严重时可危及生命。须立即抢救生命，阻止气体继续进入胸膜腔内，必要时采用胸腔闭式引流排出胸膜腔内积气。

### （三）肋膈隐窝

两侧肋胸膜与膈胸膜折返处各形成一个半环形间隙，即使在深吸气时，肺下缘也不能到达其内，称为肋膈隐窝，是胸膜腔最低的部位，胸腔积液首先积聚于此。

### （四）纵隔

纵隔是两侧纵隔胸膜间全部器官、结构与结缔组织的总称。纵隔在矢状位，稍偏左，上窄下宽、前短后长，前界为胸骨，后界为脊柱胸段，两侧为纵隔胸膜，上界至胸廓上口，下界是膈。

通常以胸骨角平面将纵隔分为上纵隔和下纵隔，其中下纵隔以心包为界又分成心包前方为前纵隔；心包前壁和后壁之间是中纵隔；心包后方为后纵隔（图4-10）3部分。

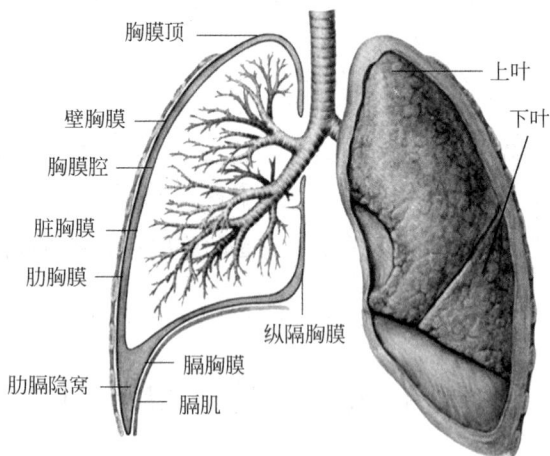

图4-9　胸膜和胸膜腔模式图

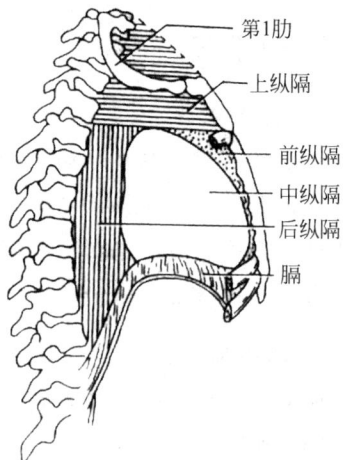

图4-10　纵隔

# 第二节　呼吸系统的功能

胎儿出生后，外界气体在大气压作用下通过呼吸道进入肺，使扁塌的肺泡张开，从而开启了呼吸系统的工作。$O_2$的摄入与$CO_2$的排出是通过呼吸过程来完成的。

人和高等动物的呼吸全过程均由 3 个环节组成：①外呼吸（包括肺通气与肺换气）；②气体在血液中的运输；③内呼吸（或称组织呼吸、组织换气）。3 个环节相互衔接，同时进行。其中，肺通气是呼吸全过程的基础，通过呼吸运动实现，因此，狭义上的呼吸常常仅指呼吸运动。呼吸是维持生命活动最基本的生理过程之一，呼吸一旦停止，生命也将终结（图 4-11）。

> **考点提示：** 呼吸的三个环节。

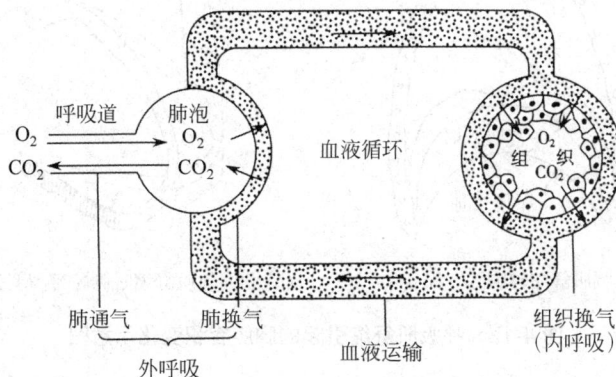

图 4-11 呼吸全过程示意图

# 一、外呼吸

## （一）肺通气

肺通气是指肺与外界环境之间气体交换的过程。实现肺通气的结构包括呼吸道、肺泡、胸廓等。呼吸道是气体进出肺的通道，同时还具有加温、加湿、清洁、过滤吸入气体的作用。肺泡是肺换气的主要场所。胸廓的节律性呼吸运动是肺通气的原动力。

### 1. 肺通气的原理

气体进出肺取决于推动气体流动的动力和阻止气体流动的阻力之间的相互作用。动力克服阻力，建立起肺泡与外界环境之间的压力差，才能实现肺通气。呼吸肌的收缩和舒张引起胸廓的扩张和缩小，进而引起肺的扩张和缩小，导致肺内压发生改变，从而使肺泡与外界环境之间的压力差产生变化，实现气体地进出。呼吸肌收缩和舒张引起的胸廓节律性扩张和缩小称为呼吸运动（图 4-12）。肺通气的阻力有两种，一种是弹性阻力，包括肺的弹性阻力和胸廓的弹性阻力，约占总阻力的 70%；另一种是非弹性阻力，包括气道阻力、惯性阻力和组织的黏滞阻力，约占总阻力的 30%，以气道阻力为主。

呼吸运动的过程包括吸气和呼气。当肺内压低于大气压时，外界气体进入肺内，这就是吸气过程。当肺内压高于大气压时，肺内气体被呼出体外，这就是呼气过程。根据参与活动的呼吸肌的主次、数量和用力程度，可将呼吸运动分为不同的形式：一是腹式呼吸和胸式呼吸，二是平静呼吸和用力呼吸。

（1）腹式呼吸和胸式呼吸：以膈肌收缩活动为主的呼吸运动称为腹式呼吸。以肋间外肌收缩活动为主的呼吸运动称为胸式呼吸。

> **考点提示：** 小儿的呼吸形式。

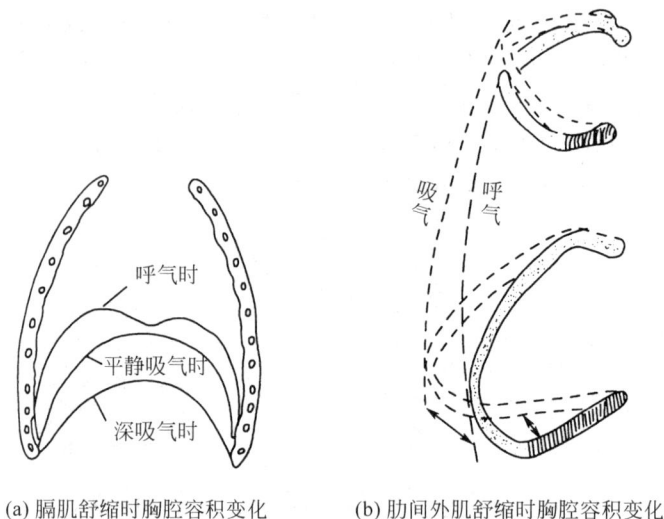

(a) 膈肌舒缩时胸腔容积变化　　　　(b) 肋间外肌舒缩时胸腔容积变化

**图 4-12　呼吸肌舒缩引起的胸腔容积变化示意图**

（2）平静呼吸和用力呼吸：安静状态下的呼吸运动平稳均匀，称为平静呼吸，正常成人的呼吸频率为 12~18 次 /min。小儿呼吸频率较成人快，年龄越小，频率越快。当进行运动或劳动时，或吸入气体 $O_2$ 含量不足时，呼吸运动会加深加快，这种形式的呼吸运动称为用力呼吸或深呼吸。若用力呼吸仍不能满足人体需要，则呼吸会大大加深，出现鼻翼翕动等现象，人体会有胸部憋闷、喘气不畅的感觉。

### 知识链接

#### 人 工 呼 吸

人工呼吸是人为改变肺内压，使胸廓被动地节律性扩张和缩小，维持肺通气的方式。常见有两种方法，一种是负压法，人工使胸廓扩张与缩小，从而使肺扩张与回缩，以实现肺通气，如挤压胸廓、举臂压背；另一种是正压法，利用高压向肺内输入气体，使肺内压增高，引起肺扩张，而后通过肺的回弹实现呼气，如使用呼吸气囊、呼吸机、口对口人工呼吸等。在施行人工呼吸时，首先要清除呼吸道的异物和痰液，使呼吸道通畅，必要时行气管切开术。

#### 2. 肺通气功能评价

对人体肺通气功能的评价可以反映肺通气功能是否受损，鉴别受损类型，诊断相应疾病。反映肺能容纳气体量的指标包括潮气量、补吸气量、补呼气量、肺活量、用力肺活量和用力呼气量；反映肺的动态通气量的指标包括肺通气量、肺泡通气量。

### （二）肺换气

肺换气是指肺泡与肺毛细血管之间进行的 $O_2$ 和 $CO_2$ 的交换。肺换气是以扩散方式进行的。

气体分子不停地运动，从压力高处向压力低处发生净转移，这一过程称为气体扩散。

气体扩散受气体分压差、气体分子量、溶解度、温度等的影响。肺换气时，气体要通过肺泡腔至肺毛细血管腔之间的结构（即呼吸膜），因此呼吸膜的厚度和面积临床上是影响肺换气的常见因素。每分钟肺泡通气量和每分钟肺血流量之间的比值即通气与血流的比值，也是影响肺换气的因素之一。

## 二、气体在血液中的运输

机体摄入的 $O_2$ 最终运输到细胞，供细胞新陈代谢使用后为有效摄入。血液经肺换气得到 $O_2$，经过血液循环运输到机体各器官组织的细胞；细胞代谢过程产生 $CO_2$，经组织换气进入血液后，经血液循环运送到肺，通过呼吸运动排出体外。

血液中的 $O_2$ 和 $CO_2$ 都是以物理溶解和化学结合两种形式存在的，其中物理溶解的形式占比很小，但非常重要。化学结合的形式为：$O_2$ 与红细胞中的血红蛋白（Hb）结合，形成氧合血红蛋白（$HbO_2$）运输；大部分 $CO_2$ 与 $H_2O$ 结合生成 $H_2CO_3$，进一步形成碳酸氢盐运输；一小部分 $CO_2$ 直接与 Hb 结合，生成氨基甲酸血红蛋白运输。

## 三、内呼吸

内呼吸又称组织换气，是指血液与组织细胞之间进行的 $O_2$ 和 $CO_2$ 的交换。动脉血流经组织毛细血管时，组织中的 $PaO_2$ 低于动脉血的 $PaO_2$，$PaCO_2$ 高于动脉血的 $PaCO_2$，在分压差的推动下，血液中的 $O_2$ 向组织扩散，组织中的 $CO_2$ 向血液扩散，使动脉血变成了静脉血。

组织换气受下列因素影响：①组织细胞与毛细血管之间的距离；②组织的血流量；③组织的代谢水平。

# 第三节　呼吸系统的婴幼儿保健

婴幼儿语言和认知功能尚未完善，身体状况难以表述清楚，甚至出现异常时无法及时发现，或症状不明显，因此，身体的评估和检查对于婴幼儿来说非常重要，主要通过托幼工作者整体观察和体格检查来发现。婴幼儿因尚未完全发育，有其自己的特点，托育工作中应注意与成人的区别。

## 一、婴幼儿呼吸系统的特点

### （一）解剖特点

#### 1. 呼吸道

（1）鼻：婴幼儿鼻腔相对狭窄，位置较低，鼻黏膜柔嫩，血管丰富，易发生感染。婴儿无鼻毛，灰尘、微生物等易侵入呼吸道，更易发生感染。感染时黏膜肿胀，易造成堵塞，导致呼吸困难或张口呼吸。

新生儿筛窦和上颌窦极小，2 岁以后迅速增大，至 12 岁左右才发育充分。额窦于 2~3 岁开始出现，12~13 岁才发育。蝶窦 3 岁时才与鼻腔相通，6 岁开始迅速增大。由于鼻旁窦黏膜与鼻腔黏膜相延续，窦口相对大，急性鼻炎时常累及鼻旁窦，发生鼻窦炎。

（2）咽：腭扁桃体于婴儿 6 个月左右开始发育，1 岁末才开始逐渐增大，4~10 岁发育达高峰，14~15 岁则逐渐退化，因此扁桃体炎常见于年长儿，婴儿少见。

（3）喉：婴幼儿喉腔狭窄，声门狭小，软骨柔软，黏膜柔嫩且富有血管和淋巴组织，故轻微炎症即可引起急性喉水肿，引发喉阻塞，导致声音嘶哑和呼吸困难。婴幼儿声带短而薄，易疲劳，也不宜唱成人歌曲。婴幼儿会厌软骨不灵敏，易吸入异物发生梗阻。

（4）气管、支气管：婴幼儿的气管、支气管较成人短且管腔狭窄，软骨柔软，因缺乏弹力组织而支撑作用弱，黏膜柔嫩且血管丰富，因黏液腺分泌不足而气道干燥，因纤毛运动较差而清除能力不足。故婴幼儿容易发生呼吸道感染，且感染后易出现充血水肿引发呼吸道阻塞，年龄越小，越易发生。

**2. 肺**

（1）肺泡：婴幼儿肺泡数量较少，故含气量少；而血管丰富，故肺含血量多，加之肺组织弹力纤维发育较差，间质发育旺盛，造成肺部气体交换面积小，易发生感染。又因细支气管管腔较窄，感染时易致黏液阻塞，引起间质炎症、肺气肿和肺不张等。

（2）胸廓：婴幼儿胸廓上下较短，前后径相对较长，呈桶状，膈肌位置较高，肋骨近水平位，故胸腔相对肺脏而言较小。加之呼吸肌发育差，因此呼吸时肺不能充分地扩张，肺通气和肺换气

> **考点提示**：婴幼儿的呼吸频率。

不充分，易致缺氧和二氧化碳潴留出现发绀。另外小儿纵隔体积相对较大，周围组织松软，气胸或有胸腔积液时易致纵隔移位。

## （二）生理特点

### 1. 呼吸频率

小儿呼吸频率较成人快，年龄越小，频率越快。新生儿 40~44 次 /min，1 岁以内 30 次 /min，1~3 岁 24 次 /min，3~7 岁 22 次 /min，7~14 岁约 20 次 /min，14~18 岁为 16~18 次 /min。婴幼儿呼吸调节中枢尚未发育完善，呼吸节律常不稳定。

### 2. 呼吸形式

婴幼儿的呼吸肌发育不全，胸廓容积相对较小，肋骨趋于水平位，故以腹式呼吸为主。随着年龄增长，膈肌和腹腔脏器下降，肋骨由水平位变为斜位，逐渐转为胸腹式呼吸。

### 3. 肺通气动力与阻力

婴儿肺回缩力与胸廓回缩力均比成人小，故肺处于膨胀状态，若机体需氧量增加，由于缓冲气量较少，易发生换气不足。小儿气道管径较成人细小，故小儿气道阻力大于成人，随年龄增加，气道管径逐渐增大，阻力递减。

### 4. 肺活量

小儿肺活量为 50~70mL/kg，按单位体表面积计算，成人约是小儿的 3 倍，说明小儿

的呼吸功能储备较低，发生呼吸障碍时小儿的代偿呼吸量最大不超过正常的 2.5 倍，而成人可达 10 倍，因此小儿易发生呼吸衰竭。

## 二、婴幼儿呼吸道免疫特点

小儿呼吸道的非特异性和特异性免疫功能均较差。如咳嗽反射及纤毛运动功能差，难以有效清除吸入的尘埃和异物颗粒。肺泡吞噬细胞功能不足，婴幼儿辅助性 T 细胞功能暂时性低下，使分泌型 IgA、IgG，尤其是 $IgG_2$ 亚类含量低微。此外，乳铁蛋白、溶菌酶、干扰素及补体等的数量和活性不足，故易患呼吸道感染。

## 三、检查方法

为婴幼儿检查时应注意：①环境安静，温度适宜，态度温和，如转移注意力，或以做游戏的方式穿插进行检查等，尽量消除小儿的紧张情绪；②根据小儿的状态、年龄采取适当的检查体位，与家长配合，灵活变通，可在适当时机给予表扬和鼓励，以促进小儿的配合；③检查或操作应快速、准确、轻柔，减少不必要的检查和过大刺激；④手和检查器械要注意温度，注意保护隐私，避免过多暴露身体，确需暴露时应在检查前告知家长，并注意遮挡。

### （一）视诊

#### 1. 上呼吸道检查
鼻咽部是呼吸道起始端，也是许多呼吸系统疾病的好发部位和早期病变部位。鼻咽部位置相对表浅，易于观察，操作简单易掌握。

婴幼儿张口，年龄稍大者可令其发"啊"的声音，尽量暴露咽部。手电筒照亮视野区，仔细观察口腔黏膜是否有破损、疱疹、白膜，咽喉部黏膜是否完整、充血、水肿，扁桃体是否充血、肿大、有脓点等。观察鼻腔是否有红肿、出血、异物堵塞等。检查过程中注意避免强光刺眼。

#### 2. 呼吸频率
呼吸困难首先表现为呼吸频率增快，年龄越小越明显。呼吸频率减慢或节律不规则也是危险征象。

#### 3. 发绀
检查唇、舌黏膜、肢体末端等部位。肢端发绀为末梢性发绀，唇、舌黏膜的发绀为中心性发绀。中心性发绀发生较晚，但更有意义。

#### 4. 吸气时胸廓软组织是否凹陷
上呼吸道梗阻或严重肺实变时会发生吸气性呼吸困难，出现胸骨上窝，锁骨上窝、肋间隙软组织明显凹陷，称为"三凹征"。

## 知识链接

### 三 凹 征

上呼吸道部分阻塞时，气流入肺受阻，用力吸气时呼吸肌收缩，引起胸骨上窝、锁骨上窝以及肋间隙明显凹陷的症状，称为"三凹征"。"三凹征"是吸气性呼吸困难，常见于气道阻塞，尤其是大气道阻塞，如气管异物。患者可有不同程度的鼻翼翕动、大汗淋漓、口唇发绀等表现，需要立即处理，采取措施缓解大气道阻塞。如果短时间内得不到有效缓解，患者可因严重缺氧而死亡。

### （二）呼吸音的检查

正常呼吸时在体表可听到声音，即呼吸音，这是由于气流通过呼吸道和肺泡时产生湍流引起振动，通过肺组织和胸壁传至体表。因此，听诊呼吸音也是判断通气是否正常的检查方法之一。可注意听小儿睡眠时是否有鼾声，有无鼻音，呼吸音是否粗重、有痰音或喘鸣音等。吸气时出现喘鸣音同时伴吸气延长，是上呼吸道梗阻的表现。呼气时出现喘鸣音同时伴呼气延长，是下呼吸道梗阻的表现。若出现哨笛音，提示有细小支气管梗阻。

### （三）呼吸频率的检查

每分钟呼吸的次数称为呼吸频率，即胸部的一次起伏就是一次呼吸，包括一次吸气和一次呼气。不同年龄的小儿呼吸频率不同，年龄越小频率越快。婴幼儿以腹式呼吸为主，因此，可通过观察婴幼儿腹壁运动来进行呼吸频率的计数。

另外，婴幼儿神经系统尚未发育完善，呼吸中枢调节能力较差，呼吸节律不稳定，可出现深浅交替的呼吸，或呼吸节律不整等现象，尤以早产儿、新生儿明显。

### （四）其他辅助检查

血气分析反映气体交换和血液的酸碱平衡状态，为诊断和治疗提供依据。肺的影像学检查如胸部 X 线、CT、高分辨 CT（HRCT）、磁共振（MRI）等技术使肺部疾病的诊断率大大提高。纤维支气管镜（纤支镜）检查可在直视下进行活检或刷检，进行细胞和组织学检查，可提高阳性率。

## 本章小结

呼吸系统由呼吸道和肺组成。临床上常将呼吸道分为上呼吸道（鼻、咽、喉）和下呼吸道（气管、支气管及其各级分支）；肺由实质组织和间质部分组成。呼吸系统的主要功能是进行气体交换，即从外界吸入机体新陈代谢所需的 $O_2$，排出体内新陈代谢产生的 $CO_2$。

鼻旁窦有 4 对，分别为额窦、筛窦、蝶窦、上颌窦，位于同名颅骨内，上颌窦开口位置高于窦底，分泌物不易排出。额窦、筛窦的前群和中群、上颌窦开口于中鼻道，筛窦的后群开口于上鼻道，蝶窦开口于蝶筛隐窝。

女性和小儿喉的位置较高。声门下腔的黏膜下组织较疏松，婴幼儿炎症时更易发生水肿。

右支气管长2~3cm，粗、短且走向陡直，左支气管长4~5cm，细、长且走向接近水平，因此异物误入气管时，易坠入右支气管内。且婴幼儿的气管、支气管较成人短窄，管壁缺乏支撑，纤毛运动差清除能力不足，故更易发生呼吸道感染。

肺位于胸腔内，膈肌上方，纵隔两侧，左右各一，表面被覆脏胸膜。正常肺质地轻软有弹性，呈海绵状。婴幼儿新鲜肺呈淡红色。Ⅱ型肺泡细胞能分泌表面活性物质，降低肺泡表面张力，稳定肺泡大小，防止肺泡塌陷或过度膨胀，早产儿因肺发育尚未成熟，肺表面活性物质缺乏，易发生呼吸窘迫综合征。

呼吸的全过程包括外呼吸（肺通气和肺换气）、气体在血液中的运输、内呼吸3个环节。

肺通气是指肺与外界环境之间进行气体交换的过程。胸廓的节律性呼吸运动是肺通气的原动力。婴儿肺回缩力与胸廓回缩力均比成人小，故肺处于膨胀状态，若机体需氧量增加，由于缓冲气量较少，易发生换气不足。小儿气道管径较成人细小，故小儿气道阻力大于成人。小儿呼吸频率较成人快，年龄越小，频率越快。婴幼儿呼吸调节中枢尚未发育完善，呼吸节律常不稳定。肺活量反映肺一次的最大通气能力，是评价肺通气功能的一项常用指标。还可用用力肺活量和用力呼气量两个指标来更全面反映肺的通气功能。计算真正有效的气体交换量，应以肺泡通气量为准。肺泡通气量指每分钟吸入肺泡的新鲜空气量。

肺换气是指肺泡与肺毛细血管之间进行的$O_2$和$CO_2$的交换，受呼吸膜的厚度和面积以及通气/血流比值的影响。组织换气，是指血液与组织细胞之间进行的$O_2$和$CO_2$的交换。

血液中，$O_2$主要以氧合血红蛋白的形式运输，$CO_2$主要以碳酸氢盐和氨基甲酸血红蛋白的形式运输。

婴幼儿因尚未完全发育，有其自己的特点，托育工作中应注意与成人的区别。

## 同步练习

### 一、单选题

1. 右主支气管的特点是（　　）。
   A. 细而短　　　　B. 粗而长　　　　C. 粗而短　　　　D. 细而长
2. 关于胸膜腔的说法正确的是（　　）。
   A. 腔内呈负压状态　　　　　　B. 左、右胸膜腔经肺根相通
   C. 腔内有肺　　　　　　　　　D. 内含气体
3. 属于上呼吸道的是（　　）。
   A. 口腔　　　　　　B. 喉　　　　　C. 支气管　　　　D. 肺
4. 气管切开常选在（　　）。
   A. 第2~3气管软骨处　　　　B. 第3~4或第4~5气管软骨处
   C. 第5~6气管软骨处　　　　D. 第6~7气管软骨处
5. 喉腔内最易发生水肿的部位是（　　）。
   A. 声门裂　　　　B. 喉中间腔　　　C. 声门下腔　　　D. 前庭裂

6. 肺泡分泌表面活性物质的细胞是（　　　）。

　　A. I型肺泡细胞　　　　B. II型肺泡细胞　　　C. 杯状细胞　　　　D. 纤毛细胞

7. 开口高于窦底的是（　　　）。

　　A. 上颌窦　　　　　　　B. 额窦　　　　　　　C. 筛窦　　　　　　D. 蝶窦

8. 维持胸膜腔负压的前提条件是（　　　）。

　　A. 大气压　　　　　　　B. 肺回缩力　　　　　C. 胸膜腔密闭　　　D. 胸膜腔与外界相通

9. 肺通气是指（　　　）。

　　A. 气道与外界环境之间的气体交换　　　　B. 气道与肺泡之间的气体交换

　　C. 肺与外界环境之间的气体交换　　　　　D. 机体与外界环境之间的气体交换

10. 肺泡通气量是指（　　　）。

　　A. 每次吸入或呼出的气量　　　　　　　　B. 每分钟吸入或呼出肺的气量

　　C. 每分钟进入肺泡的气量　　　　　　　　D. 用力呼出的气量

11. 成人正常第1秒末呼出肺活量的（　　　）。

　　A. 60%　　　　　　　　B. 83%　　　　　　　C. 96%　　　　　　D. 99%

12. 肺活量等于（　　　）。

　　A. 潮气量＋残气量＋补呼气量　　　　　　B. 潮气量＋补吸气量＋补呼气量

　　C. 潮气量＋残气量＋补吸气量　　　　　　D. 残气量＋补呼气量＋补吸气量

13. 某人潮气量为500mL，补吸气量为2000mL，补呼气量为1000mL，则其肺活量为
（　　　）。

　　A. 3500mL　　　　　　B. 3000mL　　　　　　C. 2500mL　　　　　D. 2000mL

14. 二氧化碳在血液中的主要运输形式是（　　　）。

　　A. 物理溶解　　　　　　　　　　　　　　　B. 形成氧合血红蛋白

　　C. 形成碳酸氢盐　　　　　　　　　　　　　D. 形成氨基甲酸血红蛋白

## 二、多选题

1. 鼻旁窦包括（　　　）。

　　A. 上颌窦　　　　　　　B. 额窦　　　　　　　C. 蝶窦　　　　　　D. 筛窦

2. 喉软骨包括（　　　）。

　　A. 甲状软骨　　　　　　B. 会厌软骨　　　　　C. 环状软骨　　　　D. 杓状软骨

3. 下呼吸道包括（　　　）。

　　A. 鼻　　　　　　　　　B. 喉　　　　　　　　C. 气管　　　　　　D. 主支气管

4. 呼吸的全过程包括（　　　）。

　　A. 肺通气　　　　　　　　　　　　　　　　　B. 肺换气

　　C. 气体在血液中的运输　　　　　　　　　　　D. 组织换气

# 第五章
# 血液及脉管系统

## 学习目标

### 知识目标
1. 掌握血细胞的分类。
2. 熟悉循环系统的结构和生理功能。
3. 掌握婴幼儿循环系统的特点。
4. 了解婴幼儿血液及其循环系统的保健要求。

### 能力目标
1. 能够正确测量婴幼儿心率、脉搏和血压。
2. 能够在日常工作中运用循环系统保育要点有效开展工作。

### 素质目标
培养托育服务工作者的责任心和认真细致的工作品德。

## 案例导入

　　小班的明明是一个聪明活泼，身体健康的孩子。星期日晚上明明突然说头有点疼，测量体温为 38.5℃，妈妈用湿毛巾给他物理降温，同时轻按脉搏，发现跳动的也比成人快，妈妈想到之前听说小孩子感冒容易影响心肌，越想越害怕，便带明明去了医院。医生为明明做了检查，说明明得的就是普通感冒，婴幼儿心脏调节功能不完善，每分钟脉搏次数比成人多，到 10 岁以后才能基本稳定下来。

　　**问题：**案例中医生为什么说每分钟脉搏次数比成人多？

　　脉管系统是封闭的管道系统，包括心血管系统和淋巴系统。心血管系统包括心、动脉、毛细血管和静脉，血液在其中循环流动；淋巴系统包括淋巴管道、淋巴器官和淋巴组织，淋巴液沿淋巴管道向心流动，最后汇入静脉，因此，淋巴管道可视为静脉的辅助管道。

在心血管系统中，心是动力器官，借节律性收缩与舒张，推动血流。动脉是输送血液离心的管道；毛细血管是连于动脉和静脉之间呈网状的微细管道，是血液与组织之间进行物质交换的场所；静脉是输送血液回心的管道。血液在血管内沿一定方向周而复始的流动，称为血液循环，根据血液循环的路线不同，人体的血液循环可分为体循环和肺循环两部分（图 5-1），体循环和肺循环在心脏内完成交接，不停地接续运转，完成血液循环物质运输的重要任务，构成人体完整的循环途径。

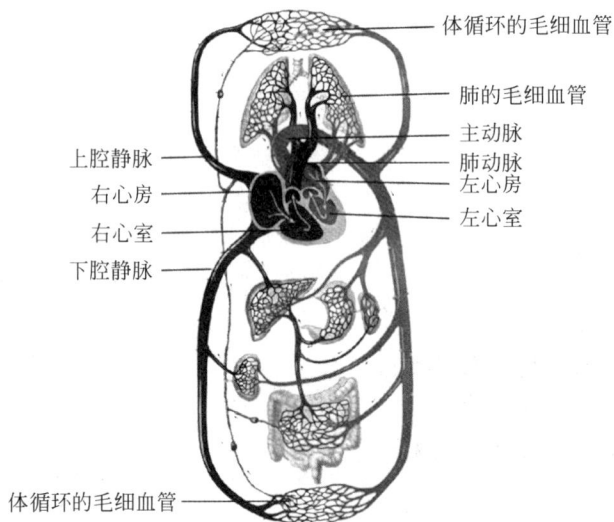

图 5-1  血液循环示意图

体循环：又称大循环当心室收缩时，血液由左心室射入主动脉，经主动脉各级分支到达全身毛细血管，在此与周围组织、细胞进行物质和气体交换，再经各级静脉回流，最后经上、下腔静脉及心的冠状窦返回右心房。体循环的特点是流程长、流经范围广，以动脉血滋养全身各部，并将全身各部的代谢产物和二氧化碳运回心，血液由动脉血变成静脉血。

肺循环：又称小循环流回右心房的血液进入右心室，当心室收缩时，血液由右心室射出，经肺动脉干及其各级分支到达肺泡毛细血管，进行气体交换，再经肺静脉汇入左心房。肺循环特点是流程短，只经过肺，血液由静脉血变成动脉血。

循环系统的主要功能是物质运输，即将消化系统吸收的营养物质和肺吸收的氧运送到全身器官的组织和细胞，同时将组织和细胞的代谢产物、多余的水分及二氧化碳运送到肾、肺、皮肤等排出体外，保证机体的新陈代谢；激素及其他信息物质也通过血液的运输到达靶器官、靶细胞产生作用；维持机体内环境的相对稳定。因此，维持血液循环系统处于良好的工作状态，是机体得以生存的条件，而其中的核心是将血压维持在正常水平。

心血管在胚胎发育过程中出现得较早。胚胎早期第 14 天，就开始有血管发育，心脏尚未形成，但在心脏生成的部位有心跳，第 22 天左右原始的心管已经形成，第 22~24 天心管已开始搏动，第 4 周原始心脏出现，至第 8 周房室中隔已完全形成，成为具有 4 个心腔的心脏。先天性心脏畸形的形成主要就在这一时期。因此，心血管的胚胎发育关键时期是在胚胎的第 2~8 周。

# 第一节 血　液

人体内血液的总量称为血量，是血浆量和血细胞量的总和。正常成年人的血液总量相当于体重的 7%~8%，即每千克体重 70~80mL。安静状态下大约 90% 的血液在心血管内循环流动，称为循环血量；另有 10% 的血液滞留于肝、脾、肺、腹腔静脉、皮下静脉丛等处，称为贮存血量。当人体进行剧烈运动、情绪激动或处于大失血等情况时，贮存血量可动员出来以补充循环血量。

机体一次失血量不超过总血量的 10% 时，机体可通过心脏活动加强、血管收缩、贮存血量释放、肝合成血浆蛋白加速、骨髓造血功能加强等功能来代偿，使机体不会出现明显的感觉。因此，一次献血 200~300mL 对健康不会带来损害。若一次失血达总血量的 20%，将会出现血压下降等一系列症状。若急性失血达总血量的 30%，若不及时抢救，将危及生命。

人类的血液由血浆和血细胞组成（图 5-2）。血细胞悬浮在血浆中，包括红细胞、白细胞、血小板三大类。血液经抗凝处理后，置于离心管中离心沉淀，可观察到试管中的血液分为三层：上层淡黄色的液体是血浆，下层呈不透明深红色的是红细胞；中间呈灰白色的一薄层是白细胞和血小板。血细胞占全血容积的百分比称为血细胞比容。正常男性为 40%~50%，女性为 37%~48%，新生儿约为 55%。临床上测定血细胞比容，有助于判断贫血的类型与程度。

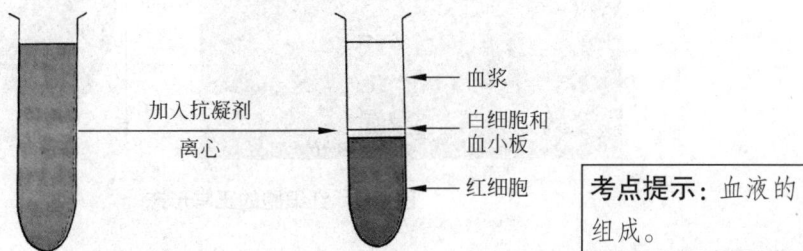

加入抗凝剂
离心

→ 血浆
→ 白细胞和血小板
→ 红细胞

**考点提示**：血液的组成。

图 5-2　血液组成示意图

# 一、血浆

血浆为淡黄色的液体，约占血液容积的 55%，是血细胞的细胞外液，是机体内环境的重要组成部分，其中 90% 是水，其余为血浆蛋白、营养物质、代谢产物、无机盐等。当血液凝固时，血浆中的凝血物质消耗，只剩下无色透明的血清。血清中富含免疫球蛋白，即抗体。婴幼儿血浆中凝血物质少，因此凝血时间较成人长。

## 二、血细胞

血细胞约占血液容积的 45%，包括红细胞、白细胞和血小板。

### （一）红细胞

红细胞是血液中数量最多的一种细胞。成熟的红细胞，呈双凹圆盘状，中央较薄，周缘较厚，表面光滑，无细胞核及细胞器。在胞质中充满大量血红蛋白，因而血液呈红色（图 5-3）。红细胞寿命为 120 天，生成和破坏的数目基本保持平衡。健康成年人男性为 $(4.0 \sim 5.5) \times 10^{12}$ 个 /L，女性为 $(3.5 \sim 5.0) \times 10^{12}$ 个 /L。血红蛋白的正常含量年人男性为 120~150g/L，女性为 110~140g/L。血红蛋白具有结合和运输 $O_2$ 和 $CO_2$ 的功能，但 CO 与红细胞的亲和力是氧气与红细胞亲和力的 210 倍，因此一氧化碳中毒（煤气中毒）时，主要表现为机体缺氧症状，可危及生命。若外周血中红细胞数少于 $3.0 \times 10^{12}$/L 或 Hb 低于 100g/L，称为贫血。在不同的生长发育期，红细胞和血红蛋白含量不同。胎儿处于相对缺氧状态，因此红细胞增生旺盛，血红蛋白含量较高，但红细胞寿命短。刚出生时红细胞和血红蛋白含量高于母体，可达 170~200g/L，由于生长发育迅速，骨髓暂时性造血功能降低，红细胞和血红蛋白含量逐渐下降。生后 10 天，红细胞和血红蛋白比出生时约减少 20%，至 2~3 个月达到最低值，为 100~120g/L，出现生理性贫血。此后，由于贫血对造血器官的刺激，红细胞和血红蛋白含量又逐渐增加，7~12 岁达到成人水平。

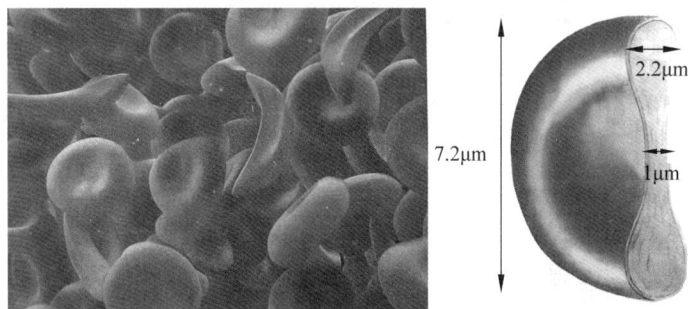

图 5-3　红细胞的正常形态

### （二）白细胞

白细胞是一种无色、有核、呈球形的血细胞，胞体一般比红细胞大，能通过变形穿过毛细血管壁进入疏松结缔组织中，具有防御和免疫功能，白细胞依其胞质中有无特殊颗粒分为有粒白细胞和无粒白细胞两类。有粒白细胞按特殊颗粒的嗜色性不同，分为中性粒细胞、嗜酸性粒细胞和嗜碱性粒细胞；无粒白细胞分单核细胞和淋巴细胞两种。健康成年人白细胞总数为 $(4.0 \sim 10.0) \times 10^9$/L，男女无明显差别，婴幼儿稍高于成人，婴儿出生时白细胞数较高，可达 $(15 \sim 20) \times 10^9$/L，以后开始下降，5 岁左右达到成人水平。白细胞中粒细胞和淋巴细胞的变化比较突出。婴儿出生后 4~6 天至 4~6 岁期间，以淋巴细胞占优势，约占 60%，中性粒细胞约占 30%；而出生 4~6 天前和 4~6 岁后直至成人则以中性粒细胞占优势，约占 65%。婴幼儿体内中性粒细胞的数量和功能均不及成人，抵抗力相对较差，因此要注意做好疾病预防和卫生保健。随着年龄的增长，机体抵抗力会逐渐增强。

（1）中性粒细胞，占白细胞总数的 50%~70%，是白细胞中数量最多的一种。细胞呈球形；细胞核呈杆状或分叶状，分叶状核一般分为 2~5 叶，叶间有细丝相连，随着细胞的衰老，核分叶增多；细胞质中充满分布均匀而细小的淡紫红色颗粒。中性粒细胞具有十分活跃的变形运动和吞噬功能，当机体受到细菌严重感染时，白细胞的数量增多，中性粒细胞的比例也显著增高。

（2）嗜酸性粒细胞，占白细胞总数的 0.5%~3%。细胞呈球形；核常分 2 叶，呈"八"字形；胞质内充满粗大、分布均匀的橘红色嗜酸性颗粒，颗粒内含有多种酶，如酸性磷酸酶、过氧化物酶和组胺酶等。它能吞噬抗原抗体复合物，释放组胺酶灭活组胺，从而减轻过敏反应。嗜酸性粒细胞有抗过敏和抗寄生虫作用。在过敏性疾病（如支气管哮喘）或寄生虫病时，血液中嗜酸性粒细胞会明显增多。

**考点提示**：白细胞分类及功能。

（3）嗜碱性粒细胞，占白细胞总数的 0~1%，在白细胞中数量最少。细胞呈球形；胞核分叶呈 S 形或不规则形，着色较浅，常被胞质颗粒遮盖而轮廓不清；胞质内充满分布不均、大小不等、染色成紫蓝色的嗜碱性颗粒，颗粒内有肝素、组胺等，参与过敏反应。

（4）单核细胞，占白细胞总数的 3%~8%，是白细胞中体积最大的细胞。细胞呈圆形或卵圆形；胞核形态多样，呈卵圆形、肾形、蹄铁形或不规则形等，着色较浅；胞质较多，呈弱嗜碱性，染成淡灰蓝色，内含许多细小的嗜天青颗粒，颗粒内含有多种酶，如酸性磷酸酶、过氧化物酶等。单核细胞具有活跃的变形运动和一定的吞噬能力，它在血液中停留 1~2 天后即离开血管进入结缔组织或其他组织，分化为具有吞噬功能的巨噬细胞。

（5）淋巴细胞，占白细胞总数的 20%~30%。细胞呈圆形或椭圆形，大小不等；胞核大而深染。根据淋巴细胞的发生部位、表面特征、寿命长短和免疫功能的不同，淋巴细胞可分为 T 淋巴细胞、B 淋巴细胞等。T 淋巴细胞参与细胞免疫；B 淋巴细胞参与体液免疫。

## （三）血小板

血小板是最小的血细胞，形状不规则，是骨髓中巨核细胞胞质脱落而成，故无细胞核，寿命为 7~14 天。正常成人血小板数量在血液中比较恒定，为 $(100 \sim 300) \times 10^9$ 个 /L。血小板的功能主要是止血和促进凝血，修复破损的血管，血小板过少，血液凝固会发生障碍，导致出血倾向，皮肤上会出现瘀斑瘀点；血小板过多，则会形成血栓。

## （四）血型和输血原则

血型通常是指红细胞膜上特异性抗原的类型。1995 年国际输血协会认可的红细胞血型系统有 23 个，其中与临床输血关系密切的是 ABO 血型系统和 Rh 血型系统。

根据红细胞膜上特异性抗原的有无和种类而将血型分为 4 种类型（表 5-1）。ABO 血型系统的抗原有两种，即 A 抗原和 B 抗原。凡红细胞膜上只含 A 抗原的为 A 型；只含 B 抗原的为 B 型；A、B 两种抗原都有的为 AB 型；A、B 两种抗原都没有的为 O 型。不同血型的人的血清中还含有不同的血型抗体，ABO 血型抗体是天然抗体，包括抗 A 抗体和抗 B 抗体两种。在 A 型血的血清中，只含有抗 B 抗体；B 型血的血清中，只含有抗 A 抗体；

AB 型血的血清中既无抗 A 也无抗 B 抗体；而 O 型血的血清中则含有抗 A 和抗 B 两种抗体。

表 5-1　ABO 血型系统的分型

| 血　　型 | 红细胞膜上的抗原（凝集原） | 血清中的抗体（凝集素） |
|---|---|---|
| A 型 | A | 抗 B |
| B 型 | B | 抗 A |
| AB 型 | A 和 B | 无 |
| O 型 | 无 | 抗 A 和抗 B |

　　输血的根本原则就是要避免发生凝集反应。尽量选同型血，特殊情况下无同型血时，可采用异型输血，但供血者的红细胞不能被受血者的血清凝集，且输血量要少（一次不超过 300mL）。由于 ABO 血型系统中存在着多个亚型，为避免亚型之间发生凝集反应，即使同型输血，也必须要进行交叉配血试验。

　　交叉配血试验是把供血者的红细胞与受血者的血清相混合（称主侧），再将受血者的红细胞与供血者的血清相混合（称次侧）。当两侧配血均无凝集时，配血相合，输血最理想；如主侧凝集，为配血不和，绝对不能输血；如主侧不凝集而次侧凝集，为配血基本相合，只能在应急情况下少量缓慢输血（300mL 以内），并密切观察有无凝集反应。

# 第二节　脉管系统的结构

## 一、心血管系统的结构

### （一）心

　　心位于胸腔中纵隔内，约 2/3 在身体正中线左侧，1/3 在右侧。心的前面大部分被肺遮盖，小部分贴邻胸骨和肋骨；后面与食管、胸主动脉等相邻；两侧与纵隔胸膜、胸膜腔和肺相邻；上方连接出入心的大血管；下方贴膈的中心腱（图 5-4）。

考点提示：心的位置。

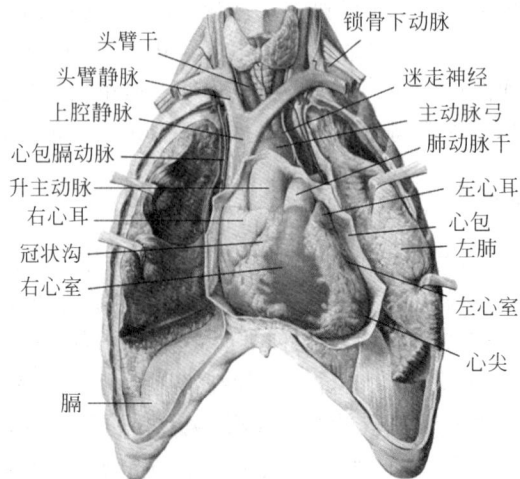

图 5-4　心的位置

心呈倒置的、前后略扁的圆锥形，大小似本人的拳头，婴幼儿心脏的重量占体重的比例大于成人（图5-5）。成人心脏约占体重的0.5%，新生儿的心脏大约占体重的0.8%。在心脏的发育过程中，有两个增速阶段：一个是2岁前，另一个是青春期后期。新生儿心脏约24g，1岁时达到出生时的2倍，5岁时达4倍，6岁时达6倍，青春期后期增长到12~14倍，基本达到成人水平。

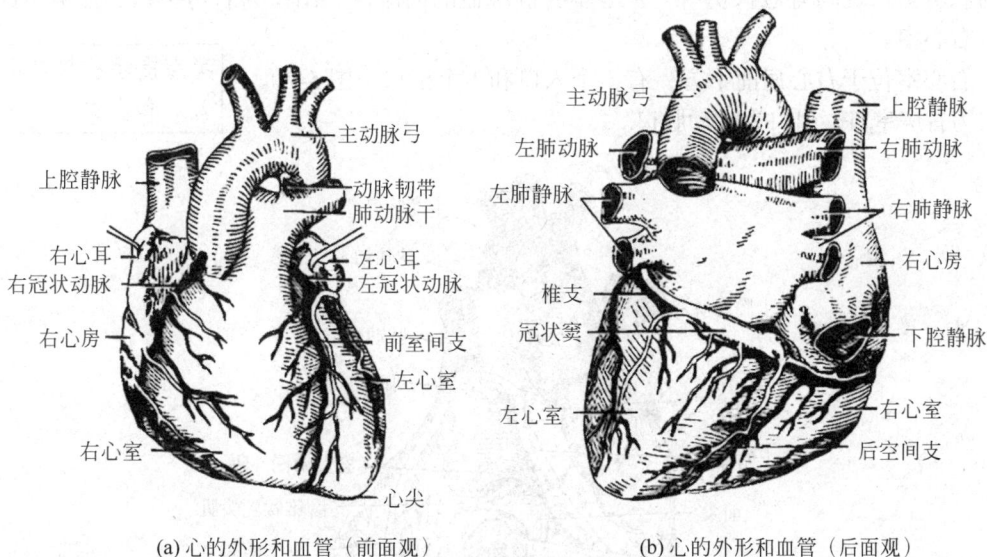

(a) 心的外形和血管（前面观）　　　　(b) 心的外形和血管（后面观）

图5-5　心的外形（前面观、后面观）

心是一中空的肌性器官有四个腔，借房间隔和室间隔分为左心和右心，每侧心又分为后上部的心房和前下部的心室，同侧的心房和心室借房室口相通。心房接纳静脉，心室发出动脉。

右心房位于心的右上部，壁薄腔大（图5-6）。在右心房后内侧壁的房间隔下部，有一卵圆形浅窝，称为卵圆窝。此处最薄，为胎儿卵圆孔闭合的遗迹，先天性房间隔缺损多发

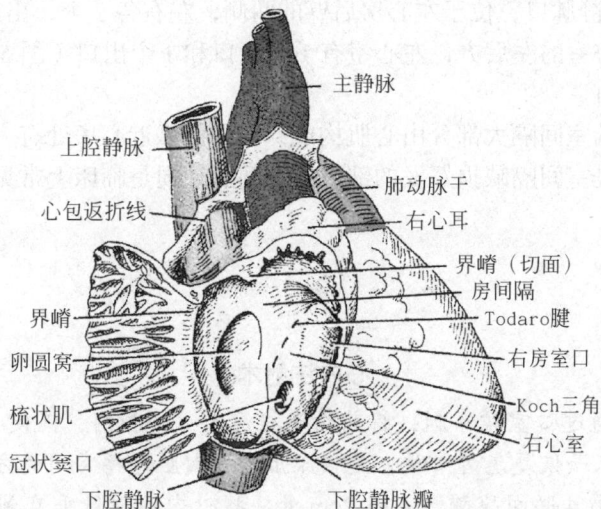

图5-6　右心房

生在此处。胎儿期左、右心房的血液通过卵圆孔相通，肺循环建成后，卵圆孔关闭。这是人类进化遗留下的痕迹。绝大多数胎儿在出生之前卵圆孔就闭合了，也有出生后半年闭合的，最晚不超过 1 年，这些都属于正常现象。部分婴幼儿存在先天性心血管畸形，存在左右心室相通的情况，在新生儿期就会出现严重的缺氧发绀症状。右心房有 3 个入口和 1 个出口。上方的是上腔静脉口，下方为下腔静脉口，接纳全身静脉血液的回流，在下腔静脉口与右房室口之间有冠状窦口，是心本身静脉血的回流口。出口为右房室口，血液由此口流入右心室。

右心室位于右心房前下方，有 1 个入口和 1 个出口（图 5-7）。入口为右房室口，出口为肺动脉口。

> **考点提示**：各心腔的入口和出口。

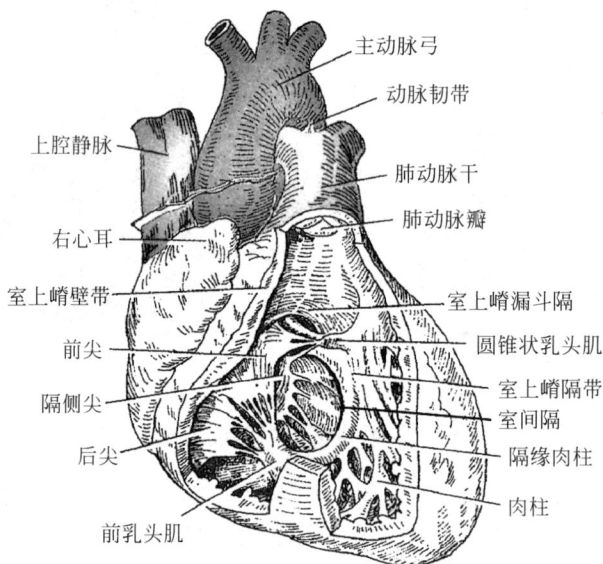

图 5-7　右心室

左心房位于右心房的左后方，构成心底的大部分。左心房有 4 个入口和 1 个出口（图 5-8）。入口是肺静脉口，位于左心房后壁的两侧，左右各 2 个，出口为左房室口。

左心室位于右心室的左后方，左心室有 1 个入口和 1 个出口（图 5-8）。入口是左房室口，出口是主动脉口。

左右心室之间的室间隔大部分由心肌构成，在上部靠近心房处有一缺乏心肌的卵圆形区域，称为膜部，是室间隔缺损好发的部位，室间隔缺损是临床上常见的先天性心脏畸形（图 5-9）。

### 知识链接

#### 心内注射术

心内注射术是通过心室腔穿刺，将药物直接注入心室腔内，促使心脏恢复自主律动，增强心脏收缩力，从而恢复患者心跳，是临床上抢救心脏停搏常用的方法之一。注射部位为心前区，在左侧第 4 肋间隙胸骨左缘 2cm 处，将心内注射针垂直刺入右心室，当抽出回血后，即可将药物注入。

图 5-8 左心房和左心室

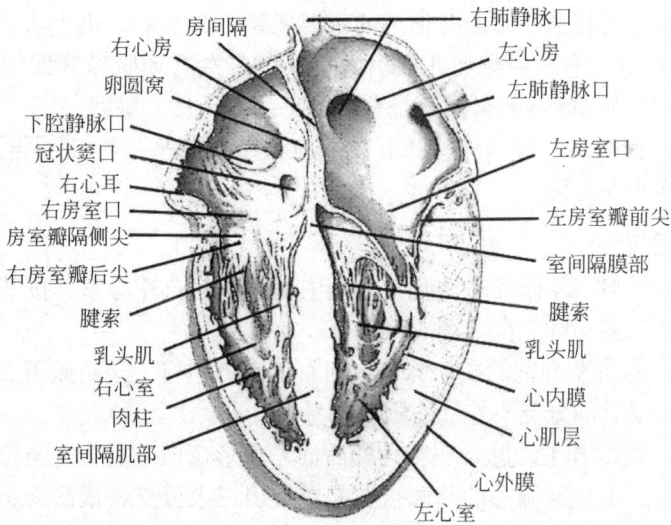

主动脉
上腔静脉
右肺静脉
肺动脉干
房间隔
右冠状动脉口
左心房
主动脉前庭
右冠状动脉半月瓣
室间隔
二尖瓣前尖
后乳头肌
下腔静脉
腱索
前乳头肌

图 5-9 室间隔

房间隔
右肺静脉口
右心房
左心房
卵圆窝
左肺静脉口
下腔静脉口
冠状窦口
左房室口
右心耳
右房室口
左房室瓣前尖
房室瓣隔侧尖
室间隔膜部
右房室瓣后尖
腱索
腱索
乳头肌
乳头肌
右心室
心内膜
肉柱
心肌层
室间隔肌部
心外膜
左心室

## （二）血管

血管是血液流通的管道，根据构造功能不同分为动脉、静脉和毛细血管 3 类，动脉和静脉又可分为大、中、小、微 4 级，管壁都可由内膜、中膜、外膜 3 层构成。

大动脉是指由心室发出的血管主干，管腔大，管壁厚，如主动脉和肺动脉等；管径在 0.3~1mm 的动脉为小动脉；管径在 0.3mm 以下的动脉为微动脉；介于大动脉和小动脉之间的为中动脉，如肱动脉和桡动脉等。大动脉壁含有大量弹性纤维，有较大的弹性，又称弹性动脉。当心室收缩血液进入大动脉时管壁被动扩张，心室舒张时管壁靠弹性回缩，推动血液继续向前流动。中、小血管平滑肌发达，收缩性较强，又称肌性动脉，其收缩和舒张可改变血管口径，影响局部血流量和血流阻力，从而维持和调节血压。婴幼儿的血管管壁薄弹性小，随着年龄的增长，管壁逐渐加厚，弹性纤维增多，弹性加强，到12岁时方具有成人动脉的构造。

大静脉是指注入心房的血管主干，管腔大，管壁薄，管径>10mm，如上、下腔静脉和肺静脉等；管径在200μm~1mm的静脉称为小静脉；管径在1~10mm的静脉为中静脉，如大隐静脉和肱静脉等。静脉是引导血液回流至心房的血管，管壁薄，管腔大，弹性小，血容量较大，在静脉管壁的内面，有半月形向心开放的静脉瓣，可阻止血液逆流。

毛细血管是连接动脉和静脉的血管，管径最细，彼此吻合成网，除软骨、角膜、晶状体、毛发、牙釉质和被覆上皮外，遍布全身各处。毛细血管数量多，管壁薄，仅由一层扁平上皮构成，通透性强，是血液和组织液之间进行物质交换的场所。可分为连续毛细血管、有孔毛细血管和血窦。

### 1. 肺循环的血管

肺动脉起自于右心室的肺动脉口，短而粗，斜向左后上方，至主动脉弓下方分为左、右肺动脉，分别经左、右肺门入肺，入肺后反复分支，最终形成肺泡毛细血管网。在肺动脉干分叉处偏左侧与主动脉弓下缘之间有一结缔组织索，称为动脉韧带，在胎儿期主动脉和肺动脉通过动脉导管相通，是胎儿循环的重要通路（图5-8）。出生后启动呼吸系统，动脉导管在功能上关闭，绝大多数婴儿在出生后3个月左右动脉导管即闭合，如果出生后6个月尚未闭锁，则称动脉导管未闭，是一种常见的先天性心脏病。

肺静脉左右各有两条，分别称左肺上、下静脉和由肺上、下静脉，出肺门后连于左心房。

考点提示：动脉韧带。

### 2. 体循环的血管

（1）体循环的动脉：体循环的动脉主干是主动脉，起自左心室，按其行程可分为升主动脉、主动脉弓和降主动脉三段（图5-10）。

① 升主动脉：起自左心室的主动脉口，向右前上方斜行，达右侧第2胸肋关节处移行为主动脉弓。升主动脉的分支有左、右冠状动脉。

② 主动脉弓：接续升主动脉，在胸骨柄后面，弓形弯向左后方，至第四胸椎体下缘左侧延续为降主动脉。由主动脉弓的凸侧自右向左发出三大分支，依次为头臂干、左颈总动脉和左锁骨下动脉。头臂干短而粗，向右上方斜行，至右侧胸锁关节后方分为右颈总动脉和右锁骨下动脉。左右颈总动脉出胸廓上口至颈部，沿气管和喉的外侧上升，至甲状软骨上缘水平分为颈内动脉和颈外动脉。颈内动脉沿咽两侧上升入颅腔，主要分布于脑和视器。颈外动脉在胸锁乳突肌深面上行，穿腮腺分为上颌动脉和颞浅动脉两个终支（图5-11）。左右锁骨下动脉沿胸膜顶内侧上行至颈根部，弓形向外，经第1肋上面穿斜角肌间隙，至第1肋外缘延续为腋动脉。腋动脉：经腋窝深部下行，至背阔肌下缘移行为肱动脉。肱动脉沿肱二头肌内侧下行，至肘窝深部分为桡动脉和尺动脉。在肘窝稍上方，肱二头肌腱内侧可触及肱动脉搏动，常为测量血压时的听诊部位。桡动脉与尺动脉分支相互吻合，形成手掌弓（图5-12）。

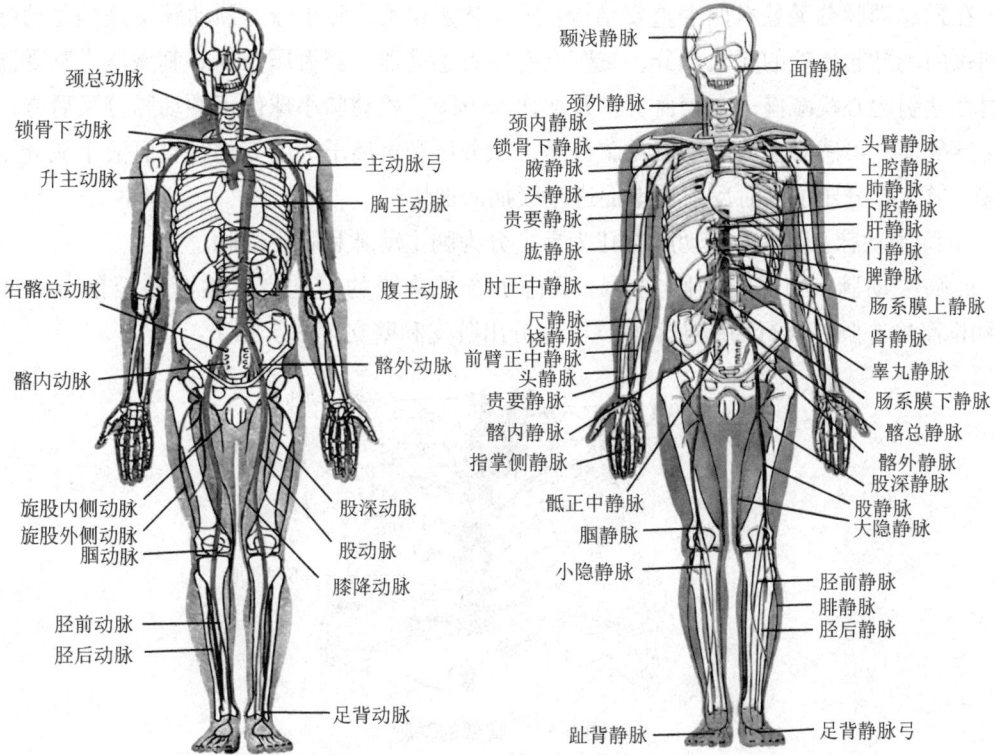

图 5-10 全身血管分布模式图

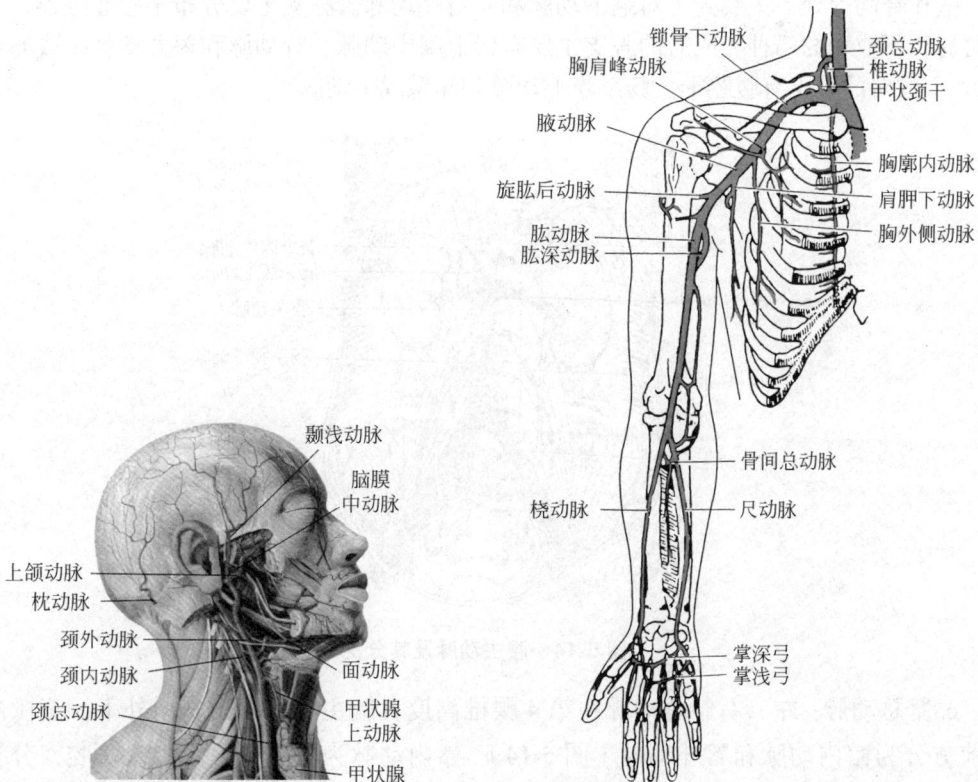

颈总动脉
锁骨下动脉
升主动脉
右髂总动脉
髂内动脉
旋股内侧动脉
旋股外侧动脉
腘动脉
胫前动脉
胫后动脉
足背动脉
主动脉弓
胸主动脉
腹主动脉
髂外动脉
股深动脉
股动脉
膝降动脉

颞浅静脉
颈外静脉
颈内静脉
锁骨下静脉
腋静脉
头静脉
贵要静脉
肱静脉
肘正中静脉
尺静脉
桡静脉
前臂正中静脉
头静脉
贵要静脉
髂内静脉
指掌侧静脉
骶正中静脉
腘静脉
小隐静脉
趾背静脉
面静脉
头臂静脉
上腔静脉
肺静脉
下腔静脉
肝静脉
门静脉
脾静脉
肠系膜上静脉
肾静脉
睾丸静脉
肠系膜下静脉
髂总静脉
髂外静脉
股深静脉
股静脉
大隐静脉
胫前静脉
腓静脉
胫后静脉
足背静脉弓

图 5-11 颈外动脉及其分支

颞浅动脉
脑膜中动脉
上颌动脉
枕动脉
颈外动脉
颈内动脉
颈总动脉
面动脉
甲状腺上动脉
甲状腺

图 5-12 上肢的动脉及其分支

锁骨下动脉
胸肩峰动脉
腋动脉
旋肱后动脉
肱动脉
肱深动脉
桡动脉
颈总动脉
椎动脉
甲状颈干
胸廓内动脉
肩胛下动脉
胸外侧动脉
骨间总动脉
尺动脉
掌深弓
掌浅弓

在颈总动脉分叉处有两个重要结构：颈动脉窦和颈动脉小球。颈动脉窦是颈总动脉末端和颈内动脉起始处的膨大部分，窦壁上有压力感受器，当血压升高时刺激压力感受器可反射性地引起心跳减慢、末梢血管扩张、血压下降。颈动脉小球位于颈动脉分叉后方，是化学感受器，可感受血液中二氧化碳分压、氧分压和氢离子浓度变化。当血液中氧分压降低或二氧化碳分压增高时反射性地促进呼吸加深加快。

③降主动脉：以膈的主动脉裂孔为界，分为胸主动脉和腹主动脉。

a.胸主动脉：胸部的动脉主干，下行于脊柱胸段的左前方，逐渐转至前方，达第12胸椎高度穿膈，移行为腹主动脉。沿途分出脏支和壁支（图5-13）。

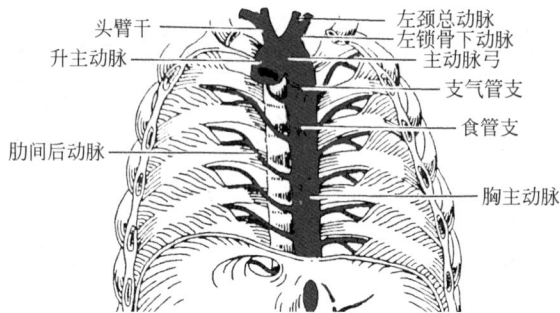

图5-13 胸部的动脉

b.腹主动脉：腹部的动脉主干（图5-14），其分支也有壁支和脏支两类。壁支分布于膈、腹后壁和脊髓等处，主要为1对膈下动脉和4对腰动脉。脏支主要分布于腹腔脏器，分为成对的和不成对的两种。成对的脏支主要有肾上腺中动脉、肾动脉和睾丸动脉（或卵巢动脉）。不成对的脏支有腹腔干、肠系膜上动脉和肠系膜下动脉。

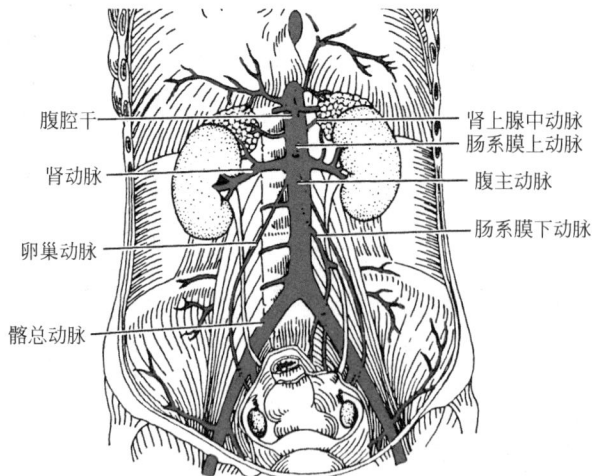

图5-14 腹主动脉及其分支

c.髂总动脉：左、右髂总动脉在第4腰椎高度自腹主动脉分出斜向外下，至骶髂关节前方分为髂内动脉和髂外动脉（图5-14）。髂内动脉为一短干，下降入盆腔，分支到盆腔内脏器官、臀部等；髂外动脉下行经腹股沟韧带中点深面入股部，延续为股动脉，股动脉在股三角内下行，渐向后下入腘窝改称腘动脉（图 5-15）。腘动脉在腘窝深部下行，至腘窝下部分为胫前动脉和胫后动脉。胫前动脉在小腿前群肌之间下行，经踝关节前方下行至足背，延续为足背动脉（图 5-16），分布于小腿前部及足背。胫后动脉在小腿肌后群浅，深两层之间下行，经内踝后方转入足底，分为足底内侧动脉和足底外侧动脉（图 5-17）。

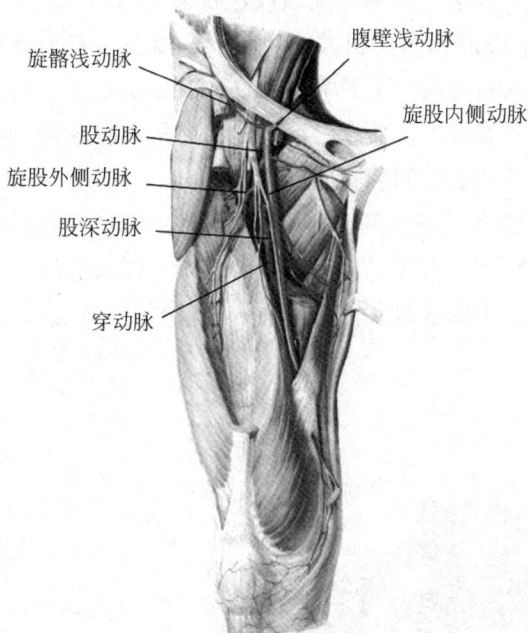

图 5-15 股动脉及其分支

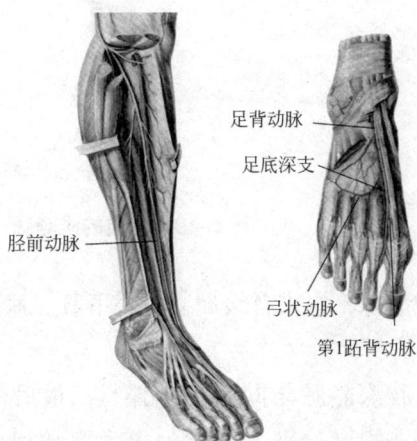

图 5-16 小腿的动脉（前面观）

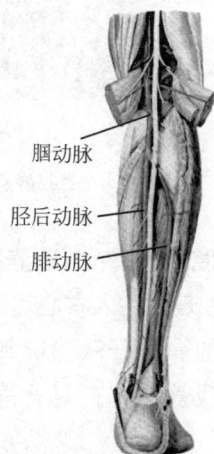

图 5-17 小腿的动脉（后面观）

（2）体循环的静脉：体循环的静脉数量多、行程远，分布广，主要包括上腔静脉系、下腔静脉系和心静脉系。体循环的静脉有静脉瓣，可阻止血液逆流，静脉瓣以四肢较多；分浅静脉和深静脉两种，浅静脉位于皮下，又称皮下静脉，是静脉穿刺的常选部位；深静脉多与同名动脉伴行，也称伴行静脉；与同级动脉相比体循环静脉的管腔大、管壁薄、弹性小、数量多；静脉间吻合支丰富，浅静脉间、深静脉间、浅深静脉间均有广泛的吻合，并形成静脉网或静脉丛。

①上腔静脉系：由上腔静脉及其属支组成，收集头颈部、上肢、胸壁和部分胸腔器官的静脉血（图5-18）。上腔静脉为一粗大的静脉干，由左、右头臂静脉汇合而成，沿升主动脉右侧垂直下降，注入右心房。上腔静脉在注入右心房之前，有奇静脉汇入。头臂静脉由同侧颈内静脉和锁骨下静脉汇合而成。汇合处的夹角称静脉角，是淋巴导管注入的部位。头臂静脉主要收集头颈部和上肢的静脉血。

上肢的静脉分深静脉和浅静脉两类。上肢深静脉与同名动脉伴行，最后汇入腋静脉。上肢浅静脉起自手背静脉网，有3条较为恒定的主干，即头静脉、贵要静脉和肘正中静脉（图5-19）。临床上常通过上肢浅静脉进行采血、输液或药物注射。

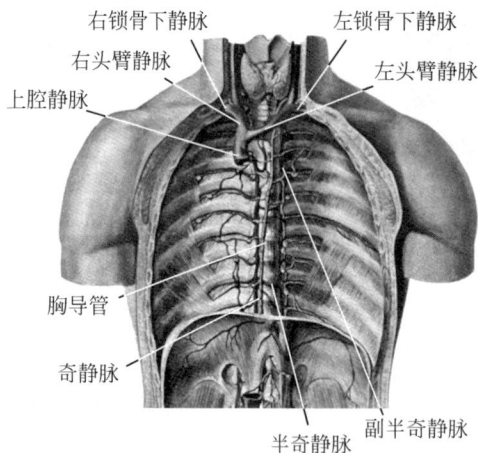

图 5-18　上腔静脉及其属支

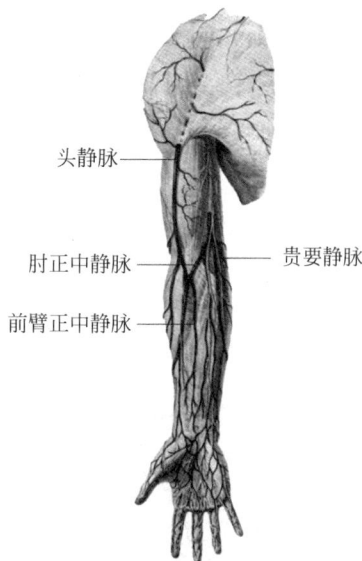

图 5-19　上肢的浅静脉

②下腔静脉系：下腔静脉系的主干是下腔静脉，它借各级属支收集下肢、盆部和腹部的静脉血，最后注入右心房（图5-20）。

下肢的静脉分深静脉和浅静脉两类。下肢深静脉与同名动脉伴行，最后汇入股静脉。下肢浅静脉起自足背静脉弓，弓的内、外侧缘分别上行续为大隐静脉和小隐静脉（图5-21）。

③心静脉系：由分布于心脏的静脉组成，最后汇入冠状窦，由冠状窦口通右心房。

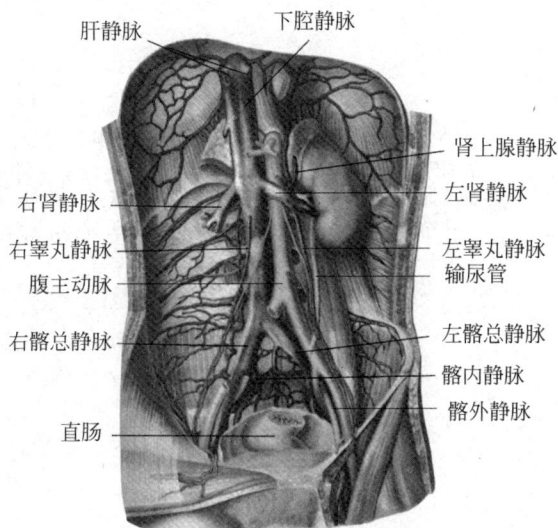

图 5-20　下腔静脉及其属支

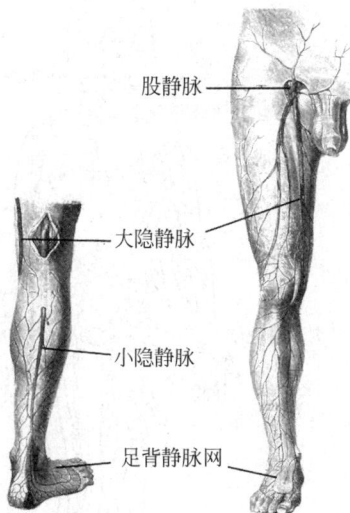

图 5-21　下肢的浅静脉

# 二、淋巴系统的结构

淋巴管道、淋巴器官和淋巴组织共同组成淋巴系统（图 5-22）。在淋巴管道内流动的无色透明液体称为淋巴。血液经动脉到达毛细血管后，其中大部分血浆成分从毛细血管渗出，进入组织间隙形成组织液，组织液与细胞进行物质交换后，大部分在毛细血管静脉端被重吸收入小静脉，小部分进入毛细淋巴管成为淋巴，淋巴沿淋巴管向心流动，途中经过若干淋巴结，最后归入静脉。所以淋巴系统被看作静脉系统的辅助管道。此外，淋巴器官和淋巴组织可产生淋巴细胞，参与免疫过程，是人体重要的防御系统。

## （一）淋巴管道

淋巴管道根据其结构和功能不同，可分为毛细淋巴管、淋巴管、淋巴干和淋巴导管。毛细淋巴管以膨大的盲端起于组织间隙，彼此吻合成网，汇入淋巴管。淋巴管在向心流动过程中，一般都经过一个或多个淋巴结。淋巴管在通过一系列淋巴结后，汇合成 9 条大的淋巴干（图 5-23），即左、右腰干；左、右支气管纵隔干；左、右锁骨下干；左、右颈干和1 条肠干。

淋巴导管是由 9 条淋巴干汇合而成，共 2 条，即胸导管和右淋巴导管。

> **考点提示：**淋巴干的组成。

### 1. 胸导管

胸导管是全身最大的淋巴管道，长约 40cm，一般起于第 1 腰椎体前方，由左、右腰干和肠干汇合而成，其起始部多膨大，称乳糜池，向上经膈的主动脉裂孔沿脊柱前面上行，至第 4、5 胸椎高度渐移向左侧，到左颈根部注入左静脉角，在注入左静脉角之前还接纳左颈干、左锁骨下干和左支气管纵隔干。因此，胸导管收集下半身和左上半身，即全身

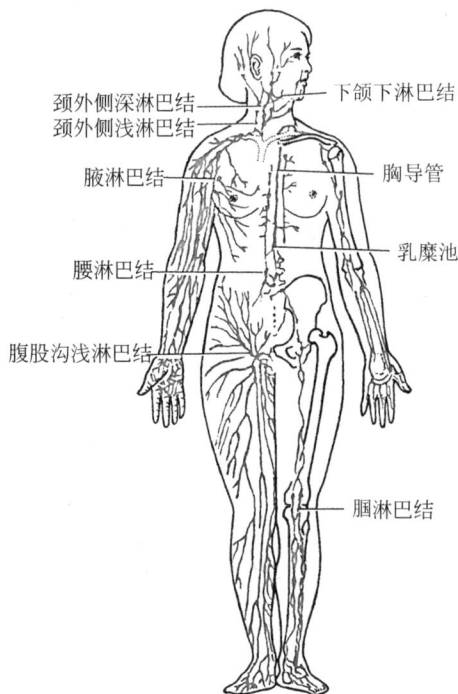

图 5-22　淋巴系统模式图

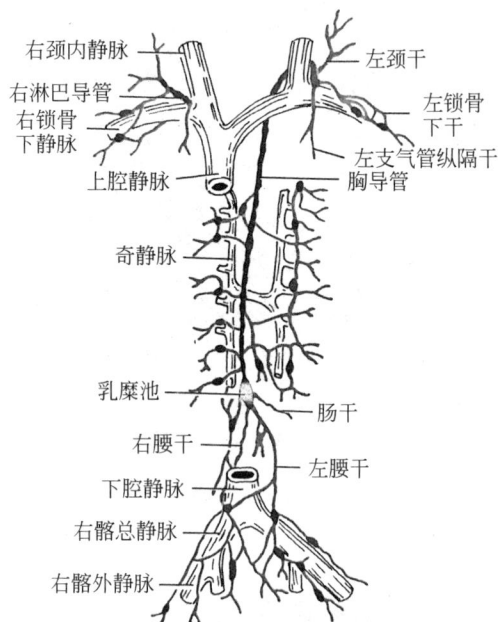

图 5-23　淋巴干和淋巴导管

3/4 的淋巴。

### 2. 右淋巴导管

右淋巴导管为一短干，长约 1.5cm，由右颈干、右锁骨下干和右支气管纵隔汇合而成，注入右静脉角。右淋巴导管收集右侧上半身，即全身 1/4 的淋巴。

## （二）淋巴器官

淋巴器官包括淋巴结、脾、胸腺和扁桃体等。

### 1. 淋巴结

淋巴结为灰红色、质软的圆形或椭圆形小体。一侧较凸，有数条输入淋巴管进入；另一侧稍凹，称淋巴结门，有 1~2 条输出淋巴管、血管和神经出入（图 5-24）。所以，淋巴结是淋巴管向心行程中的必经器官，具有产生淋巴细胞、滤过淋巴和参与免疫等功能。

### 2. 脾

脾是人体最大的淋巴器官（图 5-25），具有储血、造血、清除衰老红细胞和参与人体免疫反应的功能。胎儿时期具有造血功能，出生后仅能产生淋巴细胞。

脾位于左季肋区，与第 9~11 肋相对应，其长轴与第 10 肋方向基本一致，正常人的脾在左肋弓下不能被触及。脾质软且脆，在左季肋区遭受暴力打击时，易导致脾破裂而出血。

脾是椭圆形的实质性器官，分为膈、脏两面，上、下两缘和前、后两端。膈面隆凸平滑，朝向外上方，与膈相贴。脏面凹陷，近中央处为脾门，为血管、神经和淋巴结出入的部位。脾的下缘钝厚，上缘较锐，有 2~3 个切迹，称脾切迹，是脾大时触诊的标志。

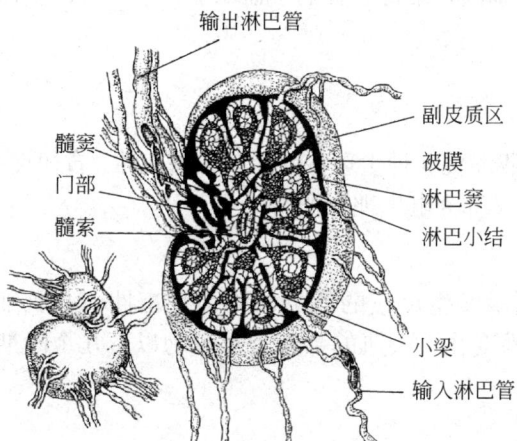

图 5-24 淋巴结的形态结构

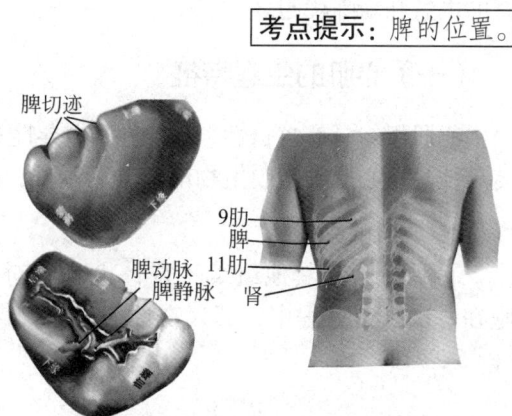

考点提示：脾的位置。

图 5-25 脾的形态和体表投影

### 3. 胸腺

胸腺位于胸腔上纵隔前部（图 5-26），胸骨柄的后方。胸腺分左、右两叶，各呈长扁条状，两叶借结缔组织相连。胸腺有明显的年龄变化，在幼儿时期特别发达，至青春期达到顶点，以后逐渐萎缩并被脂肪组织代替。

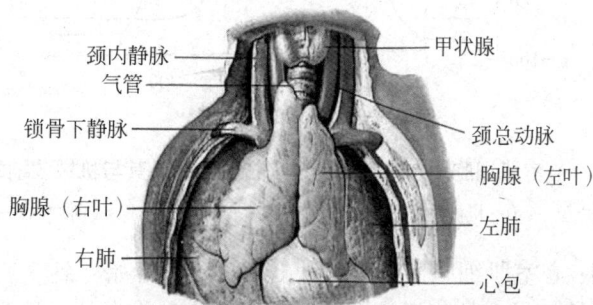

图 5-26 幼儿胸腺

胸腺是一个淋巴器官，兼有内分泌功能，其分泌物称胸腺素，可使骨髓的淋巴细胞转化成 T 淋巴细胞。T 淋巴细胞再移至各处淋巴结和脾内，增殖并参与机体的细胞免疫功能。

## 第三节 脉管系统的功能

### 一、心脏的生理功能

心脏的主要作用是泵血，通过不停地收缩和舒张，向器官、组织提供充足的血流量，以供应氧和各种营养物质，并带走新陈代谢产生的各种废物，使细胞维持正常的功能。同时，体内分泌的各种激素及其他物质也通过血液循环输送到靶器官，实现机体的体液调节，维持机体内环境的相对恒定。维持血液循环的基础是维持心脏的泵血功能，维持机体各器官的供氧和新陈代谢。

## （一）心肌的生理特征

心肌组织具有兴奋性、自律性、传导性和收缩性4种生理特性。其中兴奋性、自律性、传导性是以心肌细胞膜生物电活动为基础，故又称为电生理特征。

### 1. 心肌的兴奋性

心肌细胞和其他组织一样，也具有对刺激发生反应的能力，称为兴奋性。心肌细胞在每次兴奋过程中，其兴奋性会发生周期性变化，心肌的兴奋性可分为以下几个时期（图 5-27）。

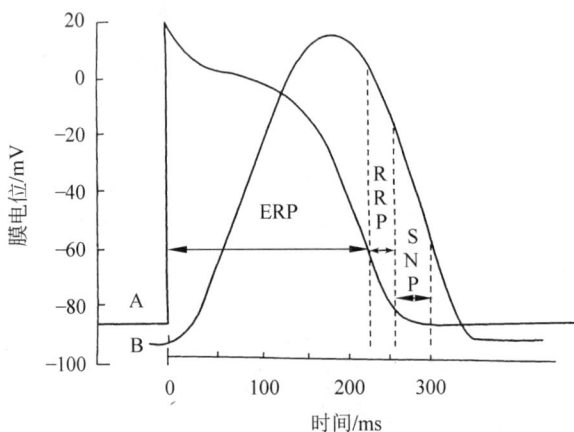

**图 5-27　心室肌细胞动作电位期间的兴奋性变化及其与机械收缩的关系**

A—动作电位一；B—机械收缩；ERP—有效不应期；RRP—相对不应期；SNP—超长期

（1）有效不应期：心室肌细胞兴奋时，从 0 期去极化开始，到 3 期复极化达到 -60mV 的这段时间内，给予任何强大的刺激心肌细胞均不产生动作电位，称为有效不应期。

（2）相对不应期：有效不应期后，膜电位从 -60~ -80mV 这段时期内，给予阈上刺激，可使心肌细胞产生动作电位，称为相对不应期，此期心肌细胞的兴奋性继续恢复，但仍低于正常。

（3）超常期：相对不应期后，膜电位从 -80~ -90mV 这段时期内，给予阈下刺激就可以产生动作电位，表明心肌兴奋性高于正常，称为超常期。超常期后心肌细胞兴奋性恢复正常。

心肌的有效不应期特别长，一直延续到其机械收缩的舒张期开始之后。所以，在收缩开始到舒张早期之间，心肌细胞不会产生下一次兴奋和收缩。因此，心肌不会像骨骼肌那样产生强直收缩，而是始终保持着收缩、舒张交替的节律性活动，从而保证泵血功能的完成。

正常情况下，心肌按窦房结传来的冲动进行节律性活动，如果在有效不应期之后到下一次窦房结兴奋传来之前，受到人工刺激或异位起搏点的刺激，可提前产生一次兴奋和收缩，称为期前兴奋和期前收缩。期前收缩之后出现一个较长时间的心室舒张期，称代偿间歇。这是因为期前兴奋也有自己的有效不应期，来自窦房结的下一次兴奋正好落在期前兴奋的有效不应期内，不能引起心室兴奋，必须等到窦房结再一次传来兴奋，才能引起心室收缩，所以出现代偿间歇（图 5-28）。

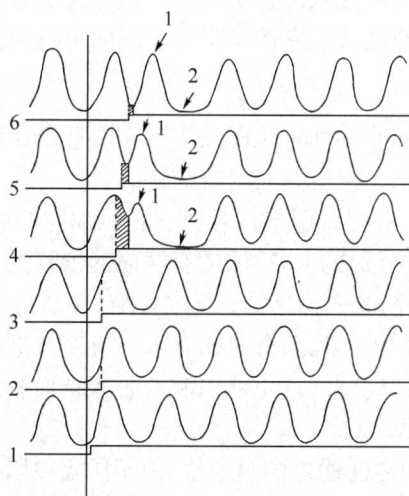

**图 5-28　期间收缩与代偿间歇**
1—期前收缩；2—代偿间歇

### 2. 心肌的自律性

心肌细胞在没有外来刺激的条件下，能自动地产生节律性兴奋的特性，称为自动节律性（简称自律性）。心脏的自律性来源于心传导系统的自律细胞，心的各部分自律细胞的自律性高低不等。自律性高的细胞所产生的兴奋可控制自律性低的细胞的活动。正常情况下，窦房结的自律性最高（约 100 次 /min），其次是房室交界（40~60 次 /min），浦肯野细胞最低（约 25 次 /min）。正常心脏的节律性活动受自律性最高的窦房结控制，从而使窦房结成为整个心脏活动的正常起搏点。由窦房结主导的心跳节律，称为窦性心律。窦房结以外的自律细胞在正常时，由于自律性较低，不能表现出来，称为潜在起搏点。当窦房结的自律性异常降低或潜在起搏点的自律性过高时，潜在起搏点的自律性就会表现出来，称为异位起搏点，由异位起搏点控制的心跳节律，称为异位心律。在许多急救处理中，尤其是一些原因造成的心搏骤停，需要紧急采用心脏按压等方法来代替心脏的自动节律性活动，最大限度地维持循环和保证重要脏器的供血供氧，促使心脏恢复节律性搏动，以争取最大的抢救机会。

### 3. 传导性

心肌细胞具有传导兴奋的能力，称为传导性。正常心脏兴奋的传导主要依靠特殊传导系统来完成，当窦房结发出兴奋后，可直接传播至左、右心房，引起两心房的兴奋；同时，兴奋沿着心房肌内的"优势传导通路"迅速传到房室交界，再经过房室束及左、右束支和浦肯野纤维网传到左、右心室，引起整个心室兴奋。

兴奋在心脏内传导过程中，各部心肌细胞的兴奋性不同，传导速度也不一致，心房肌为 0.4m/s，心室肌为 1.0m/s，浦肯野纤维的传导速度最快，为 4m/s，房室交界区是兴奋由心房传入心室的唯一通路，传导速度最慢为 0.02m/s，兴奋在房室交界区要延搁 0.1s 才能传向心室。这种兴奋在房室交界区的传导要延搁一段时间的现象，称为房室延搁。房室延搁具有重要的生理意义和病理意义，它使心房兴奋和收缩完毕之后，心室才开始兴奋和收缩，这有利于心房和心室的顺序性收缩，更好地完成心脏的泵血功能，房室延搁也使房室结成为房室传导阻滞的好发部位，房室传导阻滞是临床上极为常见的一种心律失常。

#### 4. 收缩性

收缩性是指心肌能够在肌膜动作电位触发下产生心肌纤维缩短的特性。虽然心肌细胞与骨骼肌细胞的收缩原理相似，但也有其自身的特点。

（1）对细胞外液的 $Ca^{2+}$ 浓度有明显依赖性：心肌细胞的肌质网不发达，终池贮 $Ca^{2+}$ 量少，因而心肌的收缩对细胞外液的 $Ca^{2+}$ 浓度有明显的依赖性。也就是说，在一定范围内，细胞外液 $Ca^{2+}$ 浓度升高，心肌收缩力增强；反之收缩力减弱。

（2）不发生强直收缩：心肌细胞兴奋时的有效不应期特别长，相当于整个收缩期和舒张早期。所以在有效期内，任何刺激均不能引起心脏兴奋而收缩，因而心肌不会发生强直收缩。

（3）同步收缩：心肌细胞之间通过闰盘连接，由于闰盘电阻很小，兴奋容易通过。因此，心肌可被看作一个功能的合胞体。心脏一旦兴奋，所有心肌细胞将先后发生同步收缩。心肌的同步收缩也称为"全或无"式收缩。

### （二）心的泵血功能

心脏是血液循环的动力装置，在整个生命过程中不停地进行收缩与舒张相交替的活动，舒张时吸引压力较低的静脉血返回心脏，收缩时为血液射入压力较高的动脉提供能量，推动血液沿单一方向循环流动。心脏的舒缩活动形式与水泵相似，故心脏的基本功能称为泵血功能。

#### 1. 心率与心动周期

（1）心率：每分钟心跳的次数，称为心率。正常成年人安静时的心率为 60~100 次 /min，平均约 75 次 /min。心率有明显个体差异，并受年龄、性别及其他生理因素的影响。婴幼儿心脏发育不完全，心肌弹性纤维少，心脏收缩功能差，心脏每收缩一次搏出的血量比成人少。而婴幼儿新陈代谢旺盛，需氧量大，因此只有增加搏动频率才能适应机体的需求。所以，年龄越小，心率越高，每分钟脉搏次数越多。为婴幼儿测量心率，应在其安静的时候测量才准确。一般体温每升高 1℃，心率增加约 15 次，睡眠时心率减少 20 次。新生儿心率可高达 130 次 /min 以上，随年龄增长而逐渐减慢，至 15~16 岁时接近成年人水平。不同年龄的正常心率范围见表 5-2。

> **考点提示**：心率、心动周期及心脏的泵血过程。

（2）心动周期：心脏的一次收缩和舒张构成的一个机械活动周期，称为一个心动周期。在一个心动周期中，心房和心室的机械活动周期都可分为收缩期和舒张期。如以成年人平均心率 75 次 /min 计算，则一个心动周期为 0.8s。其中心房收缩期为 0.1s，舒张期为

0.7s；心室收缩期为 0.3s，舒张期为 0.5s。从心室开始舒张到心房开始收缩之前这段时间，心房、心室都处于舒张状态，称为全心舒张期，约 0.4s（图 5-29）。由于推动血液流动主要依靠心室的舒缩活动，故临床常把心室的收缩期和舒张期作为心脏的收缩期和舒张期，简称心缩期和心舒期。心动周期持续时间的长短与心率的快慢有关，两者呈反比。心率加快，则心动周期缩短，心缩期和心舒期均缩短，但心舒期缩短更明显。因此，心率过快，对心脏的血液充盈和持久工作不利。

表 5-2　不同年龄的正常心率范围

| 年　　龄 | 心率 /（次 /min） |
|---|---|
| 新生儿 | 120~140 |
| 1 岁以内 | 110~130 |
| 2~3 岁 | 100~120 |
| 4~7 岁 | 80~100 |
| 8~14 岁 | 70~90 |

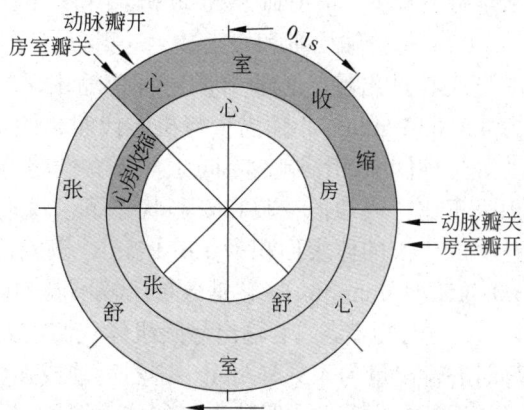

图 5-29　心动周期示意图

### 2. 心脏泵血过程

心脏泵血过程，左心和右心的活动基本一致。根据心动周期中心室内压力、容积、瓣膜开闭及血流方向，可将心室的泵血过程分为心室收缩期和心室舒张期。现以左心为例来讨论心脏泵血过程。

（1）心室的收缩与射血过程：心室收缩期包括等容收缩期、快速射血期和减慢射血期。①等容收缩期：心房收缩完毕进入舒张期，此时心室开始收缩，室内压迅速升高，当室内压超过房内压时，心室内的血液推动房室瓣关闭；此时，室内压尚低于主动脉压，动脉瓣仍处于关闭状态。这段时期内，房室瓣和动脉瓣均处于关闭状态，心室内无血液流动，心室肌虽在持续收缩，作用于不可压缩的血液，心室容积并不改变，故称等容收缩期，持续约 0.05s。②快速射血期：等容收缩期末，心室肌继续收缩，左室内压力持续升高，当室内压超过主动脉压时，血液推开动脉瓣，顺心室与动脉之间的压力梯度迅速射入主动脉，心室容积迅速缩小，称为快速射血期，历时约 0.10s。此期射血量约为总射血量的 70%，在此期内，室内压上升达到峰值。③减慢射血期：快速射血期之后，心室肌收缩力量和室内压开始减小，射血速度减慢，故称为减慢射血期。此期历时约 0.15s，射血量约为总射血量的 30%。此期室内压已略低于主动脉压，但心室射出血液形成较大的动能，心室血液仍可依其惯性继续射入主动脉。

（2）心室舒张与充盈过程：心室舒张期包括等容舒张期、快速充盈期、减慢充盈期和心房收缩期。

### 3. 心输出量和影响因素

心脏射出的血液量是衡量心脏功能的基本指标。正常人在同一时间内，左心和右心射出的血液量基本相等。

（1）每搏输出量和射血分数：一侧心室每收缩一次射出的血量，称为每搏输出量，简称搏出量。在安静状态下，正常成年人搏出量平均70mL（60~80mL）。心舒期末由于血液充盈，心室容量可达约125mL，称为心室舒张末期容量。每搏输出量占心室舒张末期容积的百分比，称为射血分数，健康成年人安静时射血分数为55%~65%。射血分数的大小与每搏输出量以及心室舒张末期容量有关。心功能减退时，由于心室舒张末期容量增加，搏出量可不减少，但射血分数却明显下降。因此，射血分数是评定心泵血功能的重要指标。

（2）每分输出量和心指数：一侧心室每分钟射出的血量，称为每分输出量，又称心输出量或心排出量。心输出量 = 每搏输出量×心率。心率若以75次/min计算，心输出量为4.5~6.0L/min。心输出量与机体代谢、性别、年龄等因素有关，并受情绪激动、肌肉运动等生理因素的影响，相同条件下女性略低于男性。人体安静时的心输出量与个体表面积呈正比。通常把空腹和安静状态下，每平方米体表面积的心输出量称为心指数。一般身材成年人的体表面积为1.6~1.7m$^2$，以安静时心输出量5.0~6.0L/min计算，则心指数为3.0~3.5L/（min·m$^2$）。它是分析比较不同个体心功能常用的评定指标。

（3）心力储备：心输出量随机体代谢需要而增加的能力，称为心力储备。健康成年人安静时心输出量为4.5~6L/min，剧烈运动或强体力劳动时，最大心输出量可增加到30L/min。经常进行体力劳动，坚持适当的体育锻炼，可以提高心力储备。

（4）影响心排出量的因素：心排出量的多少决定于每搏输出量和心率，凡是能影响每搏输出量和心率的因素均可影响心排出量。①心室舒张末期容量（心肌前负荷）：心室舒张末期容量相当于静脉回心血量与心室射血后的剩余血量之和。在一定范围内，心室舒张末期容量越大，心肌纤维初长度越长，心肌收缩力越强，搏出量将增多；相反，搏出量则减少。临床上，如机体大失血、严重脱水时，可因循环血量不足，心室舒张末期容量减少，心肌前负荷减小，收缩力减弱，搏出量减少。如静脉输液或输血量过大，速度过快，可使静脉回心血量增加，造成心肌前负荷过大，心肌纤维超过最适初长度时，心肌收缩力反而减弱，使搏出量减少。这种通过心肌纤维初长度改变来调节搏出量的方式，称为异长自身调节。②动脉血压（心肌后负荷）：动脉血压是心肌收缩时的阻力，即后负荷。在其他因素不变的条件下，动脉血压升高，心室收缩所遇阻力增大而导致动脉瓣开放推迟，等容收缩期延长，射血期缩短，射血速度减慢，使搏出量减少。搏出量减少势必造成心室内剩余血量增多，如果此时静脉回流量不变，将使心室舒张末期容量增加，心肌初长度增加，又可通过异长自身调节来增强心肌收缩力，使搏出量恢复到正常水平。但动脉血压如果长期升高，可因心肌肥厚失代偿而导致心力衰竭。③心肌收缩能力：心肌收缩能力是指心肌本身的一种内在收缩特性。这种心肌收缩能力的改变与心肌初长度无关。在心肌初长度不变的条件下，心肌本身收缩强度和速度改变而引起搏出量改变的调节方式，称为搏出量的等长自身调节。如运动时心交感神经兴奋，血液中肾上腺素释放增多或使用强心药物（如洋地黄）时，收缩能力增强，搏出量增加；反之，如心迷走神经兴奋，血液中乙酰胆碱释放增多时，心肌收缩能力减弱，搏出量减少。④心率：在一定范围内，心率增加可使心排出量增多。但当心率增减至某一临界水平时，心排出量减少。如心率过快，高于180次/min，因心舒期明显缩短，心室充盈量显著减少，将引起心排血量减少；如心率过慢，低于40次/min，心舒期过长，此时心充盈量早已接近最大限度，心舒期的延长不能增加充盈量，因此，心排血量也明显减少。

### 4. 心音

心音是心动周期中，心肌舒缩、瓣膜启闭、血液加速和减速对血管壁的加压和减压作用，以及形成的涡流等因素均可引起机械振动，通过周围组织传到胸壁形成的声音。在胸壁的一定部位可用听诊器听取，多数情况下在一个心动周期中只能听到两个心音，分别称为第一心音和第二心音，部分人可听到第三心音。

（1）第一心音：发生在心缩期，是心室收缩开始的标志。特点是音调较低，持续时间较长。产生第一心音的原因是心室收缩时房室瓣关闭、血流冲击房室瓣以及心室射出的血液撞击动脉壁引起振动而产生的。它的强弱可反映心室收缩的力量和房室瓣的功能状态。

（2）第二心音：出现在心舒期，是心室舒张开始的标志。特点是音调较高，持续时间较短。产生第二心音的原因是心室舒张时动脉瓣关闭、血流冲击主动脉根部和心室引起振动而产生的。它的强弱可反映动脉血压的高低和动脉瓣的功能状态。

（3）第三心音：在部分健康儿童和青少年偶尔可听到第三心音。第三心音发生在快速充盈期末，是一种低频低振幅的心音。

### 📖 知识链接

#### 心脏的内分泌功能

自从 William Harvey 于 1628 年建立了血液循环系统学说，三百年来，心脏曾一直被认为仅仅是一个循环系统的动力器官，是一个单纯的"血泵"。20 世纪 80 年代初，科学家们成功地从大鼠和人的心房中发现了一种具有强大利尿利钠作用的物质——心房钠尿肽后，证实心脏还是一个内分泌器官。

对心房钠尿肽的研究可追溯到 20 世纪 50 年代。早在 1956 年，就发现豚鼠心房肌细胞中含有一些特殊颗粒，但对其化学性质不了解。1964 年证实了这些颗粒与内分泌细胞所含激素分泌颗粒十分相似。1979 年，发现心房内这类颗粒密度与动物水盐摄入情况有关，禁水忌钠大鼠的心房细胞内这种颗粒增加，向大鼠静脉注射心房提取物则引起明显利尿排钠效应。1984 年，分别从 5000 只大鼠和 40g 人心房组织中提取、分离、纯化出心房钠尿肽。目前，心房钠尿肽已能人工合成，并被用于临床。

### 5. 体表心电图

在正常人体的每一心动周期中，心脏各部分的兴奋过程表现为一系列的生物电活动。心脏活动时产生的生物电变化不仅可直接从心脏表面测到，也可通过体液和组织传导到体表，并且从身体表面测量出来。将心电图机检测电极放置在人体体表某一特定部位所记录出来的心电变化波形，称为心电图（ECG）。正常心电图由 P 波、QRS 波群、T 波及各波间的线段所组成（图5-30）。它能反映心脏兴奋产生、传导和恢复过程的电位变化。心电图检查是临床常用的器械检查方法之一，对心血管疾病的诊断具有重要意义。

（1）P 波：反映左右两心房的去极化过程。波形小而圆钝，波幅不超过 0.25mV。波的宽度反映心房去极化所需的时间，历时 $0.08\sim0.11s$。

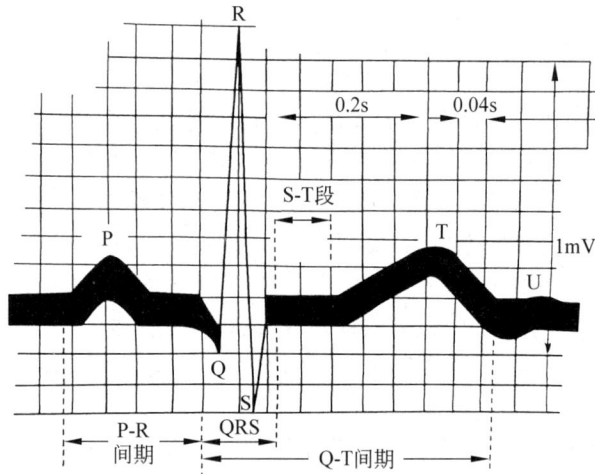

图 5-30　正常人心电图模式图

（2）QRS 波群：代表左右两心室的去极化过程。典型的 QRS 波群由向下的 Q 波、向上的 R 波和向下的 S 波组成。在不同的导联中这三个波不一定都出现，各波波幅在不同导联中变化较大。QRS 波群历时 0.06~0.10s，代表心室兴奋扩布所需的时间。

（3）T 波：代表左右两心室复极化过程的电位变化，历时 0.05~0.25s，波幅 0.1~0.8mV，一般 T 波的方向与 QRS 波群的主波方向一致，波幅不低于同导联 R 波的 1/10。

（4）P-R 间期：从 P 波起点到 QRS 波群的起点之间的时程，历时 0.12~0.20s，表示兴奋由窦房结传到心室所需的时间。

（5）Q-T 间期：从 QRS 波群起点到 T 波终点之间的时程，反映心室去极化开始到完全复极化所需的时间，其时程与心率有关。

（6）S-T 段：从 QRS 波群终点到 T 波起点之间的线段。正常时 ST 段与基线平齐，代表心室已完全处于去极化状态，各部位之间无电位差存在。若 ST 段偏离基线超过正常范围，表示心肌损伤和心肌缺血等疾病。

## 二、血管生理和功能

血管系统与心脏共同构成一个密闭的循环管道，其主要功能是运送血液和进行物质交换。血管系统由动脉、毛细血管和静脉组成。

### （一）血流动力学要素

研究血液在血管中流动的物理现象的科学称为血流动力学。血流动力学中最基本的要素是血流量、血流阻力和血压。三者关系基本上符合流体力学规律，即血流量与血管两端压力差呈正比，与血流阻力呈反比。

#### 1. 血流量

单位时间内流过血管某一横切面的血量称为血流量，计量单位表示为 mL/min 或 L/min。

血液在血管内流动时，血流量与血管两端的压力成正比，与血流阻力成反比。

### 2. 血流阻力

血液在血管中流动时所遇到的阻力称为血流阻力。血流阻力源于血液成分之间及血液与管壁之间的摩擦力。根据流体力学原理，血流阻力与血管长度和血液的黏滞度成正比，与血管半径的 4 次方成反比。在生理情况下，血管长度很少有变化，血液黏滞度变化也不大，因此血流阻力主要取决于血管口径。对于一个器官来说，如果血液黏滞度不变，血流阻力主要来自该器官阻力血管的口径。阻力血管口径越大，血流阻力越低，血流量就越多；反之则越少。通常将来自小动脉和微动脉的血流阻力，称为外周阻力。机体对器官血流量的调节，就是通过调控各器官阻力血管的口径来实现的。

### 3. 血压

血管内的血液对于单位面积血管壁的侧压力称为血压（BP）。临床上习惯用 mmHg 或 kPa 表示血压的计量单位。在整个心血管系统中各段血管之间都存在着压力差，即动脉血压 > 毛细血管血压 > 静脉血压，这个压力差推动着血液按一定方向周而复始地流动，心脏的舒缩活动是产生压力差的直接原因。

## （二）动脉血压

### 1. 动脉血压的正常值

动脉血压是指血液在动脉内流动时对动脉管壁的侧压强。在一个心动周期中，动脉血压随心脏的收缩与舒张而发生周期性的变化。心室收缩时，动脉血压升高所达到的最高值，称为收缩压（SP）；心室舒张时，动脉血压降低所达到的最低值，称舒张压（DP）；收缩压与舒张压之差，称为脉压。一个心动周期中每一瞬间动脉血压的平均值称为平均动脉压，平均动脉压 = 舒张压 +1/3 脉压。通常临床多以测量上臂肱动脉血压代表动脉血压。习惯的记录方式是：收缩压 / 舒张压（mmHg）。我国健康青年人在安静状态下的收缩压为 100~120mmHg，舒张压为 60~80mmHg，脉压为 30~40mmHg。动脉血压除存在个体差异外，还有性别、年龄的差异；男性略高于女性；儿童低于成年人，随年龄增长血压可逐渐升高；体力劳动或情绪激动时血压可暂时升高。目前，我国采用国际统一标准，收缩压 ≥140mmHg 和（或）舒张压 ≥90mmHg 为高血压；如收缩压 <90mmHg，舒张压 <60mmHg 为低血压。婴幼儿血压比成人低得多，年龄越小，血压越低。随着年龄的增长，血压逐渐升高。1 岁以上幼儿收缩压可按下列公式计算：收缩压 = 年龄×2+80mmHg。舒张压为收缩压的 2/3。高血压在婴幼儿中不多见。

为婴幼儿测量血压时，需在其安静状态下测量。哭闹、饱食、寒冷、活动均可影响血压的测量值。测量方法为：使受测手臂与心脏处于同一水平，如使用电子血压计，将袖带缚于上臂，不宜过紧或过松，袖带下缘在肘窝稍上的位置，按压"开始"键即开始测量。如使用水银血压计，先将血压计放于平整的桌面上，将袖带内的空气排空，再绑缚相同位置，一手将听诊器听筒置于肘窝内上缘的肱动脉搏动处，另一只手旋紧气囊开始打气，水银柱上升一定高度，一般超过标准血压 20~30mmHg 开始缓慢松开旋钮放气，同时聆听听诊器中的声音。当听到第一声动脉搏动声，即为收缩压，动脉搏动声消失前的最后一声为舒张压。袖带中的气体应全部放完，测量结束，记录测量数值。

### 2. 动脉血压的形成

心血管系统是一个密闭的管道，足够的血液充盈是形成动脉血压的前提，心室收缩射血和外周阻力是动脉血压形成的根本因素，大动脉管壁的弹性能使心室的间断射血转变为动脉内的持续血流，并可维持舒张压。心室收缩时射出的血液，由于外周阻力的存在，只有约 1/3 的血液流向外周，2/3 的血液暂时储存在大动脉内，导致大动脉管壁扩张，这时血液对血管壁产生的侧压力形成收缩压；心室舒张时射血停止，弹性扩张的大动脉回缩，推动血液继续向外周流动，此时血液对血管壁产生的侧压力形成舒张压。通常收缩压较高，但由于大动脉管壁弹性扩张的缓冲作用，使收缩压不致过高；由于大动脉管壁的弹性回缩，保持了血流过程的连续性，并维持了舒张压的一定高度。

> **考点提示**：影响动脉血压的因素。

### 3. 影响动脉血压的因素

（1）每搏输出量：当心率和外周阻力恒定时，每搏输出量增加，收缩压升高，血流速度加快，流向外周血量增多，到心舒期末存留在大动脉内的血量增加不多，故舒张压升高不如收缩压升高明显，脉压增大。当搏出量减少时则主要使收缩压降低，脉压减小。因此，收缩压的高低主要反映搏出量的多少。

（2）心率：当每搏输出量和外周阻力恒定时，心率在一定范围内加快时，可使心动周期缩短，心舒期明显缩短，故在该期内流向外周的血量减少，致使心舒期末存留在大动脉内的血液量增多，以致舒张压明显升高，脉压减小。如心率减慢，舒张压明显降低，则脉压增大。因此，心率的改变主要影响舒张压。

（3）外周阻力：如果心输出量不变而外周阻力增大时，可使血压升高。由于外周阻力增大，使血流速率减慢，导致心舒末期存留于大动脉内血量增多，所以舒张压升高明显；反之，外周阻力变小，舒张压降低更明显。因此，舒张压的高低主要反映外周阻力的大小。

（4）大动脉管壁的弹性：大动脉管壁弹性因能缓冲动脉血压的变化而使收缩压不致过高，舒张压不致过低，减小脉压。老年人大动脉管壁由于胶原纤维增加，弹性纤维减少，使管壁弹性减弱，缓冲血压的作用减小，造成收缩压升高而舒张压降低，脉压增大。如同时伴有小动脉硬化，则外周阻力也增大，表现为收缩压升高和舒张压变化不大或升高。

（5）循环血量与血管容积：正常机体的循环血量与血管容积相适应，保持血管内有足量血液充盈，维持动脉血压稳定在一定水平。当血管容积不变而循环血量减少时，动脉血压会降低；若循环血量不变而血管容积增大，则动脉血压也会降低。前者如急性大失血患者，后者如过敏性休克或中毒性休克患者。

### 4. 脉搏

心动周期中动脉管壁随心脏舒缩而产生的节律性搏动，称为动脉脉搏（简称脉搏）。脉搏起始于主动脉根部，沿动脉管壁向外周传播，用手指能扪及身体浅表部位的动脉脉搏。脉搏的强弱与心输出量、动脉的可扩张性和外周阻力密切相关。因此，脉搏可在一定程度上反映心血管的功能状态。婴幼儿的脉搏较细弱，应在安静状态下测量，默数 1min 记录搏动次数。3 岁以上幼儿可以测量桡动脉(腕部拇指侧)，3 岁以下婴幼儿可以测量肱动脉(食指和中指放在臂内侧肘窝向上 2cm 处)、颈动脉（颈中线旁开 2cm）、颞动脉（耳门前方）、股动脉（大腿根处）、腘动脉（腘窝处）等。

### （三）静脉血压与血流

血液通过毛细血管汇集到静脉，然后回流入心脏。安静状态下，人体循环血量的60%~70%储存于静脉系统中。所以静脉既是血液流回心脏的通路，又是重要的血液贮存库。

#### 1. 静脉血压

体循环的血液通过毛细血管汇集到小静脉时，血压降到15~20mmHg，到达右心房时，血压降至最低，接近于零。通常将胸腔内大静脉或右心房的血压，称为中心静脉压（CVP），而将各器官静脉的血压称为外周静脉压。正常人中心静脉压变动范围为4~12cmH$_2$O。

中心静脉压的高低取决于心脏的射血能力和静脉回心血量。当心脏射血能力增强或静脉回心血量减少时，中心静脉压降低；当心脏射血能力减弱或静脉回心血量增多时，可引起中心静脉压升高。因此，中心静脉压可反映心脏的功能状态和静脉回心血量，在临床上常作为判断心血管功能状态的重要指标，也可作为控制补液速度和量的监控指标。

#### 2. 影响静脉血回流的因素

单位时间内静脉回流入心脏的血量，称为静脉回心血量，相当心输出量。静脉回心血量主要取决于外周静脉压与中心静脉压的压力差，凡能改变这个压力差的因素，均能影响静脉血回流。

（1）心肌收缩力：心肌收缩力改变是影响静脉血回流最重要的因素。心肌收缩力增强，搏出量增多，心舒期室内压较低，有利于静脉血回心；反之，则不利于静脉血回心。如左心衰竭，左心室收缩力减弱，可引起肺静脉回流受阻，造成肺瘀血、肺水肿；若发生右心衰竭，则右心室收缩力减弱，静脉回心血量减少，患者可出现颈静脉怒张、肝充血肿大、下肢水肿等体征。

（2）重力和体位：静脉血回流受重力的影响较大，在平卧体位时，全身静脉与心脏基本处在同一水平，重力大致相等，受重力影响不大。当人由卧位变为直立时，因受重力影响，心脏平面以下的静脉血管扩张充盈，所容纳的血量增多，导致静脉回心血量减少，因而心输出量减少和血压下降，有些人可出现眼前发黑（视网膜缺血）和晕厥（脑缺血）的症状。

（3）骨骼肌的挤压作用：骨骼肌收缩时，位于肌肉间的静脉受挤压，促进静脉血回流，同时静脉内的瓣膜使血液只能向心脏方向流动，不能倒流，因此骨骼肌和静脉瓣膜对静脉回流起着"泵"的作用。正常人长时间站立或处于坐位，可出现下肢水肿，这是由于下肢静脉缺乏下肢肌肉挤压，血液淤积于下肢的缘故。

（4）呼吸：吸气时胸膜腔内负压值增大，使胸腔内的大静脉和右心房更加扩张，由于容积增大，中心静脉压下降，促进静脉血回流；呼气时相反，使静脉血回流减少。因此，呼吸运动对静脉回流也起着"泵"的作用，称为呼吸泵。

### （四）微循环

微循环是指微动脉和微静脉之间的血液循环。微循环的基本功能是实现血液和组织之间的物质交换。典型的微循环由微动脉、后微动脉、毛细血管前括约肌、真毛细血管、通血毛细血管、动-静脉吻合支和微静脉等部分组成。微循环内的血液可通过迂回通路、直捷通路、动-静脉短路 3 条途径由微动脉流向微静脉。

### （五）组织液的形成和淋巴循环

组织液是除大分子血浆蛋白以外的血浆成分从毛细血管渗出而形成的。组织液是细胞生活的内环境，细胞从其中摄取 $O_2$ 和营养物质，并将 $CO_2$ 和其他代谢产物排入组织液中。药物进入体内后必须经组织液，才能与细胞接触发生作用，组织液再经重吸收回流入血液。

#### 1. 组织液生成与回流

组织液生成和回流的动力取决于 4 个因素：毛细血管血压、组织液胶体渗透压、组织液静水压和血浆胶体渗透压。其中毛细血管血压和组织液胶体渗透压是促进组织液生成的力量，称为组织液生成压。而血浆胶体渗透压和组织液静水压是促进组织液回流的力量，称为组织液回流压。组织液生成压和组织液回流压之差，称为有效滤过压（EFP），可用下式表示。

有效滤过压 =（毛细血管血压 + 组织液胶体渗透压）–（血浆胶体渗透压 + 组织液静水压）

一般情况下，人体毛细血管动脉端血压约为 30mmHg，毛细血管静脉端血压约为 12mmHg，血浆胶体渗透压约为 25mmHg，组织液胶体渗透压约为 15mmHg，组织液静水压约为 10mmHg。在毛细血管动脉端的有效滤过压为 10mmHg，血浆从毛细血管滤出生成组织液；毛细血管静脉端的有效滤过压为 –8mmHg，大部分组织液又回流入毛细血管；另有一小部分组织液进入毛细淋巴管生成淋巴液，经淋巴系统再回流到血液中。

#### 2. 影响组织液生成与回流的因素

正常情况下，组织液不断生成又不断被吸收，保持了血量与组织液量的动态平衡。如果这种动态平衡遭到破坏，则会出现组织液生成过多或回流减少，体液就可潴留在组织间隙形成水肿。因此，凡是能影响有效滤过压和淋巴回流的因素均可影响组织液的生成和回流，如毛细血管血压升高、血浆胶体渗透压降低、淋巴回流受阻等都是形成水肿的常见原因。此外，毛细血管壁通透性增高，部分血浆蛋白滤出进入组织液，也可使组织液生成增多而发生水肿。

#### 3. 淋巴液生成与回流

组织液经毛细淋巴管吸收，即成为淋巴液，淋巴液经淋巴循环回流入静脉。淋巴循环是血液循环的辅助装置，正常人在安静情况下，每小时约有 120mL 淋巴液进入血液循环，淋巴回流的主要生理意义如下。

（1）调节体液平衡：毛细淋巴管由单层内皮细胞构成，管壁无基膜层，通透性极高，约 10% 的组织液可通过淋巴循环回流入血液，维持组织液生成与回流的平衡。淋巴管、淋巴结发生炎症时，或者淋巴结由于肿瘤发生肿大时，淋巴回流会发生障碍，则出现肢体肿胀的情况。

（2）回收蛋白质：毛细淋巴管壁的通透性大，能将毛细血管壁溢出的微量蛋白质经组织液透入毛细淋巴管带回血液，维持血管内外胶体渗透压及水平衡。每天组织液中有 75~200g 蛋白质由淋巴液回收到血液中，保持组织液胶体渗透压在较低水平，有利于毛细血管对组织液的重吸收。

（3）运输脂肪等营养物质：由肠道吸收的脂肪，80%~90%通过淋巴循环运输入血液。因此，小肠的淋巴液呈乳糜状，脂类则进入血管中，再通过血液循环把脂类运输到毛细血管，通过跨膜运输进入身体组织液进行生物利用。

（4）防御和屏障作用：淋巴循环可以清除因受伤出血而进入组织的红细胞、侵入机体的细菌及其他微粒，对机体起着防御作用。这一机体防卫和屏障作用主要与淋巴结内巨噬细胞的吞噬活动和淋巴细胞产生的免疫反应有关。

# 三、心血管活动的调节

循环系统的功能活动能随机体内外环境的改变而变化，以适应机体各组织器官在不同状态下对血流量的需要，并保持动脉血压相对稳定。这种适应性变化主要是在神经和体液调节下进行的。

## （一）神经调节

心肌和血管平滑肌受自主神经支配，机体对心血管活动的神经调节是通过各种心血管反射来实现的。

### 1. 心脏和血管的神经支配

（1）心脏的神经支配及其作用：支配心脏的传出神经为交感神经系统的心交感神经和副交感神经系统的心迷走神经。心交感神经能产生兴奋作用，引起心率效应，传导加速，心肌收缩力增强，致使心排出量增多，血压升高。心迷走神经能产生抑制效应，引起心率减慢，房室传导减慢，心肌收缩力减弱以致心排出量减少，血压降低。

（2）血管的神经支配及其作用：除毛细血管外，大部分血管只受交感神经缩血管神经的单一支配，少部分血管兼受交感或副交感的舒血管神经支配。交感缩血管神经纤维兴奋时的主要效应是血管收缩。舒血管神经有两类：一类是交感舒血管神经，支配骨骼肌血管，使骨骼肌血管舒张，保证肌肉足够血液供应；另一类是副交感舒血管神经，支配脑、唾液腺、胃肠腺体和外生殖器的血管，使血管舒张，作用在于调节局部器官血流量。

### 2. 心血管中枢

中枢神经系统内与调节心血管活动有关的神经元集中的部位，称心血管中枢。分布于从脊髓到大脑皮质的各个层面上，它们联系密切，共同调节着心血管系统的活动。

心血管的活动基本中枢位于延髓，包括心抑制区、缩血管区、舒血管区和传入神经接替站（孤束核）。

### 3. 心血管反射

神经系统对心血管活动的调节是通过各种心血管反射来实现的。其生理意义是维持机体内环境的相对稳定，以适应机体所处的状态和环境变化。

（1）颈动脉窦和主动脉弓压力感受性反射：颈动脉窦和主动脉弓血管外膜下的感觉神经末梢称为压力感受器，对牵拉刺激敏感。当主动脉弓和颈动脉窦被扩张到一定程度时感觉神经末梢兴奋即发放冲动。颈动脉窦压力感受器的传入神经是窦神经，主动脉弓压力感受器的传入神经是主动脉神经，分别通过舌咽神经和迷走神经进入延髓，最后到达孤束核。

当动脉血压升高时，血管壁扩张，压力感受器受牵拉刺激而兴奋，冲动沿窦神经和主动脉神经传至延髓的心血管中枢，在孤束核换元后，发出纤维可与心迷走中枢发生联系产生兴奋效应，使心迷走神经的紧张性增强；也可与心交感中枢发生联系产生抑制效应，使心交感神经的紧张性减弱，表现为心率减慢，心肌收缩力减弱，心排血量减少；另外，孤束核发出的纤维还能到达交感缩血管中枢，使血管运动神经元抑制，血管舒张，外周阻力下降。由于心排血量减少，外周阻力降低，动脉血压可降至正常水平，此反射又称减压反射。相反，如果动脉血压降低，压力感受器所受牵拉刺激减弱，冲动传入减少，使心迷走紧张性减弱，心交感紧张性加强，结果心率加快，心排血量增多，外周血管阻力增大，血压回升。压力感受性反射是一种典型的负反馈调节，它的重要生理意义在于保持动脉血压的相对稳定，防止血压的急剧变化。

（2）颈动脉体和主动脉体化学感受性反射：在颈总动脉分叉处和主动脉弓区域存在着化学感受器，即颈动脉体和主动脉体，能感受血中某些化学成分变化的刺激。化学感受性反射主要是调节呼吸运动，对维持血中 $O_2$ 和 $CO_2$ 的相对稳定起着重要作用；只有在机体严重缺氧、窒息、失血、酸中毒等异常情况下，才对心血管活动发挥比较明显的调节作用，提高心排血量，升高血压，血量重新分配，以保证心、脑、肾等重要生命器官的血液供应。

## （二）体液调节

体内许多激素和组织的代谢产物能够调节心血管的活动。根据这些体液因素的作用范围大小，体液调节可分为全身性体液调节和局部性体液调节。

### 1. 全身性体液调节

（1）肾上腺素和去甲肾上腺素：血液中的肾上腺素和去甲肾上腺素主要由肾上腺髓质分泌，两者对心脏和血管的作用相似，但又有所不同。肾上腺素对心肌的作用较强，主要使心率增快，心肌收缩力增强，心输出量增多，动脉血压增高。临床常将肾上腺素作为"强心药"使用。去甲肾上腺素对血管的作用较强，能使除冠状动脉外的血管收缩，尤其是小动脉强烈收缩，外周阻力显著增大，血压明显升高。临床常将去甲肾上腺素作为"升压药"使用。但由于它使小动脉强烈收缩，从而减少进入毛细血管网的血流量，有可能使组织缺血、缺氧，所以使用时应慎重。

（2）肾素－血管紧张素－醛固酮系统：当大失血或肾疾病导致肾血流量减少或血 $Na^+$ 降低时，肾脏近球旁细胞合成和分泌的肾素进入血液循环，使血浆中无活性的血管紧张素原转变为血管紧张素 I，后者在血管紧张素转换酶作用下水解成血管紧张素 II，血管紧张素 II 在血浆和组织中的血管紧张素酶 A 作用下，生成血管紧张素 III。

血管紧张素 I 对多数组织细胞不具有活性；血管紧张素 II 是已知最强的缩血管物质之一，它能使全身小动脉收缩，外周阻力增大，动脉血压升高，并可刺激肾上腺皮质球状带合成和释放醛固酮，醛固酮有保 $Na^+$、排 $K^+$、保水作用，从而引起血容量增多，血压升高；血管紧张素 III 的缩血管效应较弱，但促进醛固酮合成和释放的作用较强。可见，肾素-血管紧张素-醛固酮系统参与动脉血压的调节，在高血压病发病机制中也具有重要意义。

（3）血管升压素：血管升压素是由下丘脑视上核和视旁核一部分神经元合成的，经下丘脑垂体束贮存于神经垂体，并释放进入血液循环。血管升压素在肾脏可促进水的重吸收，故又称抗利尿激素。血管升压素可引起血管强烈收缩，但在正常情况下不参与血压调节。当机体处于失血等情况而使循环血量减少时，该激素在血中浓度将显著升高，对保持循环血量和维持动脉血压起一定作用。

### 2. 局部性体液调节

组织细胞在代谢过程中产生的某些化学物质，如 $CO_2$、$H^+$、腺苷、乳酸等，可引起局部微动脉和毛细血管前括约肌舒张，局部血流量增加，清除聚集的代谢产物。激肽、组胺、前列腺素等物质可引起局部血管舒张，增加局部血流量，对局部组织的血液循环起一定的调节作用。

某些社会因素、环境因素、心理因素、行为因素等可影响人的自主神经系统活动以及体内某些体液物质的释放，从而引起机体一系列的心理和生理反应，在心血管疾病的预防、发生和治疗过程中有着重要的作用。如社会竞争激烈、人际关系紧张可使肾上腺髓质和皮质激素分泌增加、交感神经兴奋，从而引起血压升高。

# 第四节　脉管系统的婴幼儿保健

## 一、组织适当的体育锻炼，增强体质

体育锻炼可以增强心肌收缩力，促进血液流动，增加心搏出量，促进循环系统的发育。但是如果运动量过大、时间过长，使心动过速，心脏收缩和舒张的时间间隔缩短，心肌疲劳，反而会减少每次心跳的搏出量，表现为面色苍白、心慌、恶心、大汗淋漓。因此，在组织活动和锻炼时，活动时间和强度应视婴幼儿年龄和体质状况而定，运动前做好准备活动，运动后做好整理活动，不要让婴幼儿过度疲劳。应依据年龄分组进行活动，个别体质较差的婴幼儿还需因人而异制定特殊活动方案。夏季心率快，血流速度快，不适宜进行高强度活动，也应避免长时间的户外活动，大量出汗后引起血容量不足，可能导致低血压、中暑、晕厥等。

## 二、合理营养，防止贫血

婴幼儿新陈代谢快，对氧的需求量大。贫血可引起心率增快，严重贫血可能引起心脏扩大，心力衰竭。因此应重视婴幼儿贫血的早期干预，加强饮食中铁和蛋白质的补充。胎儿期新陈代谢所需的氧完全来源于母体，因此孕母的身体状况直接影响着胎儿的正常生长发育。备孕期女性应补充叶酸 0.4mg/d，同时及时治疗纠正贫血，饮食方面每周补充一次动物血或畜禽肝脏。孕期应继续加强营养，叶酸持续补充，适当补充铁元素，每周补充 1~2 次动物血或畜禽肝脏。哺乳期饮食结构基本同孕晚期，适当增加鱼禽肉蛋和海产品，每周补充 1~2 次动物肝脏，总量可达猪肝 85g 或鸡肝 40g。0~6 月龄婴儿鼓励纯母乳喂养，对于 3~6 月龄婴儿的生理性贫血无须特殊干预。6 月龄后开始添加辅食，应从富含铁的泥糊状食物开始，注意优质蛋白质的摄入，定期体检，发现贫血应及时干预或纠正。培养婴幼儿良好的饮食习惯，不挑食、不偏食，不吃或少吃零食，不喝饮料。

## 三、合理安排一日活动

应注意让婴幼儿劳逸结合，多饮水，保证良好睡眠。劳逸结合可促进心血管系统发育，睡眠时心率减慢，血流减缓，可以使心脏得到充分的休息。婴幼儿精力充沛，容易出汗，多饮水能够补充血容量，促进代谢废物的排泄。合理的一日活动安排，既能够增强心血管系统功能，又利于保护心脏。

## 四、避免过度的神经刺激

婴幼儿神经系统发育不健全，心脏的自主神经调节也不完善，容易受到惊吓，表现为哭闹不止、睡眠不宁或嗜睡、消化不良、发热等，严重者可能引起心脏节律的紊乱，因此应避免突然的或过度的神经刺激，以免影响婴幼儿心脏和血管的正常功能。

## 五、选择适当的衣服

婴幼儿血压低，末梢循环差，年龄越小越明显。婴幼儿的手足时常感觉发凉，并非是因为穿盖少了，此时如果穿上更多的衣服，或盖上更厚的被子，反而会引起婴幼儿的燥热不适，严重者会引发婴儿捂热综合征，表现为大汗淋漓、哭声低弱、呼吸急促或者不规律、体温异常。若散热不及时，易导致大量出汗、尿量减少，从而引起脑缺氧或者中枢神经系统的损伤。因此，评估婴幼儿体感温度不应以手足温度为准，而应以胸部或腹部的温度为宜。婴幼儿的衣服和鞋袜也不宜过小、过紧，以免影响血液循环和心脏活动。

## 六、重视婴幼儿循环系统功能评估

婴幼儿心脏、血管发育不完全，心脏收缩功能差，多种疾病可能诱发心肌炎，如病毒性感冒、服泻、严重呕吐等，心肌炎病情隐匿，但发展迅速，如果失治、误治则预后差，甚至危及生命。因此应及时评估和了解婴幼儿循环系统功能状况，如有异常及时治疗。如果出现动辄大喘气、胸闷不适，或者活动耐力下降、容易累、乏力，这些都是心肌炎早期症状，应及时到医院就诊。如果合并出现不符合病情发展的心率过快，说明心肌收缩力下降，心功能受损；若大汗淋漓、皮肤湿冷，说明血压下降，应警惕休克的发生。这些都是心肌炎的高危状态。

### 本章小结

循环系统由心血管系统和淋巴系统两部分组成。血液在心血管系统中按照一定的方向周而复始地流动，称为血液循环。血液循环的主要功能是完成体内的物质运输，增强婴幼儿心血管功能，保护心脏、血管，预防贫血，也是婴幼儿卫生保健的重要内容。

心脏是血液循环的动力装置，心脏收缩和舒张一次构成一个机械活动周期，称为心动周期。心肌的生理特性保证了心脏射血功能的实现，从泵血功能实现角度了解心肌的生物电现象，心室肌细胞和窦房结起搏细胞是心脏实现泵功能的重要基础。心输出量的多少由每搏输出量和心率决定，搏出量与前负荷、心肌收缩能力以及后负荷有关。

血管是循环系统的运输管道，维持血液在动脉、毛细血管、静脉流动，动脉血压发挥很重要的作用。血液充盈是动脉血压的形成前提条件，基本因素是心脏射血和外周阻力。动脉血压受每搏输出量、外周阻力、心率、大动脉弹性循环、血量与血管容积比例等因素影响。组织液是血浆从毛细血管壁滤过而形成的。血液通过静脉系统回流到心脏。静脉回流的动力是静脉两端的压力差，即外周静脉压与中心静脉压之差，压力差的形成主要取决于心脏的收缩力，但也受呼吸运动、体位、肌肉收缩等的影响。

机体可通过神经和体液因素对心脏和各部分血管的活动进行调节，支配心脏的传出神经为心交感神经和心迷走神经。

婴幼儿新陈代谢快，对氧的需求量大，合理健康的卫生保健工作有利于婴幼儿循环系统的正常发育。

## 同步练习

### 一、单选题

1. 体循环起自（　　）。
   A. 左心房　　　　　B. 右心房　　　　　C. 左心室　　　　　D. 右心室
2. 不属于淋巴器官的是（　　）。
   A. 肾上腺　　　　　B. 胸腺　　　　　C. 扁桃体　　　　　D. 脾
3. 不是主动脉弓上的分支是（　　）。
   A. 右颈总动脉　　　B. 左颈总动脉　　　C. 头臂干　　　　　D. 左锁骨下动脉
4. 乳糜池位于是（　　）。
   A. 第 1 腰椎体前面　　　　　　　　B. 第 2 腰椎体前面
   C. 第 3 腰椎体前面　　　　　　　　D. 第 2~3 腰椎体前面
5. 心动周期中，左室内压升高速率最快的时期在（　　）。
   A. 心房收缩期　　　B. 等容收缩期　　　C. 快速射血期　　　D. 减慢射血期
6. 一般情况下影响舒张压最主要的因素是（　　）。
   A. 每搏输出量　　　B. 心率　　　　　C. 大动脉管壁弹性　D. 外周阻力
7. 心交感神经末梢释放的递质是（　　）。
   A. 去甲肾上腺素　　B. 乙酰胆碱　　　C. 肾上腺素　　　　D. 血管紧张素
8. 右心房有（　　）。
   A. 4 个肺静脉入口　B. 肺动脉口　　　C. 心大静脉口　　　D. 冠状窦口
9. 5 岁以下婴幼儿体内的白细胞以哪种类型为主（　　）。
   A. 中性粒细胞　　　B. 淋巴细胞　　　C. 单核细胞　　　　D. 红细胞
10. 心脏第一次发育增速期是（　　）。

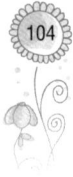

A. 新生儿期　　　　B. 2 岁前　　　　　　C. 学龄前期　　　　　D. 青春期后期

11. 生理性贫血常发生于（　　　）。

A. 新生儿期　　　　B. 2~3 月龄　　　　　C. 3~6 月龄　　　　　D. 6~12 月龄

12. 房室延搁的生理意义是（　　　）。

A. 使 P 波增宽　　　　　　　　　　　B. 使 QRS 波群增宽

C. 使心房、心室不会产生收缩重叠　　D. 使心室肌不会产生强直收缩

13. 心泵功能的自身调节与（　　　）有直接关系。

A. 心室收缩末期容积　　　　　　　　B. 心室舒张末期容积

C. 平均动脉压　　　　　　　　　　　D. 心力储备

## 二、多选题

1. 主动脉弓的三个分支包括（　　　）。

A. 头臂干　　　　　B. 左颈总动脉　　　C. 右颈总动脉　　　D. 左锁骨下动脉

2. 影响动脉血压的因素（　　　）。

A. 心率　　　　　　B. 每搏输出量　　　C. 外周阻力　　　　D. 大动脉管壁弹性

3. 血细胞包括（　　　）。

A. 红细胞　　　　　B. 白细胞　　　　　C. 血小板　　　　　D. 血清

4. 心肌兴奋性周期性变化包括（　　　）。

A. 超长期　　　　　B. 相对不应期　　　C. 有效不应期　　　D. 收缩期

# 第六章
# 体温

## 学习目标

### 知识目标
1. 掌握体温的概念、正常值和生理变异。
2. 熟悉机体产热的主要器官、散热的方式。
3. 掌握婴幼儿体温的测量方法。
4. 了解婴幼儿体温的保健要求。

### 能力目标
1. 掌握婴幼儿体温测量方法，能有效开展婴幼儿保育工作。
2. 能够对发热婴幼儿进行基本的护理。

### 素质目标
培养托育服务工作者的责任心和认真细致的工作品德。

## 案例导入

　　近日瑶瑶所在的托育园发生了流感，今天瑶瑶也因为发热请假在家隔离。午饭后瑶瑶自感寒冷、手脚冰凉，妈妈给瑶瑶测量体温是37.8℃，增添衣被后瑶瑶手脚逐渐回暖。半小时后测量体温是39.3℃，瑶瑶觉得很热，出了一身汗后再次测量体温是38.2℃。

　　**问题**：请你结合体温调节的原理，说明发热时为什么会感觉先冷后热？发热的不同阶段应如何处理？

　　体温是指机体深部的平均温度。即使环境温度发生了变化，但人体的深部温度依然能够保持相对的恒定。正常的体温是人体进行新陈代谢和生命活动的必要条件。当体温低于34℃时，意识将丧失；

低于 25℃时，心跳、呼吸停止。当体温持续高于 41℃时，可引起脑组织损害；超过 43℃将威胁生命。

# 第一节　正常体温及其生理波动

## 一、体温

在各种环境温度下，人体各部位的温度并不完全一致，但脑和躯干核心部位的温度却能保持相对稳定。因此，在研究体温时通常将人体分为核心与表层两个部分。核心部分的温度称为体核温度（core temperature）；表层部分的温度称为体表温度（shell temperature）。生理学或临床医学中所说的体温（body temperature）通常是指机体核心部分的平均温度。

### （一）体核温度和体表温度

从观察体温的角度来划分的人体核心部分与表层部分并非固定不变，而是随环境温度的变化面发生改变。如图 6-1 所示，在寒冷环境中，核心部分的区域缩小，主要集中在头部与胸腹腔内脏，表层部分的区域相应扩大，表层与核心部分之间的温度梯度明显。相反，在炎热环境中，核心部分的区域扩大，可扩展到四肢，表层部分的区城明显缩小，表层与核心部分之间的温度梯度变小。

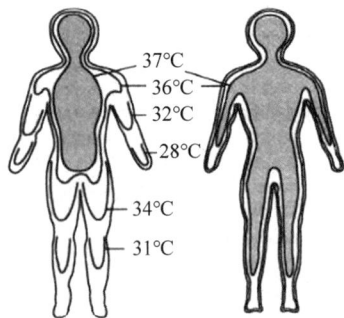

（a）环境温度20℃　　（b）环境温度35℃

**图 6-1　在不同环境温度下人体体温分布状态**

#### 1. 体核温度

体核温度是相对稳定的，各部位之间的温度差异较小。由于机体核心部分各个器官通过血液循环交换热量而使温度趋于一致，因此，核心部分的血液温度可代表体核温度的平均值。

#### 2. 体表温度

体表温度一般低于体核温度，在体表层各部位之间也有较大温差，且易受环境温度的影响。体表层最外侧的皮肤的温度称为皮肤温度（skin temperature）。皮肤温度与局部血流量密切相关。凡能影响皮肤血管舒缩的因素都能改变皮肤温度。

> **考点提示**：体温的测量部位及正常值。

### （二）体温的测量部位及正常值

体核温度不易测量，临床上通常用直肠、口腔和腋下等部位的温度来代表体核温度。直肠温度（rectal temperature）温度最高，正常值为 36.9~37.9℃，测量时温度计应插入直肠 6cm 以上才能比较接近体核温度。口腔温度（oral temperature）的正常值为 36.7~37.7℃，测量时将温度计含于舌下。由于测量口腔温度比较方便，因而是临床上常用的测温方法。但口腔温度易受经口呼吸及进食食物的温度等因素影响，测量时要注意避免这些干扰因素。此外，对于不能配合测量的患者，如哭闹的小儿和精神病患者，则不宜测量口腔温度。腋下温度（axillary temperature）的正常值为 36.0~37.4℃，婴幼儿的体温偏高，但正常值与成人一致。测量时需注意应让婴幼儿取卧位或坐位，被测者将上臂紧贴胸廓，使腋窝紧闭，形成人工体腔。机体内部的热量经过一定的时间逐渐传导至腋下，使腋下的温度升高至接近于体核温度。因此，测量腋下温度的时间一般较长，需要持续 5~10min，同时还应注意保持腋下干燥。测量腋下温度方便易行，在临床上和日常生活中被广泛应用。

## 二、体温的生理波动

体温可受多种因素的影响而发生生理性波动，但变化的幅度一般不超过 1℃。

### （一）体温的日节律

成人体温按昼夜节律呈周期性波动，在清晨 2~6 时体温最低，午后 1~6 时最高。人体体温的昼夜周期性波动，称为体温的昼夜节律或日节律（circadian rhythm）。体温的日节律取决于生物体的内在因素，与精神活动或肌肉活动状态等无关。新生儿特别是早产儿的体温调节中枢尚未发育成熟，其体温没有昼夜周期性波动。

### （二）性别

通常情况下，成年女性的体温平均高于男性 0.3℃。此外，育龄期女性的基础体温随月经周期而变动（图 6-2）。所谓基础体温是指在基础状态下的体温，一般在早晨起床前测定。在月经周期中，体温在卵泡期较低，排卵日最低，排卵后升高 0.3~0.6℃。因此，育龄期女性通过每天测定基础体温有助于了解有无排卵和排卵的时间。目前认为排卵后黄体期体温升高是由于黄体分泌的孕激素作用于下丘脑所致。

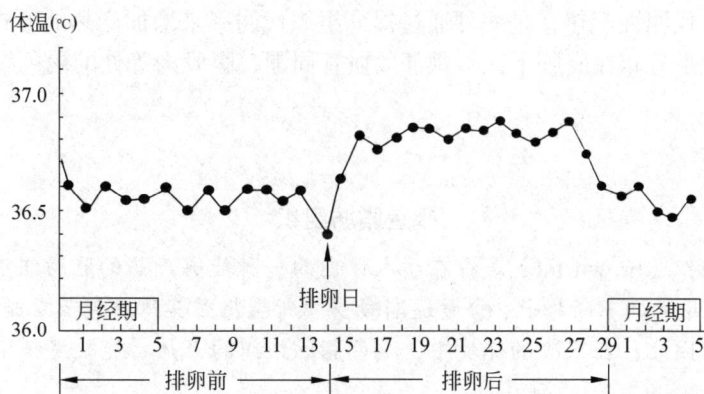

图 6-2　女性月经周期中的基础体温变化

### （三）年龄

儿童和青少年的体温较高，老年人因基础代谢率低而体温偏低。新生儿，特别是早产儿，由于体温调节机构尚未发育完善，调节体温的能力较差，故体温易受环境因素的影响而发生变动。如果给婴幼儿洗澡时不注意保温，其体温可降低 2~4℃。因而对婴幼儿应加强保温护理。

### （四）运动

运动时肌肉活动能使代谢增强，产热量增加，体温升高。所以，临床上测量体温时应让受试者先安静一段时间后再进行，测量婴幼儿体温时应防止其哭闹。

此外，情绪紧张、激动时，骨骼肌张力增强，不仅会因甲状腺激素、肾上腺激素等的刺激使代谢活动的激素分泌增多，也能使机体产热量增多，导致体温升高。

# 第二节　机体的产热与散热

机体在体温调节机制的控制下，产热和散热过程处于动态平衡的状态，称为体热平衡。

# 一、产热过程

## （一）产热的方式

人体可通过多种方式产热，包括：①组织细胞的基础代谢活动产热。安静时，内脏是人体主要产热器官，其中肝脏产热量最大；运动或劳动时，以骨骼肌产热为主。②骨骼肌运动产热。③进食后通过食物的特殊动力效应产热。④在寒冷环境中，则主要依靠战栗产热（shivering thermogenesis）和加强非战栗产热（non-shivering thermogenesis）来增加产热量，以维持体热平衡，使体温保持稳定。战栗产热：战栗是指骨骼肌屈肌和伸肌同时发生不随意的节律性收缩，此时肌肉收缩活动不做外功，能量全部转化为热量。非战栗产热：非战栗产热又称代谢性产热，是一种通过提高组织代谢率来增加产热的形式。非战栗产热作用最强的组织是分布在肩胛下区、颈部大血管周围、腹股沟等处的褐色脂肪组织。

### 📖 知识链接

#### 褐色脂肪组织

褐色脂肪组织（brown fat）是存在于人体内的一种能够产热的脂肪组织，婴幼儿体内含量较高，随着年龄的不断增长，含量逐渐减少。新生儿因其体温调节功能尚未发育完善，不能产生寒战，因此，在寒冷的环境中，褐色脂肪组织的产热功能就发挥了重要的作用。

## （二）产热的调节

> 考点提示：机体的散热方式及应用。

产热量与能量代谢水平有关，因此能提高能量代谢的因素均可增加产热。如寒冷刺激时，引起交感神经兴奋以及甲状腺激素、肾上腺素、去甲肾上腺素和生长激素等激素分泌增多，使产热量增加。

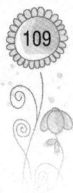

# 二、散热过程

## （一）散热的部位

皮肤是人体散热的主要部位，约占机体总散热量的97%，小部分热量随呼吸、尿、粪排泄。

## （二）散热的方式

在安静状态下，当环境温度低于机体表层温度时，大部分体热通过辐射、传导和对流等方式向外界发散，小部分体热随呼出气、尿、粪等排泄物排出体外。在劳动或运动时，还会有汗腺分泌汗液，通过水分的蒸发增加散热。

### 1. 辐射散热

通过热射线的形式将体热传给外界较冷物体。例如，吹冷气感觉凉快是因为降低了环境温度；而高温环境会使机体吸收周围辐射热，易引起中暑。

### 2. 传导散热

通过将热量直接传给与皮肤接触的较冷物体散热。例如，棉衣、羽绒服导热率低，有隔热保暖的作用；脂肪的导热率也较低，因而体胖者体热不易传出。而金属、水的导热率高，故接触时可增加散热。

### 3. 对流散热

通过较冷气体或液体的流动散发体热。当人体皮肤温度高于环境温度时，与皮肤接触的空气循环流动可散热。例如，吹风扇感觉凉快，是因为加快了空气的对流散热。棉毛织物保暖，是因为在体表形成不对流的空气层。

### 4. 蒸发散热

通过体表水分吸收人体热量发生汽化并散热。当环境温度等于或高于皮肤温度时，人体只能通过汗液蒸发散热。婴幼儿汗液蒸发的速率比成人快，因此婴幼儿更易发生严重脱水。当机体快速、大量出汗时，汗腺管不能充分吸收盐（NaCl），机体丢失大量水分和NaCl，易引起水和电解质紊乱，甚至发生热痉挛，因此出汗时应注意补水和NaCl。在高温、高湿、无风的环境中，辐射、传导和对流胶热停止，蒸发散热也减少，使体热蓄积，人易发生中暑。

## 🔖 知识链接

### 热 痉 挛

热痉挛（heat cramp）是一种高温中暑现象。在干热环境条件下劳动，出汗过度，随汗液排出很多NaCl，发生肢体和腹壁肌肉的痉挛现象。患者体温并不升高。补充食盐水即可缓解。热痉挛通常是受热导致虚脱的第一次警告，过度劳累之后，四肢和腹部等处的肌肉都会发生这种痉挛，一般由于身体盐分缺乏而引起（因为流汗过多，特别是食盐不足时）。

### （三）散热的调节

主要通过交感神经控制皮肤血管的舒缩，改变皮肤的血流量，从而调节散热量。在炎热环境中，交感神经紧张性活动降低，皮肤小血管舒张，血流量增多，汗腺活动也增强，散热量增加。婴儿汗腺比较旺盛，入睡后容易出汗，属于生理性出汗。注意不要盖过厚的被子，并排除缺钙等病理性出汗。在寒冷环境中，交感神经紧张性活动增强，皮肤血管收缩，血流量减少，可防止体热散失。

# 第三节　体温调节

体温调节包括自主性体温调节和行为性体温调节。自主性体温调节是机体通过皮肤及温度感受器将温度变化信息反馈到体温调节中枢，体温调节中枢通过交感神经、躯体神经和内分泌系统，分别调节皮肤血流量、汗腺等散热器官的活动和肝脏、骨骼肌等产热器官的活动以及机体的代谢活动，从而维持体温的相对恒定。例如，在寒冷环境中，机体产热活动增加而散热减少，使体温不至于过低。反之，在炎热环境中，机体产热活动减少而散热增加，使体温不至于过高（图6-3）。温水浴可提高婴儿皮肤适应冷热变化的能力。行为性体温调节是机体随环境温度有意识地通过增减衣物、使用空调等行为改变来调节体热平衡的过程。婴幼儿缺乏行为性体温调节，需要加强对体温的护理。

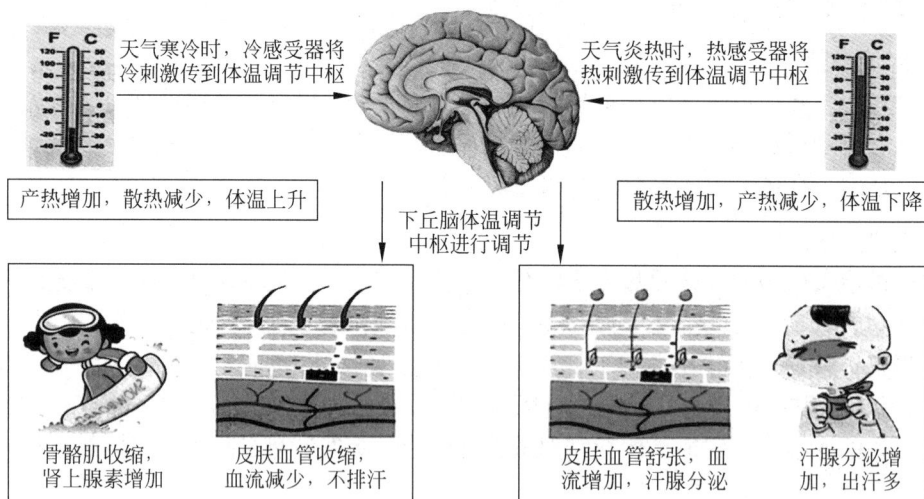

图6-3　体温调节示意图

# 一、温度感受器

温度感受器是感受体内外温度变化的感受器。包括外周温度感受器和中枢温度感受器。前者分布于皮肤、黏膜、内脏和肌肉等处对温度变化敏感的游离神经末梢。分为冷感受器和热感受器，分别对外界环境的冷、热变化敏感。后者分布于对温度变化敏感的神经元脊髓、脑干网状结构和下丘脑等处。神经元分为热敏神经元和冷敏神经元，能够感受中枢神经内血液温度的变化，从而引起体温调节。

## 二、体温调节中枢

体温调节中枢位于下丘脑的视前区 / 下丘脑前部（PO/AH）。该区温度敏感神经元对局部脑温的变化非常敏感，还能整合来自中脑、延髓、脊髓以及皮肤、内脏等中枢和外周温度感受器的传入信息。因此下丘脑的 PO/AH 是体温调节的基本中枢。

## 三、体温调节的调定点学说

调定点学说认为，体温的调节类似于恒温器的调节。PO/AH 的温度敏感神经元，在温度调节中起调定点的作用。调定点是控制体温稳定的平衡点，其数值的设定取决于温度敏感神经元的敏感性，正常人调定点温度定为 37℃。

当体温为 37℃时，机体的产热与散热处于一定的平衡状态。当体温超过 37℃时，热敏神经元活动增强，散热大于产热，使升高的体温降至 37℃；反之，当体温低于 37℃时，冷敏神经元活动增强，产热大于散热，使降低的体温升到 37℃，从而使体温始终稳定在调定点水平，保证了机体各项生命活动和新陈代谢的正常进行。

机体发热可能是在致热原刺激下，热敏神经元兴奋性降低，温度兴奋阈值升高，使调定点上移（如 39℃）。此时产热和散热过程重新调定达到平衡。由于发热开始前体温低于调定点水平，冷敏神经元兴奋，机体首先出现皮肤血管收缩，四肢发凉，散热活动减少；体温骤升引起畏寒和寒战等产热反应，直至体温升高到调定点水平以上时才出现发汗等散热反应。可见，发热为调节性体温升高。而中暑和中枢性高热则是由于体温调节功能失调所致。

## 四、婴幼儿体温调节特点

婴幼儿体温调节的功能较差，体温易受环境温度的影响而发生波动。原因是婴幼儿体温调节中枢发育尚不成熟，产热代谢的内分泌调节功能低下，体表面积相对比较大，皮肤比较薄，血管较丰富，易于散热。此外，新生儿尤其是早产儿缺乏寒战产热机制，主要靠棕色脂肪产热，而糖原和棕色脂肪的储存比较少。胎儿刚出生时，体温比温度恒定的母体中时下降 2℃左右，以后可逐渐回升，一般 12~24h 稳定在 36~37℃。出生后第 2~4 天，体温可很快上升到 39~40℃，往往可持续几个小时，多至 1~2 天，医学上称为"脱水热"或"一次性发热"，原因可能是室温过高、包裹过多、水分不足时，新生儿通过增加皮肤水分蒸发散热，使血液浓缩，导致体温骤升。若环境温度过低、未及时保暖，易发生低体温和寒冷损伤综合征。所以，生活中要注意新生儿的保暖与散热。

## 知识链接

### 婴幼儿发热的护理

发热是婴幼儿疾病常见的症状，当腋温超过37.4℃时即为发热，37.5~37.9℃为低热；38~38.9℃为中度发热；39~39.9℃为高热；40℃以上为超高热。发热是人体的防御性生理反应，低中度发热可以刺激机体免疫系统，提高免疫抗病力。但高热有可能会对婴幼儿的脑组织造成损害，甚至导致高热惊厥。因此，高热时需要及时采取降温措施。

降温的方式包括物理降温和药物降温。若发热体温不太高，建议首选物理降温，婴幼儿常用的物理降温措施包括温水擦浴、冰袋或退热贴敷额部，不主张酒精擦浴与冰冻输液。若体温超过38.5℃，则在物理降温的基础上应用退热药。婴幼儿发热时不宜捂汗，以免出汗过多导致脱水和电解质失衡；衣着应宽松舒适透气；发热初起若畏寒需要注意保暖，此时不宜物理降温；出汗后要及时更换衣物，多喝水或淡盐水；饮食选择清淡易消化的食物；咳嗽、呕吐时暂停喂食；加强皮肤和口腔护理。同时，积极查找发热的原因，考虑是否由中暑、预防接种、感染等原因引起，若出现发热超过3天、高热不退、伴随其他症状、症状加重等情况应及时到医院就诊。

## 本章小结

（1）体温：身体深部平均温度。

（2）体温的正常值：直肠温36.9~37.9℃；口温：36.7~37.7℃；腋温：36.0~37.4℃。

（3）体温的生理变动因素：①日节律。清晨最低，午后最高，变化范围小于1℃。②性别。女性体温平均高于男性0.3℃，月经周期中体温的变化与孕激素的水平有关，排卵日体温最低。③年龄、肌肉活动、环境温度、精神活动等可影响体温。

（4）机体的产热和散热。①产热器官。安静时主要为肝脏；运动时主要为骨骼肌。②散热的主要部位。皮肤。③散热方式。主要有辐射、传导、对流、蒸发。环境温度低于体表温度时，通过辐射、传导、对流方式散热；当环境温度>30℃时，发汗散热。环境温度等于或高于体表温度时，蒸发散热是唯一的散热途径。

（5）体温的中枢调节：①温度感受器。分为外周温度感受器和中枢温度感受器。②体温调节中枢。基本中枢位于下丘脑的视前区/下丘脑前部（PO/AH）。③调定点。是控制体温稳定的平衡点，其数值的设定取决于温度敏感神经元的敏感性，正常人调定点温度定为37℃。

### 同步练习

**一、选择题**

1. 正常腋温范围是（　　　）。

　　A. 36.9~37.9℃　　　　B. 36.7~37.7℃　　　　C. 36~37℃　　　　D. 37~37.4℃

　　E. 36~37.4℃

2. 体温与年龄的关系是（　　　）。

  A. 婴幼儿体温低于成年人       B. 新生儿体温相当稳定

  C. 老年人体温略高于成年人      D. 同龄人体温完全相同

  E. 早产儿体温易受环境因素的影响

3. 体温昼夜变化的特点是（　　　）。

  A. 昼夜间呈现周期性波动       B. 清晨及午后体温均较高

  C. 傍晚体温最低         D. 波动幅度在1℃以上

  E. 体温波动与生物钟无关

4. 运动时机体的主要产热器官是（　　　　）。

  A. 肝脏     B. 骨骼肌     C. 心脏     D. 脑

  E. 肾脏

5. 机体的主要散热器官是（　　　）。

  A. 呼吸道     B. 皮肤     C. 脑     D. 肾脏

  E. 消化道

6. 炎热环境中（30℃以上），机体维持体热平衡是通过（　　　）。

  A. 增加有效辐射面积       B. 增加皮肤与环境之间的温度差

  C. 交感神经紧张性增加      D. 发汗及增加皮肤血流量

  E. 发汗及减少皮肤血流量

7. 给高热患儿使用退热贴冰敷额部的主要散热方式是（　　　　）。

  A. 辐射散热    B. 传导散热    C. 对流散热    D. 蒸发散热

  E. 不散热

## 二、选择题（选项位于题目上方）

  A. 辐射     B. 传导     C. 对流     D. 蒸发

  E. 传导＋对流

1. 当环境温度高于皮肤温度时，机体主要的散热方式是（　　　）。

2. 当环境温度较低时，机体主要的散热方式是（　　　）。

  A. 加强传导散热   B. 加强对流散热   C. 加强辐射散热   D. 加强皮肤蒸发散热

  E. 加强呼吸道蒸发散热

3. 给高热患者用冰帽、冰袋降温属于（　　　）。

4. 给高热患者用乙醇擦浴属于（　　　）。

  A.36.7~37.7℃   B.36.0~37.4℃   C.38.5~38.9℃   D.36.9~37.9℃

  E.35.7~36.7℃

5. 正常人直肠温度范围是（　　　）。

6. 正常人口腔温度范围是（　　　）。

7. 正常人腋下温度范围为（　　　）。

# 第七章
# 感觉器官

## 学习目标

### 知识目标
1. 掌握感觉器官的形态结构。
2. 熟悉感觉器官的生理功能。
3. 掌握婴幼儿感觉器官的特点。
4. 了解婴幼儿感觉器官的保健要求。

### 能力目标
1. 能够按照相关的保健要求做好婴幼儿感觉器官和皮肤的保健工作。
2. 能够对婴幼儿进行基本的感觉器官检查。

### 素质目标
培养托育服务工作者的责任心和认真细致的工作品德。

## 案例导入

糖糖是一家托育机构的育婴老师，冬天到了，班级中的雅妮小朋友引起了她的注意。雅妮 2 岁了，最近小手、小脸蛋老是干干的，还有脱屑，就和雅妮的家长仔细沟通了一下，这才得知，最近老人带孩子，雅妮不愿意姥姥用凉水给她洗脸，沾水就跑，又嫌弃姥姥的手太粗糙，不愿意让姥姥给她涂抹护肤品。

问题：婴幼儿的皮肤感觉有何特点？应如何保护？

感觉器官(sense organ)由感受器及其辅助装置共同构成，包括眼、耳、鼻、皮肤、舌等。辅助装置对感受器起到保护作用并保证感受器充分发挥其功能。感受器是感觉神经末梢的特殊结构，它能接受机体内、外环境的各种不同刺激，并将其转变为神经冲动，由感觉神经传入中枢，经中枢对其整合后，产生各种感觉。

考点提示：感觉器官的内容。

# 第一节　感觉器官的结构

本节主要介绍接受光波刺激的视觉感受器；接受声波刺激、维持平衡的听觉感受器；接受痛、温、冷热刺激的皮肤感受器等。

## 一、视觉感受器的结构

考点提示：眼轴与视轴的区分。

视觉感受器俗称眼，由眼球和眼副器共同构成。

### （一）眼球

眼球近似球形，位于眶内，后部与视神经相连，眼球前面的正中点称前极，后面的正中点称后极，把通过前、后极的直线称眼轴。经瞳孔中央至视网膜中央凹的连线与视线方向一致，称视轴（图 7-1）。

#### 1. 眼球壁

眼球壁从外向内依次分为外膜、中膜和内膜三层。

（1）外膜：又称纤维膜，由坚韧的纤维结缔组织构成，具有维持眼球形态和保护眼球内部结构作用。可分为角膜和巩膜两部分（图 7-2）。

① 角膜：占眼球纤维膜的前 1/6，无色透明，富有弹性，具有屈光作用，无血管，但富有感觉神经末梢，感觉灵敏。

② 巩膜：占眼球纤维膜的后 5/6，为乳白色不透明的纤维膜，厚而坚韧。在巩膜与角膜交界处深部有一环形小管称巩膜静脉窦，是房水流出的通道。

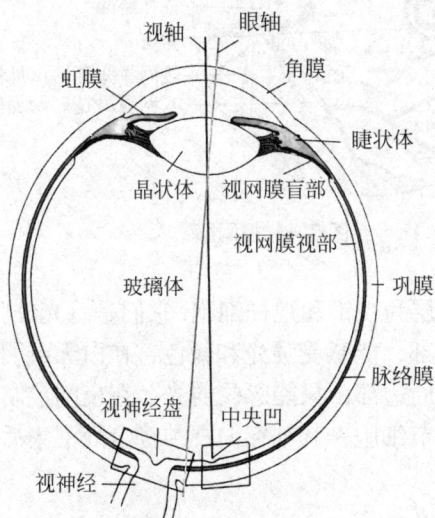

图 7-1　眼球模式图

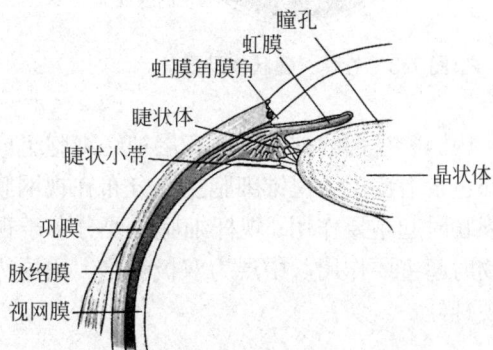

图 7-2　眼球前部断面模式图（水平切面）

（2）中膜：又称血管膜，富有血管、神经和色素细胞。具有营养眼球内组织及遮光的作用。由前向后分为虹膜、睫状体和脉络膜三部分（图7-2和图7-3）。

①虹膜：位于中膜最前部，呈环形，中央的圆孔称瞳孔。在虹膜内有两种平滑肌纤维，一种是瞳孔括约肌，环绕瞳孔周缘呈环行排列，可缩小瞳孔；另一种是瞳孔开大肌，位于瞳孔周围呈放射状排列，可开大瞳孔。在弱光下或视远物时，瞳孔开大；在强光下或看近物时，瞳孔缩小，由此调节进入眼球光线的多少。虹膜的颜色因人种而不同，可有黑、棕、蓝和灰色等，黄种人大都呈棕色。角膜与晶状体之间的间隙称眼房，虹膜将眼房分为前房和后房，前、后房借瞳孔相互交通。在眼前房周边，虹膜与角膜交界处的环形区域，称虹膜角膜角。

②睫状体：位于巩膜与角膜移行部的内面（图7-3）。前部有许多向内突出呈放射状排列的皱襞，称为睫状突，睫状突上有睫状小带与晶状体相连。睫状体内有睫状肌，可调节晶状体的曲度，使所看物体成像清晰，同时睫状体还有产生房水的作用。

③脉络膜：位于睫状体后方，占中膜的后2/3。后方有视神经穿过。含有丰富的血管和色素，起营养和遮光作用。

（3）内膜：又称视网膜，在血管膜内面，可分为两层。外层为色素上皮层，由大量的单层色素上皮构成；内层为神经层，是视网膜的固有结构。

视网膜自前向后可分为三部分：虹膜部、睫状体部和脉络膜部。睫状体部和虹膜部贴附于睫状体和虹膜的内面，无感光作用，故称视网膜盲部。脉络膜部附于脉络膜的内面，具有感光作用，故又称视网膜视部。视部的后方有视神经穿过，称视神经乳头，又称视神经盘（图7-1）。视神经盘的中央无感光细胞，称生理性盲点。在视神经盘的颞侧稍偏下方约3.5mm处，有一由密集的视锥细胞构成的黄色小区，称黄斑（图7-4），其中央凹陷称中央凹，是感光最敏锐的部位。

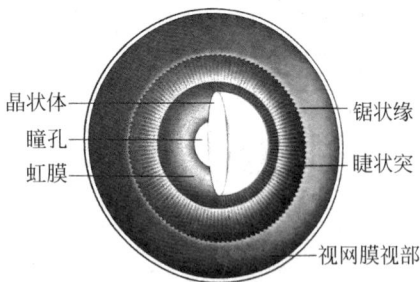

图7-3　虹膜、睫状体及晶体

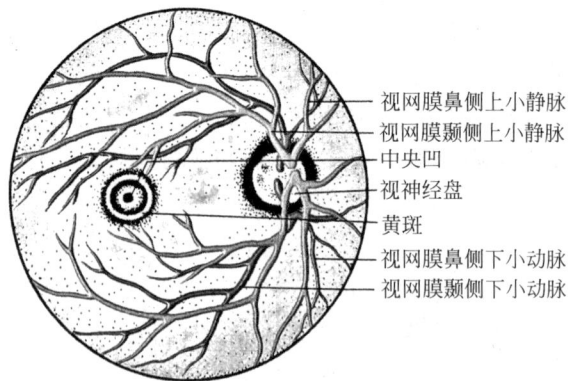

图7-4　视网膜

视网膜视部的神经层由三层神经细胞组成。外层为视锥和视杆细胞，它们是感光细胞，紧邻色素上皮层。视锥细胞主要分布在视网膜中央部，能感受强光和颜色，在白天或明亮处视物时起主要作用；视杆细胞主要分布于视网膜周边部，只能感受弱光，在夜间或暗处视物时起主要作用。中层为双极细胞，内层为神经节细胞，其轴突向视神经盘处汇集后构成视神经。

### 2. 眼球内容物

眼球内容物包括房水、晶状体和玻璃体（图7-1）。这些结构透明而无血管，具有屈光

作用，它们与角膜合称为眼的屈光系统，使物体反射出来的光线
进入眼球后，在视网膜上清晰成像。

考点提示：眼球壁的组成。

（1）房水：无色透明的液体，充满眼房内。房水由睫状体产
生，经眼后房、瞳孔到眼前房，经虹膜角膜角隙进入巩膜静脉窦，最后流入眼静脉。房水
的生理功能是为角膜和晶状体提供营养并维持正常的眼内压。

（2）晶状体：位于虹膜与玻璃体之间，呈双凸透镜状，无色透明，富有弹性，不含血
管和神经。晶状体是屈光系统的主要装置。晶状体的曲度随所视物体的远近不同而改变。
当视近物时，晶状体变凸，折光率加强，使物象清晰地显在视网膜上。当视远物时，与此
相反晶状体变薄。

（3）玻璃体：无色透明的胶状物质，它填充于晶状体与视
网膜之间，对视网膜起支撑作用，使视网膜与色素上皮紧贴。

考点提示：眼球内容物与眼屈光系统的区别。

## （二）眼副器

眼副器包括眼睑、结膜、泪器、眼球外肌、眶脂体和眶筋膜等结构，有保护、运动和
支持眼球的作用（图 7-5）。

### 1. 眼睑

眼睑遮盖在眼球的前部，分上睑和下睑，是保护眼球的屏障。上、下睑之间的裂隙称
睑裂。睑裂两侧上、下睑结合处分别称为内眦和外眦。在内眦附近的上、下眼睑缘上各有
一小孔，称泪点，是泪小管的开口。睑的游离缘称睑缘，睑缘的前缘有向外生长的睫毛，
有防止灰尘进入眼内和减弱强光照射的作用。

### 2. 结膜

结膜是一层薄而光滑透明、富含血管的黏膜，能分泌黏液润滑眼球。覆盖在眼球巩膜
前面的称球结膜，覆盖在眼睑后面的称睑结膜。当眼睑闭合时，全部结膜连同它们围成的
腔隙称结膜囊。结膜易患结膜炎和沙眼，患结膜炎时易显肿胀与水肿。

### 3. 泪器

泪器由泪腺和泪道组成（图 7-6）。泪腺位于眶上壁前外侧部的泪腺窝内，分泌泪液。泪

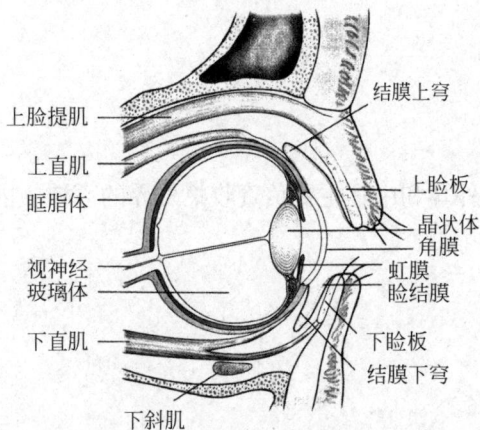

图 7-5　眼副器模式图

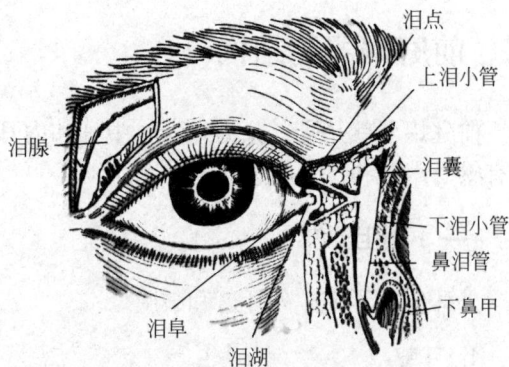

图 7-6　泪器

腺分泌的泪液，具有冲洗和湿润眼球、抑制细菌繁殖和抗炎的作用。泪液通过结膜囊流向内眦处，经泪点、泪小管进入泪囊，再经鼻泪管至鼻腔。泪道包括泪点、泪小管、泪囊和鼻泪管。

### 4. 眼球外肌

眼球外肌共7块，都是骨骼肌，包括运动眼球的肌和运动眼睑的肌（图7-7）。上睑提肌收缩可上提上睑，开大眼裂；上直肌收缩使瞳孔转向上内方；内直肌收缩使瞳孔转向内侧；下直肌收缩使瞳孔转向下内方；外直肌收缩使瞳孔转向外侧；上斜肌收缩使瞳孔转向下外方；下斜肌收缩使瞳孔转向上外方。眼球的正常运动并非单一肌肉的收缩，而是两眼数条肌协同作用的结果。当某一肌麻痹时，可出现斜视和复视现象。

> **考点提示**：眼球外肌的功能。

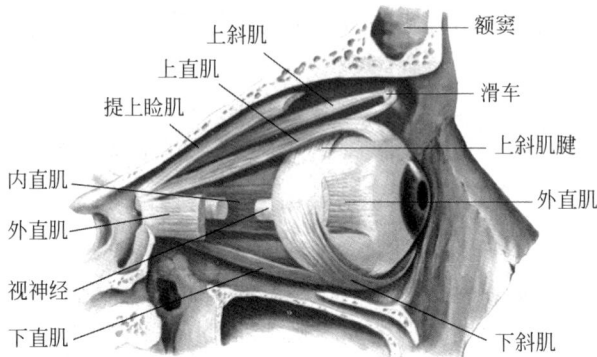

**图 7-7　眼球外肌**

### （三）眼的血管和神经

眼的血液供应主要来自眼动脉。眼动脉是由颈内动脉发出经视神经管入眶，分布于眼球、泪器和眼球外肌等。其主要的分支为视网膜中央动脉，营养视网膜各层。临床上用检眼镜可直接观察这些结构，以帮助诊断诸如动脉硬化及某些颅内病变。眼的静脉血由眼静脉收集，向后注入颅内的海绵窦，向前与面部的内眦静脉相交通。

眼的神经支配来源较多，主要有视神经和支配辅助结构的神经，如动眼神经、滑车神经和展神经等。

## 二、前庭蜗器的结构

前庭蜗器就是耳，分为外耳、中耳和内耳。外耳和中耳主要负责收集外界的声波，内耳有感受声音和位置的感受器（图7-8）。

### （一）外耳

外耳包括耳郭、外耳道和鼓膜。

### 1. 耳郭

耳郭内为弹性软骨，皮下脂肪很少，血管神经较多。最下方没有软骨的地方称为耳垂，

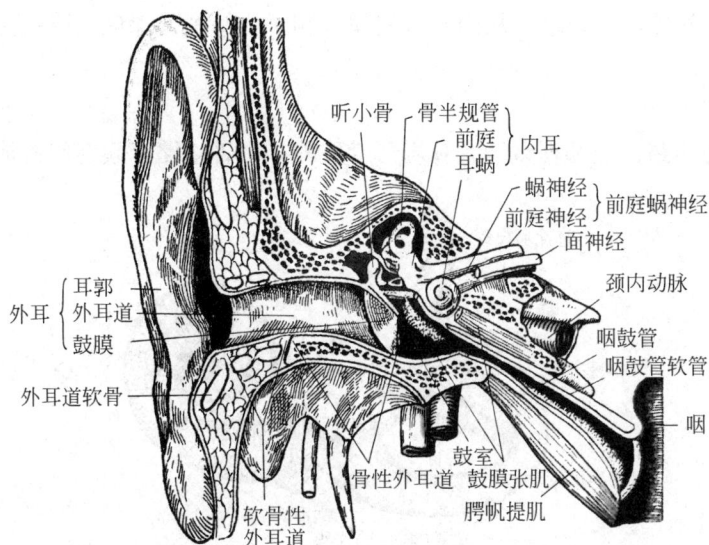

图 7-8　位听器模式图

是临床采血常用部位。耳郭的主要作用是收集外界的声波。

### 2. 外耳道

外耳道是一条自外耳至鼓膜的弯曲管道，长 2.1~2.5cm，外 1/3 为软骨部，内 2/3 为骨性部。外耳道内表面覆盖一层皮肤，皮下组织很少，与下方的软骨膜或骨膜紧贴，不易移动。外耳道皮肤内有丰富的感觉神经末梢，因此在发生疾病时疼痛感较强。外耳道的皮肤内含毛囊、皮脂腺和耵聍腺，耵聍腺的分泌物称为耵聍（俗称耳屎），有保护耳道的作用。

### 3. 鼓膜

鼓膜是一层半透明的薄膜，位于外耳道和鼓室之间，是外耳和中耳的分界。小儿鼓膜呈圆形，与外耳道底呈 35° 左右；成人鼓膜呈倾斜状态，与外耳道底形成 45°~50° 的倾斜角。

## （二）中耳

中耳位于外耳和内耳之间，主要由鼓室、咽鼓管、乳突窦和乳突小房构成。中耳的主要作用是将来自外耳的声音放大输入内耳，为下一步的听觉转导做准备。

> 考点提示：听小骨的作用。

### 1. 鼓室

鼓室位于颞骨岩部内，前方通过咽鼓管与鼻和咽喉相通，后方通过乳突窦与乳突小房通连。鼓室内有听小骨、韧带、肌、血管和神经等。听小骨有 3 块，分别是锤骨、砧骨和镫骨，3 块听小骨组成听骨链，将外界声波对鼓膜的震动放大并传到内耳。

> 考点提示：咽鼓管的功能。

### 2. 咽鼓管

咽鼓管是连接鼓室与鼻咽部的通道。咽鼓管呈弓状弯曲，分为软骨部和骨部。外 1/3 为骨部，内有颈内动脉；内 2/3 为软骨部。软骨部平时是闭合的，在吞咽或呵欠时会打开，以平衡中耳和外耳的气压，使鼓膜保持正常震动。咽鼓管是中耳通气引流的唯一通道，其主要功能是引导气体进入鼓室，从而维持鼓膜两侧压力平衡，保证鼓膜的正常震动。

## （三）内耳

内耳又称为迷路，全部埋藏于颞骨岩部骨质内，由骨迷路和膜迷路构成（图7-9）。

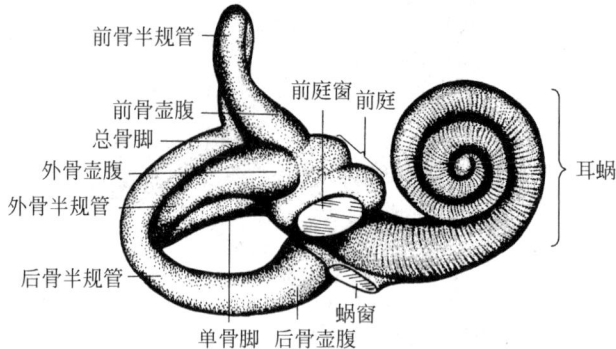

图 7-9　内耳模式图

### 1. 骨迷路

骨迷路沿颞骨岩部长轴排列，由后外上至前内下分为骨半规管、前庭和耳蜗。

（1）骨半规管：由3个"C"形的骨性管道组成，分为前骨半规管、后骨半规管和外骨半规管。

（2）前庭：位于骨迷路中部，是一个不规则的腔隙，与耳蜗和骨半规管相通，内有神经通过。

（3）耳蜗：外周听觉系统的重要组成部分，核心部分为科蒂器（Corti器，位于耳蜗膜蜗管基底膜上的螺旋器），是听觉转导器官，负责将来自中耳的声音信号转换为神经电信号并传送到大脑中进行进一步处理，以实现听觉知觉。

耳蜗位于前庭的前内下方，外形像蜗牛壳。耳蜗尖端称为蜗顶，朝向前外侧；耳蜗底部称为蜗底，朝向内耳道底。蜗顶到蜗底的部分是由骨松质构成的蜗轴，呈锥形，内有蜗神经及血管。蜗轴外侧有骨螺旋板，其在蜗顶处与蜗轴之间形成蜗孔。骨螺旋板伸入骨螺旋管内，但未到达骨螺旋管的外侧壁，其间缺损的部分是膜蜗管附着的基础。骨螺旋板和膜蜗管将骨螺旋管分为前庭阶和鼓阶两部分，两部分的淋巴液在蜗孔处相通。

### 2. 膜迷路

（1）椭圆囊和球囊：位于前庭，占据前房部。椭圆囊在后上方，球囊较小，在前下方。在椭圆囊内底和前壁上有椭圆囊斑，球囊前壁上有球囊斑，它们是位觉感受器，主要感受直线加速或减速运动。

（2）膜半规管：位于骨半规管内。膜壶腹是骨壶腹内的彭大部分，膜壶腹壁上有隆起的壶腹嵴，是位觉感受器，主要感受旋转运动。

（3）蜗管：套在蜗螺旋管内，尖端为盲端，起端通过连合管与球囊相连。蜗管的横切面呈三角形，有上、外和下三个壁。上壁为前庭膜，主要是将前庭阶和蜗管隔开；外壁较厚，富有血管，与骨膜相结合；下壁由骨螺旋板和螺旋膜组成，并与鼓阶相隔。螺旋膜又称基底膜，其上有螺旋器，是听觉感受器。

# 三、皮肤的结构

皮肤是人体面积最大的器官，占体重的 5%~15%，皮肤展开的面积有 1.5~2m²。皮肤厚度因部位的不同而略有差异，足底的皮肤最厚，有 4~5mm，眼皮上的皮肤最薄，不到1mm。皮肤覆盖全身，有了皮肤的保护，人体内的各种组织和器官才能够免受外界的伤害，有助于维持人体内环境的稳定。同时人体的新陈代谢也离不开皮肤。皮肤由表皮、真皮和皮下组织构成，并含有附属器官（汗腺、皮脂腺、毛发、指甲、趾甲）以及血管、淋巴管、神经和肌肉等（图 7-10）。

> 考点提示：皮肤的结构。

## （一）表皮

表皮是皮肤最外面的一层，约 0.2mm 厚，由外向内可分为 5 层（图 7-11）。

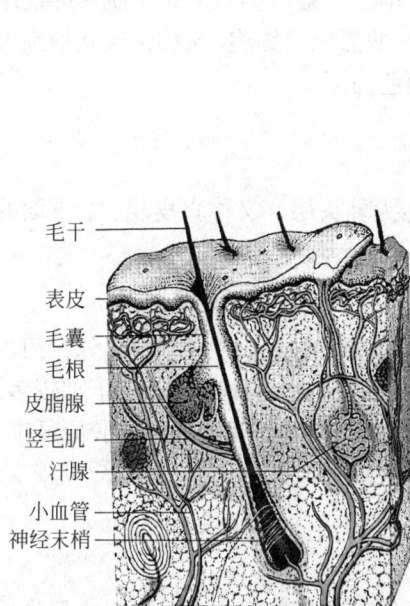

图 7-10　皮肤的结构

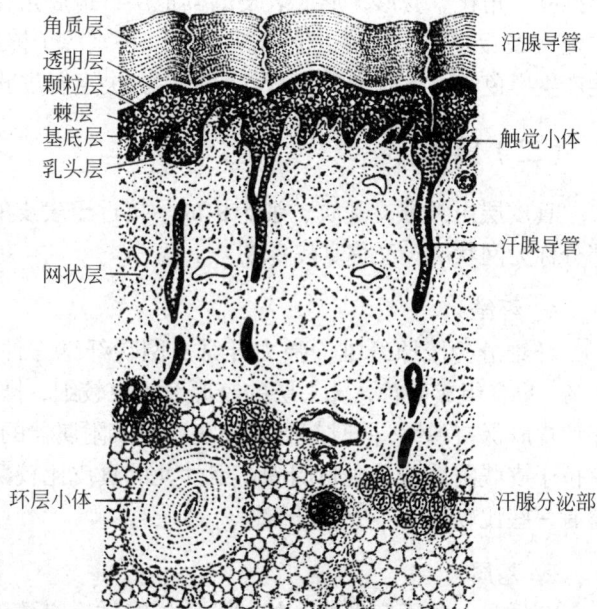

图 7-11　皮肤的层次结构

### 1. 角质层

由数层没有细胞核的角质化细胞组成，含有角蛋白。角质层的作用主要是抵抗外界对皮肤的摩擦和化学物质内侵，防止人体内体液外渗。角蛋白吸水力较强，一般含水量不低于 10%，以维持皮肤的装填，如果角蛋白含水量过低，会出现皮肤干燥，甚至出现鳞屑或皲裂。由于部位不同，角质层的厚度差异甚大，眼睑、额部、腹部等部位角质层较薄，足底部位角质层最厚。

婴幼儿的角质层薄且容易脱落，不像成人表皮有大量的死皮细胞形成有效屏障，容易被外物渗透和摩擦受损。

### 2. 透明层

透明层由 2~3 层核已死亡的扁平透明细胞组成,含有角母蛋白。透明层能够防止水分、电解质、化学物质的通过,故又称屏障带。

### 3. 颗粒层

颗粒层由 2~4 层扁平梭形细胞组成,含有大量嗜碱性透明角质颗粒。颗粒层里的扁平梭形细胞层数增多时,称为粒层肥厚,并常伴有角化过度;颗粒层减少或消失时,常伴有角化不全。

### 4. 棘细胞层

棘细胞层又称有棘层,由 4~8 层多角形的棘细胞组成,由下向上渐趋扁平,细胞间借桥粒互相连接,形成所谓细胞间桥。

### 5. 基底层

基底层又称生发层,由排列呈栅栏状的圆柱细胞组成。基底层细胞不断分裂并逐渐向上推移、角化、变形,形成表皮的其他层,最后角化脱落,一般认为从分裂到脱落的代谢过程为 28 天左右。基底细胞间夹杂着一种来源于神经嵴的黑色素细胞(又称树枝状细胞),能产生黑色素,皮肤中黑色素含量的多少决定着皮肤颜色的深浅。

## (二)真皮

真皮层由纤维、基质、细胞构成。接近于表皮的称为乳头层,又称真皮浅层;下面的部分称为网状层,又称真皮深层。

### 1. 纤维

纤维分为胶原纤维、弹力纤维、网状纤维三种。胶原纤维是真皮的主要成分,约占95%,集合组成束状,乳头层的胶原纤维束较细,排列紧密。弹力纤维在网状层下部较多,能使皮肤保持弹性,同时起到支撑皮肤及其附属器的作用。网状纤维是未成熟的胶原纤维,它位于皮肤附属器及血管周围。婴幼儿的真皮比较薄,大约为成人的 1/3,弹力纤维较少,还有一些比较薄的不成熟纤维。

### 2. 基质

基质是一种无定形的、均匀的胶样物质,充盈于纤维束和细胞间的空隙中,主要作用是为皮肤各种成分提供物质支持,并且是新陈代谢的场所。

### 3. 细胞

细胞主要有成纤维细胞、组织细胞和肥大细胞。成纤维细胞的主要作用是产生胶原纤维、弹力纤维和基质。组织细胞具有清除作用,主要是吞噬微生物、代谢产物、色素颗粒和异物等。肥大细胞主要位于真皮和皮下组织中,以真皮乳头层为最多,它的主要作用是储存和释放组胺及肝素等。

## (三)皮下组织

皮下组织在真皮的下部,由疏松结缔组织和脂肪小叶组成。皮下组织的厚薄依年龄、性别、部位及营养状态的不同而不同。其主要作用是防止体内热量流失、储备能量和抵御外来机械性冲击等。

### （四）附属器官

#### 1. 汗腺

汗腺主要有小汗腺和大汗腺。小汗腺也就是通常所说的汗腺，位于皮下组织，除唇部、龟头、包皮内面和阴蒂外，分布于全身，主要作用是分泌汗液，调节体温。大汗腺主要位于腋窝、乳晕、脐窝、肛周和外生殖器等部位。婴幼儿的汗腺发育不完善，汗腺的密度大于成人，出汗温度也稍高于成人，因此婴幼儿比较容易出现角质浸渍和痱。尤其是新生儿，不能通过汗液来调节体温，特别容易受环境温度的影响，因此当婴幼儿有发热症状的时候，应禁止捂汗，否则体温可能逐渐升高，甚至导致不可逆的损伤。

#### 2. 皮脂腺

皮脂腺位于真皮层靠近毛囊的地方。除手掌外几乎分布于全身，以头皮、面部、胸部、肩胛间和阴阜等处较多。皮脂腺的主要作用是分泌皮脂，润滑皮肤和毛发，防止皮肤干燥。

#### 3. 毛发

毛发有长毛、短毛、毫毛三种。在皮肤表面以上的部分称为毛干，在毛囊内的部分称为毛根，毛根下端膨大的部分称为毛球，突入毛球底部的部分称为毛乳头。毛乳头内有丰富的血管和神经，从而生成毛发并维持营养，如果毛乳头发生萎缩，毛发失去营养就会脱落。

#### 4. 指（趾）甲和血管、淋巴管

指（趾）甲是一种结缔组织，主要成分是角蛋白，主要作用是保护指（趾）端。皮肤的表皮无血管，真皮层及以下部分有血管。动脉进入皮下组织后分支，上行至皮下组织与真皮交界处形成深部血管网，给毛乳头、汗腺、神经和肌肉供给营养。淋巴管起于真皮乳头层内，沿血管走行，流入所属的淋巴结。淋巴管是辅助循环系统，可阻止微生物和异物的入侵。

# 第二节　感觉器官的功能

## 一、视器

视器也就是人的眼睛，其最主要的作用就是产生视觉。视觉是通过视器（眼睛）接受外界环境中一定频率范围内的电磁波刺激，经中枢系统相关部分进行编码加工和分析后获得的主观感觉。

如果把人的眼睛比作一台照相机，那么折光系统就由角膜、房水、晶状体和玻璃体共同组成，瞳孔就相当于照相机的光圈，巩膜、虹膜和脉络膜共同构成暗箱，视网膜就相当于感光胶片。当外界的光线经过折光系统折射后，在视网膜上形成影像，同时产生神经冲动，这种神经冲动通过神经传递到大脑感觉皮质中的视觉中枢，从而产生视觉。

视觉形成的过程可表示为：外界光线→角膜→房水、瞳孔→晶状体（折射光线）→玻璃体（支撑、固定眼球）→视网膜（形成物像）→视神经（形成、传导信息）→大脑视觉

中枢（形成视觉）（图 7-12）。

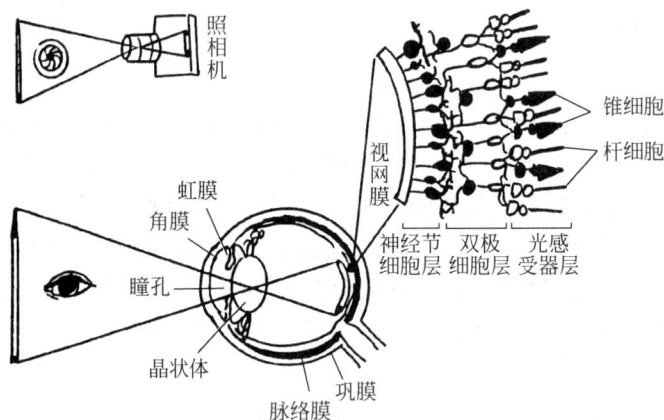

图 7-12　视觉的形成

人能够看清楚物体，是因为光线聚焦在视网膜上，因此当光线聚焦点出现偏差时，就会形成近视或远视。

如果眼球过长或者晶状体的屈光能力减弱，光线聚焦在视网膜前面，就会形成近视。近视需要佩戴凹透镜，使光线向外折射重新聚焦于视网膜上。

如果眼球过短或者晶状体的屈光能力加强，光线聚焦在视网膜后面，就会形成远视。远视需要佩戴凸透镜，使光线向内折射重新聚焦于视网膜上。

## 二、前庭蜗器

前庭蜗器的主要功能是产生听觉和维持机体平衡。

### （一）产生听觉

听觉产生的过程是：外界声波通过耳郭的收集进入外耳道，引起鼓膜震动。鼓膜的震动通过 3 块听小骨进行传递，同时听小骨会增强震动的力度，并将其传递到内耳，使前庭膜、蜗管内淋巴、基底膜、鼓阶外淋巴等相继发生震动。震动使细胞发出神经冲动，使耳蜗神经纤维产生动作电位传递到大脑，从而形成听觉。同时，大脑会对声音信号进行解码，人才能觉察听到的内容以及声音的高低和强弱。

耳可以帮助判断声音的方位，这是因为音波到达两只耳的时间不同，如果声源位置在正前或正后方，基本上就无法正确判断声源。如果一只耳听力受损，也无法正确判断声源。

### （二）维持机体平衡

耳之所以能够维持机体的平衡，主要是因为前庭系统的作用。前庭中的半规管能感觉到旋转运动的刺激，通过它可以诱发运动感觉和姿势反射，在运动中维持身体的平衡。人体失衡时，半规管产生平衡脉冲，通过大脑的平衡中心刺激相应的反射动作，从而恢复人体平衡，避免可能的损伤。这也是天生的反应之一。

# 三、皮肤

皮肤主要有以下功能：屏障功能、吸收功能、感觉功能、分泌和排泄功能、体温调节功能、代谢功能、免疫功能等。

## （一）屏障功能

屏障功能是指皮肤可以保护体内的组织免受外界有害因素的损伤，也可以阻止体内水分、电解质及营养物质的丢失。当外界刺激作用于人体时，皮肤可以减缓外力的作用从而保护内部组织。皮肤的角质层和黑色素颗粒可以反射和吸收紫外线，防止体内水分流失。皮肤分泌的汗液可以调节化学物质的酸碱度从而保护皮肤。皮肤表面的皮脂膜呈现弱酸性，能阻挡外界细菌等的侵入，同时可以抑制和杀灭细菌。皮肤的酸碱度可能随着外界环境温度和湿度的变化而变化，婴幼儿自身不能够调节皮肤酸碱度。

## （二）吸收功能

皮肤能够吸收外界的水分及营养物质等，并且是有选择地吸收。营养物质可以进入角质层内，毛孔可以少量吸收大分子物质和水溶性物质，还有少量的营养物质可以通过表皮的细胞间隙渗透进真皮层。皮肤的吸收能力与外界物质的性质和皮肤本身的因素有关系。就外界物质而言，脂溶性的物质容易被吸收，而水溶性的物质吸收能力较差。就皮肤本身的因素而言，角质层越薄越容易吸收营养成分；皮肤本身含水量越高，吸收能力越强；毛孔扩张时，营养物质可以通过毛孔进入真皮层从而被吸收。

婴幼儿皮肤吸收力强，水分含量多，角质层较薄，较为娇嫩，因此在给婴幼儿使用护肤露时应注意尽量选择含化学物质较少的产品。

## （三）感觉功能

皮肤内含有丰富的感觉神经末梢，可以感受外界的各种刺激，产生各种不同的感觉，这些感觉又可以分为单一感觉和复合感觉。单一感觉包括触觉、痛觉、压力觉、热觉、冷觉等，复合感觉包括皮肤定位觉、两点辨别觉、实体辨别觉和体表图形觉。

> **考点提示**：皮肤的感觉功能。

## （四）分泌和排泄功能

### 1. 分泌功能

分泌功能是指汗腺分泌汗液，皮脂腺分泌皮脂。在皮肤的表面，皮脂与汗液混合形成乳化皮脂膜，具有滋润保护皮肤、毛发等作用。内分泌、外界温度、皮肤表面湿度、年龄、饮食等都能够影响皮脂腺的分泌功能。婴幼儿皮肤的分泌功能发育不完善，因此在寒冷干燥的天气可以适当使用护肤露增强对皮肤的滋润和保护。

**2. 排泄功能**

排泄功能是指皮肤通过出汗排泄体内代谢产生的废物，如尿酸、尿素等。

## （五）体温调节功能

皮肤主要通过两种方式调节体温：①通过血液循环调节。当外界气温较高时，皮肤的毛细血管网开放，体表血流量增多，使皮肤散热增加，体温不致过高。当气温较低时，皮肤毛细血管网部分关闭，部分血流不再经过体表，而是直接由动静脉吻合支进入静脉中，使体表血流量减少，从而减少散热，保持体温。②通过汗液蒸发调节。当气温高时，人体大量出汗，汗液蒸发过程中可带走身体的部分热量，起到降低体温的作用。

一般情况下，建议使用体温计来测量婴幼儿腋温，因为这种测量方法比较准确。正常的体温范围是36~37.4℃。由于婴幼儿年龄比较小，身体各方面的发育尤其是体温调节中枢发育不完善，因此容易受一些外界因素的影响而出现体温的波动。如果婴幼儿穿衣较多或者室温较高，体温有可能会偏高一些，可以达到37.3℃左右，如果室温偏低或者穿着较少，体温可能会偏低，在36℃左右。

## （六）代谢功能

皮肤能够对其含有的糖、蛋白质、脂类、水和电解质等物质进行代谢，同时皮肤还参与全身的代谢活动。皮肤中有大量的水和脂肪，能够为人体的活动提供能量，可以补充血液中的水分或储存人体多余的水分。皮肤是储存糖的仓库，能调节血糖的浓度，以维持血糖的正常水平。

## （七）免疫功能

皮肤还是一个免疫器官，通过物理、化学、生物阻挡以及免疫细胞和免疫分子参与免疫活动。

# 第三节　感觉器官的婴幼儿保健

## 一、视觉器官的保健

新生儿的眼睛对光反射敏感，出生时已有眨眼及瞳孔对光反应，眼外肌的协调调节差，3~4月龄时开始部分调节，12月龄时才完善。出生时视网膜的视锥细胞尚未发育，只有周围视觉，因此，对近距离的视觉不及远距离。儿童视觉发育的关键期是0~3岁，双眼视觉发育基本完善是在6~8岁。

## （一）定期进行视力检查

为婴幼儿定期进行视力检查是及时发现婴幼儿视力异常的有效措施，一旦发现视力异常应及时就医诊治。

## 知识链接

**怎样居家测查婴幼儿的视力**

正常情况下，刚满月的婴儿会对灯光和靠近的活动物体有闭眼的反应；2月龄左右的婴儿能够随着大人活动的手指或者玩具转动眼球；4月龄左右的婴儿可以看和摸颜色鲜艳的物体；6月龄左右的婴儿能够抓住自己面前比较近的物体或者玩具。4~7月龄的婴儿如果视力有问题，会出现爬动和玩玩具等举止行为比同月龄婴儿的动作缓慢、准确度低等现象，显得有些笨手笨脚，如出现此种情况应及时去看眼科医生。8月龄左右的婴儿出现注视跟随，即大人指到哪里，就可以看到哪里，并且固定直视不动。1岁左右可以准确地指鼻孔。2岁左右可以避开路上的障碍物。一般从3岁开始可以用视力表测查视力。

## （二）避免强光刺激

婴幼儿的眼睛还处于发育阶段，适应环境变化能力较差，如果灯光太强会使婴幼儿情绪烦躁。卧室灯光过强还会打乱婴幼儿的生物钟，使他们分不清白天黑夜，睡眠受到影响，久而久之会影响正常的生长发育。

另外，光电媒体也会对婴幼儿的视力产生较大影响。电子荧光屏的画面切换速度快，婴幼儿长时间注视屏幕，视网膜上的感光物质视紫红质消耗加快，若未能及时补充其合成物质维生素A和相关营养素，会导致视力下降、眼痛、畏光、暗适应能力降低等。因此，婴幼儿每天看电子屏幕时间最好不超过20min，距屏幕2~3m，其高度略低于眼睛视平线，同时室内亮度不能与电子屏幕的亮度相差太大。

## （三）防止发生眼外伤

随着婴幼儿的成长，其活动范围越来越大，因此要加强对婴幼儿的安全教育，如告诫幼儿不要拿着尖锐物品奔跑等。家里使用强酸、强碱等洗涤剂时应避开婴幼儿，以免婴幼儿眼睛被液体灼伤，如果洗涤剂等液体不慎进入婴幼儿眼中，应马上用清水彻底清洗，并立即去医院进行进一步处理。如果眼内进入昆虫、灰尘等异物，让婴幼儿闭眼，应尽量用眼泪将异物冲出，家长切忌用不干净的手绢或其他物品揉搓，以免造成眼球划伤和继发感染，如果无法通过眼泪冲出，请尽快就医。

## （四）注意婴幼儿生理性远视及病理性远视

婴幼儿的眼睛在生长发育过程中是变化的。婴儿出生后，眼球小，眼轴短，所以几乎都是远视，或兼有远视散光，随着生长发育，到6~8岁时，才逐渐长成为正视型眼球。婴幼儿远视的正常值为：3~4岁远视200度以内，4~5岁远视150度以内，6~8岁远视100度以内，超过正常范围的，才为病理性远视。对病理性远视要有足够的重视，早发现早治疗。

> **考点提示**：婴幼儿的视力特点。

## 二、位听觉器官的保健

胎儿在妊娠后期，已具备灵敏的听觉，并可以与母亲互动。新生儿对刺激的声音反应敏感，刚出生的婴儿，就可以分辨声音的高低，2月龄的婴儿可以分辨不同人的声音和同一人的不同的语调，6月龄时可以做应答回应，8月龄时可以确定声音的来源，12月龄时可以控制对声音的反应，18~24月龄，可以区别不同音高的声音，具有更加精细的声音区别能力。儿童听觉发育的关键期是2岁以前。

### 📖 知识链接

#### 婴幼儿听力发育变化

新生儿在睡眠中能够被很大的声音惊醒，说明已经初步具备了听力。

1月龄：对声音的反应比新生儿敏感，会被突然出现的声音吸引，尤其是在吃奶时如果外界声音较高会停止吸吮。

2~3月龄：听见母亲的声音会做出积极的反应；对自己熟悉的音乐也会做出相应的表情。

4~5月龄：能感受不同方位发出的声音，会将头转向声音传来的方向，开始寻找声源；对从未听到过的声音表现出兴趣；能分辨父母的声音。

6~7月龄：能区别父母的声音，听懂自己的名字，叫他时能有所反应；能更积极主动地寻找声源。

8~9月龄：能迅速、正确地找出声源；能区别语气中的情绪，如是生气还是和蔼；能懂得简单的生活用语。

10~12月龄：能够寻找不同强度的声音；会随着音乐摆手；开始学说话，并能简单发音。

1~1.5岁：能寻找视线之外（如隔壁房间）的声音，对语言的理解有较大进步；一般在此时开口说话，并开始喜欢听故事。

2岁：能听懂简单的指令；能进行简单的对话。

3岁：能精确区分不同的声音。

4岁：听力发育完善。

### （一）定期进行听力检查

婴儿出生后3~5天需要进行常规的听力筛查，称为初筛，在出生的医院就可以进行。如果听力筛查没有通过，在出生后42天，需要到指定的、有资质的医疗机构进行听力复查，称为复筛。如果仍然没有通过，在3月龄，需要进行第一次听力确诊。如果呈轻中度的耳聋，需要在6月龄进行第二次听力确诊。如果仍然耳聋，需要及时采取助听措施，如佩戴骨导助听器。如果在第一次听力确诊时，发现是重度、极重度的耳聋，需要提前到4月龄时进行第二次听力确诊。

## （二）常见疾病的保健要求

### 1. 油耳

外耳耵聍腺分泌耵聍过多，呈黄褐色或淡黄色黏胶性油状，无异味，俗称油耳。油耳不属于疾病，平时多注意用棉签进行清洁即可。平时应注意防止耳内进水，耳内进水可使耵聍泡胀甚至感染，引起疼痛，严重时可引起外耳道炎症，甚至形成肉芽。当发现婴幼儿耳痒时，切忌用尖锐物体盲目掏挖，稍有疏忽或不慎被他人碰撞，极容易戳破耳道深处的鼓膜，造成鼓膜破裂、穿孔，引起耳痛、出血，同时容易将细菌引入耳内引发感染，影响婴幼儿听力。

### 2. 外耳道湿疹

外耳道湿疹是耳郭、外耳道及周围皮肤的变应性皮肤浅表性炎症，多见于过敏体质的婴幼儿。当婴幼儿因感到皮肤瘙痒而烦躁，并出现摇头晃脑、拽拉耳部等行为时，应及时去医院对症治疗。

### 3. 中耳炎

婴幼儿在感冒状态下或以平仰姿势吸吮乳汁、恶心呕吐或者耳部进水得不到及时清理时，常常会引起中耳腔的细菌感染，发生急性化脓性中耳炎。当耳腔内脓液不断增多时，婴幼儿会因耳痛而大哭，同时脓液的增多也会引起鼓膜穿孔、破裂。如果不及时就医或治疗不彻底，会造成慢性化脓性中耳炎。如果鼓膜不断遭到破坏，穿孔越来越大，将对听力造成较大影响。

具体保健要求如下。

（1）母亲注意正确的喂奶姿势：喂奶时应保持婴幼儿头部稍高的姿势，喂奶后应继续保持这种体位片刻，不要立即放平。

（2）正确擤鼻涕：当婴幼儿感冒或患有鼻炎时，不能捏着鼻子两侧一起擤，否则压力太大，带菌的鼻涕会通过咽鼓管潜入中耳，诱发炎症。正确的做法是用干净手帕或餐巾纸轻轻地揩去鼻涕等分泌物。

（3）预防感冒、麻疹、腮腺炎、风疹等急性传染病：这些疾病容易诱发中耳炎，应该按时接种疫苗，防止这些传染病。

（4）不要让水流入耳道内：洗澡或游泳时若耳内灌水，应及时用棉签或棉球蘸出耳内的水。

## （三）避免噪声的影响

婴儿在1月龄就已具备较完善的听觉。由于婴幼儿的鼓膜、中耳、内耳的听觉细胞较为脆弱，对噪声十分敏感，因此长期处在70dB以上的噪声环境中，听觉系统就会受到损害。如果噪声经常达到80dB，就会使婴幼儿出现头痛、头昏、耳鸣、情绪紧张、记忆力

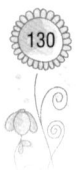

减退等症状，引起精神萎靡、烦躁不安、消化不良、食欲不振等现象，并使内分泌发生紊乱，妨碍婴幼儿身心健康与智力发育。高分贝的噪声还会导致听力的永久性损伤。

**考点提示**：听觉的保健。

## 三、皮肤的保健

皮肤感觉包括痛觉、触觉、温度觉。新生儿的痛感虽已经存在，但并不敏感，尤其是在躯干、眼、腋下部位，疼痛刺激后会出现泛化的现象，尤其是在眼、前额、口周、手掌、足底等部位，而大腿、前臂、躯干等处则比较迟钝。相对而言，温度觉却非常敏感，如能够区别牛奶和饮水温度过高和过低，对冷的刺激会比热的刺激更能引起明显反应。

### （一）使用专用洗浴用品和毛巾

婴幼儿的肌肤角质层较薄，抵抗外界刺激的能力较弱，只依靠皮肤表皮的一层酸性薄膜保护皮肤，所以保护好这层薄膜非常关键。应尽量使用 pH 为中性的婴幼儿专用的沐浴产品进行洗浴和护肤。

另外，婴幼儿真皮层较薄，皮肤纤维组织较少，弹性差，容易摩擦受伤，因此应尽量给婴幼儿用柔软的纯棉毛巾，且不与成人混用。

### （二）不同季节的保健要求

在冬季和夏季，婴幼儿的皮肤护理要求较高。冬天天气较为干冷，尤其是裸露在外的脸部和手部的皮肤容易干燥、脱屑，甚至两颊发红形成"红苹果"。所以在洗手洗脸时应该注意尽量不用肥皂等碱性清洁用品，清洗后及时擦涂专用的乳液，避免干燥。在平时应该多做些室内外活动，多活动手足关节，促进血液循环，增强皮肤耐寒能力。

夏季由于阳光强烈、高温潮湿，婴幼儿的汗腺尚未发育完全，容易生成痱及汗疹。夏季可以适当使用空调，营造凉爽舒适的环境，同时及时给婴幼儿增减衣物，防止生汗疹和着凉。另外，夏季多蚊虫，过敏体质的婴幼儿在遭受蚊虫叮咬后可能会出现皮肤红肿、瘙痒等现象，婴幼儿若抓破红肿部位易引发细菌感染，所以应该预防蚊虫叮咬，若已被叮咬形成丘疹，应及时就医。此外，夏季日照强烈，紫外线较强，为了保护婴幼儿娇嫩的皮肤，应避免在早上 10 点至下午 2 点阳光最强烈的时候在户外活动，外出时应给婴幼儿做好防护，可以选择 SPF15~20 的防晒乳液涂抹于婴幼儿裸露皮肤上，或给婴幼儿采用专用防晒衣或遮阳帽等。

### （三）注意饮食营养

维生素 A 具有促进上皮生长、保护皮肤、防止皲裂等作用，因此在日常饮食中可适当添加富含维生素 A 的食物，例如胡萝卜、豆类、绿叶蔬菜、鱼肝和牛奶等，同时还可以适当多吃脂肪类、糖类食物，促进皮脂分泌。

**考点提示**：皮肤的保健。

## 本章小结

本章主要介绍了婴幼儿视觉器官、听位觉器官以及皮肤的组成、结构特点、生理功能和保健要求。眼是视觉器官，婴幼儿眼处在发育阶段，应结合神经系统功能的发育和完善，科学预防眼部疾病，做好眼部保健。婴幼儿听觉器官功能已基本完善，听力的早期筛查意义重大。婴幼儿皮肤结构与成人略有不同，容易出现皮肤问题，要注意保护皮肤，预防疾病。通过本章的学习，同学们可以从婴幼儿感觉器官和皮肤的生理结构特点出发了解卫生保健的主要内容，掌握正确的保健措施。

### 同步练习

**选择题**

1. 皮内注射是将药液注入（　　　）。
   A. 皮肤内　　　　B. 表皮内　　　　C. 真皮内　　　　D. 皮下组织内
   E. 皮下静脉

2. 下列选项中，视杆细胞分布最多的区域是（　　　）。
   A. 中央凹　　　　B. 视盘　　　　C. 中央凹周围视角约20°的区域
   D. 视网膜周边部　　E. 视神经盘

3. 能调节晶状体曲度的肌是（　　　）。
   A. 睫状肌　　　　B. 上睑提肌　　　C. 瞳孔开大肌　　　D. 瞳孔括约肌
   E. 外直肌

4. 不属于眼球壁的结构是（　　　）。
   A. 角膜　　　　B. 虹膜　　　　C. 睫状体　　　　D. 晶状体
   E. 巩膜

5. 散光眼形成的原因多半是由于（　　　）。
   A. 眼球前后径过长　　　　　　B. 睫状肌疲劳或萎缩
   C. 角膜表面不呈正球面　　　　D. 晶状体曲率半径过小
   E. 眼球前后径过短

6. 耳的结构中，能将声波转换成振动的是（　　　）。
   A. 半规管　　　　B. 听小骨　　　C. 鼓膜　　　　D. 耳蜗
   E. 鼓室

7. 听觉感受器是（　　　）。
   A. 球囊斑　　　　B. 螺旋器　　　C. 壶腹嵴　　　　D. 椭圆囊斑
   E. 半规管

8. 下列关于视杆细胞的叙述错误的是（　　　）。
   A. 分布在视网膜的中央部　　　　B. 含有视紫红质
   C. 是暗视觉　　　　　　　　　　D. 对光的敏感度高
   E. 分布在视网膜的周边

9. 对双眼球具有保护、运动和支持作用的是（　　　）。
   A. 晶状体　　　　B. 眼的附属结构　　C. 玻璃体　　　D. 角膜
   E. 眼球壁

# 第八章
# 神经系统

### 知识目标
1.掌握神经系统的结构。
2.熟悉神经系统的生理功能。
3.掌握婴幼儿神经系统的特点。
4.了解婴幼儿神经系统的保健要求。

### 能力目标
1.掌握促进神经系统发育的正确方法，能有效开展婴幼儿神经系统保育工作。
2.能够对婴幼儿进行基本的神经反射检查。

### 素质目标
培养托育服务工作者的责任心和认真细致的工作品德。

## 案例导入

阳阳今年已经 5 岁了，正在上幼儿园。中午老师打电话给阳阳妈妈，告知阳阳刚刚出现发热、头晕、头痛、双手抱头哭闹，伴喷射状呕吐食物 1 次，无抽搐和腹泻，建议及时送医。十多分钟后，妈妈将阳阳送到医院就医，值班医生询问发病过程后，检查发现阳阳有意识，伴双眼居中凝视、颈强直，初步诊断为化脓性脑膜炎，建议住院进一步治疗。

**问题**：老师和阳阳妈妈的处理是否妥当？送医前，保育老师和家长对阳阳可做哪些神经系统检查？

　　神经系统是人体内起主导作用的调节系统。人体内各器官、系统的功能活动，常通过神经系统的控制与调节下相互联系、相互影响，以保持人体各项机能正常，适应体内外环境的变化。

　　人类的神经系统的进化和发育，尤其是脑的发育发展到相当复杂与高级的水平，进化出了思维与语言等功能。脑和脊髓起源于胚胎时期的神经管，神经管两侧的神经嵴发育成为周围神经系统。脊髓自胚胎 3 个月起生长延伸速度慢于脊柱椎骨，出生时脊髓下端约平第 3 腰椎体下缘水平，4 岁时约平第 1 腰椎体下缘水平，需行腰椎穿刺术时应注意避免损伤脊髓。婴幼儿神经系统发育还不足够完善，对机体各器官、系统的调节能力相对较弱，各项机能容易因体内外环境变化而出现紊乱，甚至导致疾病的发生。婴幼儿神经精神发育进程见表 8-1。

表 8-1　婴幼儿神经精神发育进程情况

| 年　龄 | 粗、细动作 | 语　言 | 适应周围人物的能力与行为 |
|---|---|---|---|
| 新生儿 | 无规律、不协调动作；紧握拳 | 能哭叫 | 铃声使全身活动减少 |
| 2 月龄 | 直立及俯卧位时能抬头 | 发出和谐的喉音 | 能微笑，有面部表情；眼随物转动 |
| 3 月龄 | 仰卧位变为侧卧位；用手摸东西 | 咿呀发音 | 头可随看到的物品或听到的声音转动 180°；注意自己的手 |
| 4 月龄 | 扶着髋部时能坐；可在俯卧位时用两手支撑抬起胸部；手能握持玩具 | 笑出声 | 抓面前物体；自己玩弄手，看到食物表示喜悦；较有意识地哭和笑 |
| 5 月龄 | 扶腋下能站得直；可两手各握一玩具 | 能喃喃地发出单词音节 | 伸手取物；能辨别人声；望镜中人笑 |
| 6 月龄 | 能独坐一会儿；用手摇玩具 | 同上 | 能认识熟人和陌生人；自拉衣服；自握足玩 |
| 7 月龄 | 会翻身，自己独坐很久；将玩具从一手换入另一手 | 能发"爸爸""妈妈"等复音，但无意识 | 能听懂自己的名字 |
| 8 月龄 | 会爬；会自己坐起来、躺下去；会扶着栏杆站起来；会拍手 | 重复大人所发简单音节 | 注意观察大人的行动；开始认识物体；会两手传递玩具 |
| 9 月龄 | 能试着独站；会从抽屉中取出玩具 | 同上 | 能懂几个较复杂的词句，如"再见"等；看见熟人会伸出手来要人抱；能与人合作游戏 |
| 10~11 月龄 | 能独站片刻；扶椅或推车能走几步；能拇指、示指对指拿东西 | 开始用单词，用一个单词表示很多意义 | 能模仿成人的动作，如招手、"再见"；能抱奶瓶自食 |
| 12 月龄 | 能独立行走；能弯腰拾东西；会将圆圈套在木棍上 | 能叫出物品的名字，如灯、碗；能指出自己的手、眼 | 对人和事物有喜憎之分；穿衣能合作；会用杯喝水 |
| 15 月龄 | 走得好；能蹲着玩；能叠一块方木 | 能说出几个词和自己的名字 | 能表示同意、不同意 |
| 18 月龄 | 能爬台阶；能有目标地扔皮球 | 能认识和指出身体各部分 | 会表示大小便；能听懂命令；会自己进食 |
| 2 岁 | 能双脚跳；手的动作更准确；会用勺子吃饭 | 会说 2~3 个字构成的句子 | 能完成简单的动作，如拾起地上的物品；能表达喜、怒、怕 |

| 年　龄 | 粗、细动作 | 语　言 | 适应周围人物的能力与行为 |
|---|---|---|---|
| 3 岁 | 能跑；会骑三轮车；会洗手、洗脸；能脱、穿简单的衣服 | 能唱短歌谣；会数几个数 | 能认识画上的东西；能认识男、女；能自称"我"；能表现自尊心、同情心、害羞 |
| 4 岁 | 能爬梯子；会穿鞋 | 能唱歌 | 能画人像；能初步思考问题；记忆力强、好发问 |
| 5 岁 | 能单足跳；会系鞋带 | 开始识字 | 能分辨颜色；能数 10 个数；能知道物品用途及性能 |
| 6~7 岁 | 能参加简单劳动，如扫地、擦桌子、剪纸、做泥塑、结绳等 | 能讲故事 | 开始写字；能数几十个数；可简单加减；喜独立自主 |

资料来源：王卫平，孙键，常立文. 儿科学 [M]. 9 版. 北京：人民卫生出版社，2018.

# 第一节　神经系统的结构

## 一、神经系统的区分与组成

### （一）神经系统的区分

神经系统由中枢神经系统和周围神经系统两部分组成（图 8-1）。中枢神经系统包括脑和脊髓；周围神经系统包括脑神经、脊神经，按分布范围又可分为躯体神经和内脏神经（图 8-2）。躯体神经主要分布于皮肤、骨、关节和骨骼肌，分别支配感觉和运动；内脏神经主要分布于内脏、心血管和腺体，分别支配感觉、运动和分泌，其中内脏运动神经又称自主神经，可分为交感神经和副交感神经。

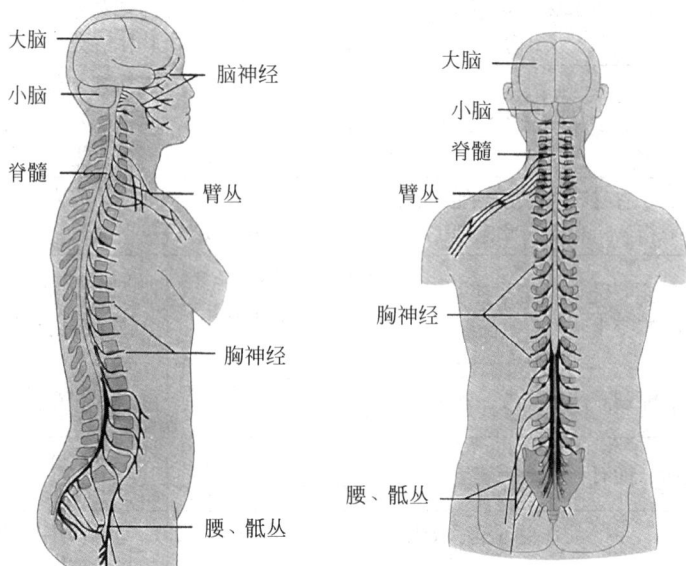

图 8-1　神经系统概况

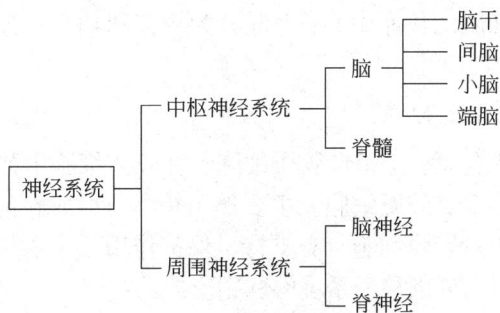

图 8-2　神经系统组成概况

考点提示：神经系统的组成。

## （二）神经系统的组成

神经系统主要由神经组织组成。神经组织包括神经细胞（又称神经元）和神经胶质细胞（又称神经胶质）。神经元是神经系统结构和功能的基本单位，能感受刺激和传导神经冲动；神经胶质细胞具有绝缘、保护、支持、营养等作用。根据信息传递的需要，神经系统中形成神经纤维和突触等结构。

### 1. 神经元

神经元的大小和形态差异较大，但都可以分为胞体和突起两部分（图 8-3）。胞体呈圆

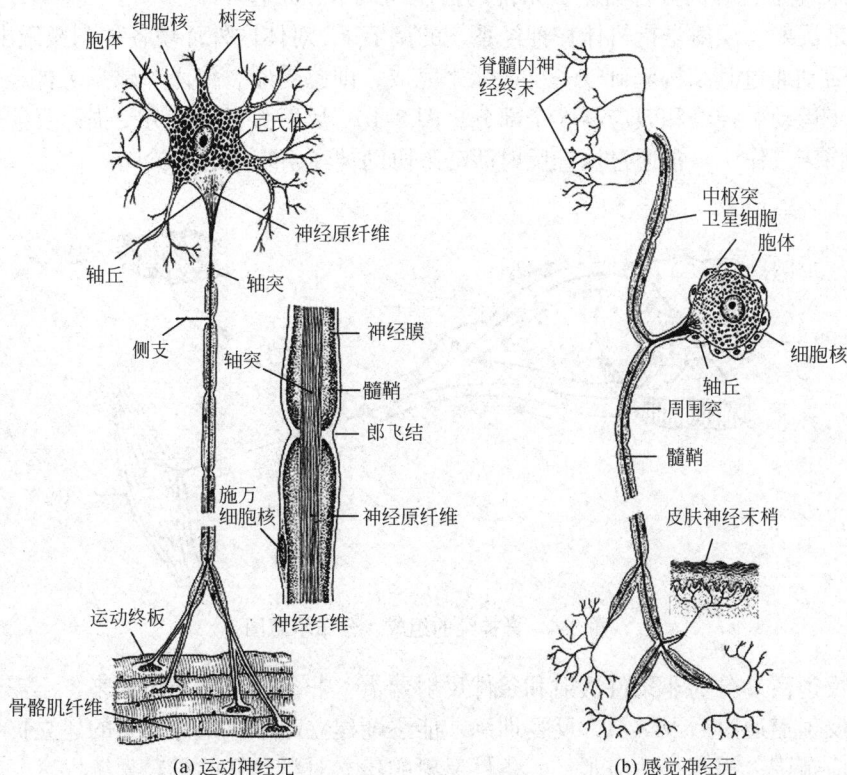

(a) 运动神经元　　　　　(b) 感觉神经元

图 8-3　神经元与神经纤维示意图

形、梭形或星形等，是细胞的代谢中心；突起分为树突和轴突，分别将神经冲动传入、传出神经元。

### 2. 神经胶质细胞

神经系统的胶质细胞包括：①星形胶质细胞。在胶质细胞中数量最多，主要功能为参与形成血—脑屏障等。②少突胶质细胞。主要作用是参与形成髓鞘。③小胶质细胞。主要作用是参与吞噬活动。④室管膜细胞。有支持、保护作用，并参与分泌脑脊液。⑤施万细胞，又称神经膜细胞，参与周围神经系统的髓鞘形成。

### 3. 神经纤维与突触

神经元较长的突起被髓鞘和神经膜包裹形成的条索状结构，称为神经纤维。神经纤维依结构不同分为有髓神经纤维和无髓神经纤维两种。若被髓鞘和神经膜共同包裹称有髓神经纤维，仅有神经膜包裹为无髓神经纤维（图8-3）。有髓神经纤维在相邻髓鞘节段间的区域称郎飞节。神经冲动在有髓神经纤维中呈跳跃式传导，速度较在无髓神经纤维中快。

突触是神经元与神经元或效应细胞之间进行信息传递的特殊连接结构。神经冲动通过突触进行细胞间传导。根据信息传递方式，突触可分为化学突触和电突触。

## 二、神经系统活动方式

**考点提示**：神经系统活动方式。

神经系统完成对机体各器官、系统的控制与调节，最基本的活动方式是反射。反射是指机体在神经系统的调节下，对体内外环境各种刺激做出的反应。

反射活动通过其结构基础——反射弧来完成，即感受器、传入（感觉）神经、神经中枢、传出（运动）神经和效应器5个部分（图8-4）。反射弧任一部分受损，反射活动将出现障碍。临床工作中，常通过检查反射活动来协助神经系统疾病的诊断。

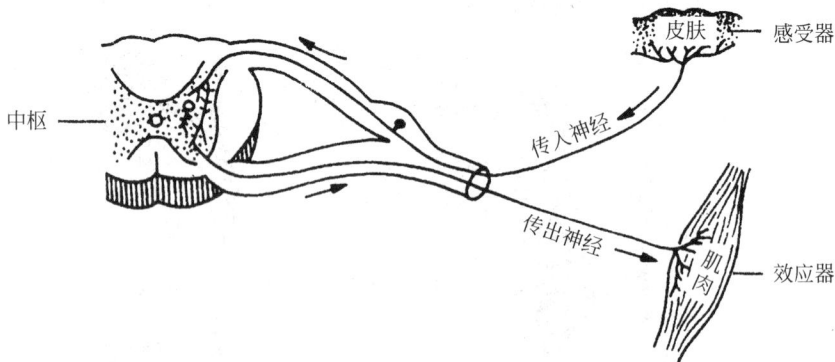

图 8-4 脊神经的组成、分布示意图

人的反射活动分为非条件反射和条件反射两类。非条件反射与生俱来，不需学习即获得。条件反射需通过后天学习、反复训练才能逐渐建立起来。条件反射的建立扩大了人对环境的适应范围，提高了适应水平。条件反射的建立对婴幼儿的神经系统发育、养成良好的生活和学习习惯有较好的促进作用。

# 三、中枢神经系统

## （一）脊髓

**考点提示**：脊髓的位置、外形。

### 1. 脊髓的位置和外形

脊髓（spinal cord）位于椎管内，上端在平枕骨大孔处与延髓相接，下端成人约平第1腰椎体下缘水平，新生儿约平第3腰椎体下缘水平。脊髓呈前后略扁的圆柱状，有两个膨大，上部为颈膨大，下部为腰骶膨大，两处膨大分别连接分布于上、下肢的脊神经。脊髓下端缩细呈圆锥状，称脊髓圆锥（图8-5）。1对脊神经连接的部分脊髓称为1个脊髓节段。人体共有31对脊神经，对应有31个脊髓节段。因而脊髓损伤时，其功能障碍将出现在相应的节段分布区域。

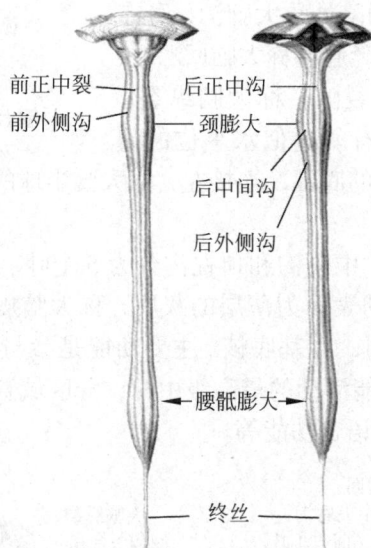

前正中裂
前外侧沟
后正中沟
颈膨大
后中间沟
后外侧沟
腰骶膨大
终丝

**图 8-5　脊髓的外形**

### 2. 脊髓的内部结构

**考点提示**：脊髓的内部结构。

脊髓由灰质和白质构成，位于中央的是呈H形分布的灰质，主要由神经元细胞体构成，形成某些反射的初级中枢，如排便反射、排尿反射等；围绕在灰质外围的部分是白质，由上、下行的神经纤维束构成，脊髓通过纤维束与脑密切联系（图8-4）。脊髓损伤时，排便、排尿等会失去意志支配，并将影响脑对脊髓的控制调节。

## 知识链接

### 腰椎穿刺术

腰椎穿刺术是临床工作根据需要，采取经腰椎棘突之间进针到蛛网膜下隙，以抽出脑脊液进行检查或将药物注入进行治疗的操作技术。穿刺部位通常选在第3、第4或第4、第5腰椎棘突之间。穿刺针依次穿过皮肤、浅筋膜、棘上韧带、棘间韧带和黄韧带，出现明显落空感后，即达硬膜外隙，经过硬膜外隙再向前进针穿过硬脊膜和蛛网膜，再次出现落空感即达蛛网膜下隙，此时拔出针芯可见清澈透明的脑脊液滴出。

## （二）脑

### 1. 脑的组成

脑（brain）位于颅腔内，质地柔软，是神经系统的最高级中枢，由被膜包被。成年人的脑平均重量约为 1400g。脑一般分为端脑、间脑、小脑、中脑、脑桥和延髓 6 个部分，其中端脑由左、右大脑半球组成，中脑、脑桥和延髓组成脑干（图 8-6）。

### 2. 脑的内部结构

端脑的表面凹凸不平，凹陷处称大脑沟，分布有丰富的血管；沟与沟之间的隆起部称大脑回。左、右大脑半球之间呈矢状位的裂隙，称大脑纵裂；大脑半球后部与小脑之间，有一近似水平位的裂

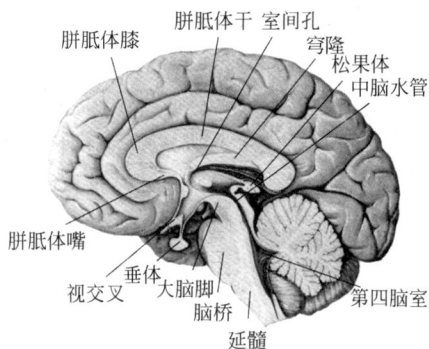

图 8-6 脑的正中矢状切面示意图

隙，称大脑横裂；在大脑纵裂的底部，连接左、右大脑半球的宽厚白质纤维板，称胼胝体（图 8-6）。脑内的腔隙称脑室。

每侧大脑半球由外侧沟、中央沟和顶枕沟分为 5 个叶，即额叶、顶叶、枕叶、颞叶和岛叶（图 8-7）。大脑半球的表面为薄层的灰质，称大脑皮质；深面是白质，称大脑髓质；髓质的基底部有神经核团，称基底核，主要功能是参与调节肌张力和协调随意运动（图 8-8）。大脑皮质是机体功能活动的最高级中枢，分区域管理全身各部功能，包括机体的运动、感觉、视觉、听觉和语言功能等。

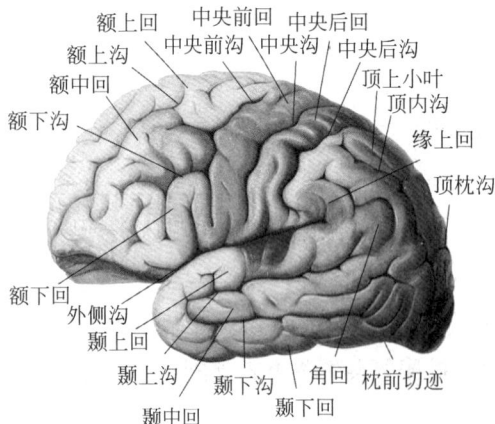

图 8-7 大脑半球外侧面

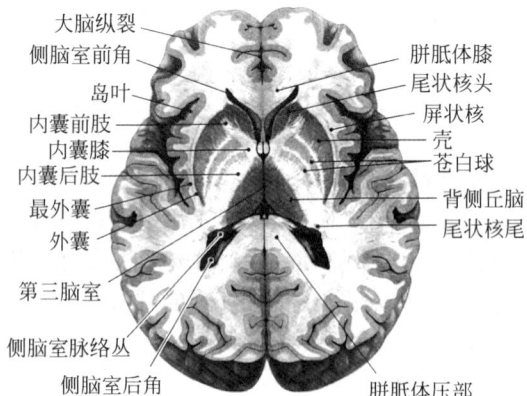

图 8-8 端脑的水平切面

## 四、周围神经系统

为方便表述，通常将周围神经系统划分为脊神经、脑神经和内脏神经 3 部分。这几部分的神经分布于全身各部位。周围神经系统通过由上行和下行的纤维束构成的传导通路与

中枢神经系统密切联系，中枢神经系统通过周围神经系统及末梢结构实现对机体各部进行感知、控制与调节，从而使人体构成一个统一、协调的有机体。

周围神经系统中，由神经元胞体聚集形成的结节状结构，称为神经节。全身的神经节可分为脑神经节、脊神经节和内脏运动神经节3类，其中内脏运动神经节包括交感神经节和副交感神经节。周围神经系统的多条神经纤维被神经束膜包裹形成神经束；粗细不等的神经束再由结缔组织构成的神经外膜包被形成神经。躯体神经多呈条索状走行分布，内脏神经多先形成相互交织的神经丛，再由神经丛发出分支分布（图8-4）。

### 🔍 解剖应用

（1）用叩诊锤叩击髌韧带进行膝跳反射的检查，可判断反射弧是否受损。

（2）用钝头棉支在腹前壁自下而上轻划患者皮肤，根据其感觉出现水平可推测脊髓受损平面。

# 第二节　神经系统的功能

神经系统的功能主要是控制与调节机体器官、系统的活动，以达到机体各部功能协调统一，保障生命活动的正常进行。

神经系统的相互联系，常由传导通路来完成，包括感觉（上行）传导通路和运动（下行）传导通路两大类，分别传导感觉信息与运动信息。感觉传导通路包括：①躯干四肢本体感觉和精细触觉传导通路，又称深感觉，传导躯干四肢的肌、腱、关节等的位置觉、运动觉和震动觉（图8-9）；②躯干和四肢浅感觉传导通路，传导躯干四肢的痛温觉、粗触觉和压觉（浅感觉）（图8-10）；③头面部浅感觉传导通路，传导头面部的痛温觉、粗触觉和压觉（浅感觉）（图8-10）。运动传导通路可分为锥体系、锥体外系，以锥体系为主，支配全身的骨骼肌运动（图8-11）。

## 一、神经系统的传导特征

### （一）神经纤维兴奋传导的特征

神经纤维主要功能是传导兴奋。神经纤维上传导的兴奋又称为神经冲动。神经纤维传导兴奋具有以下特征：①完整性，神经纤维

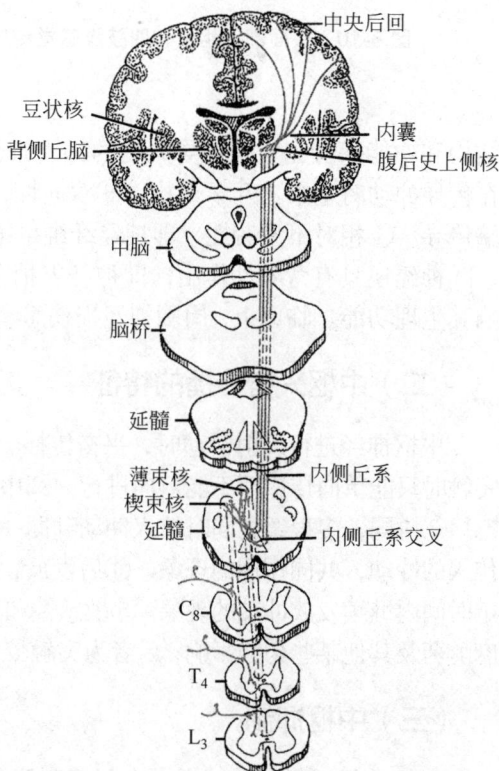

图8-9　躯干和四肢意识性本体感觉传导通路

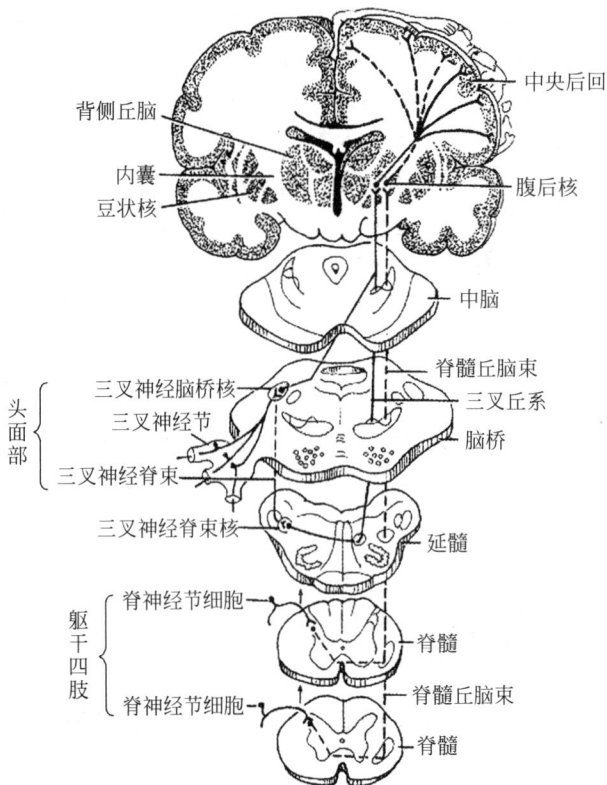

图 8-10 头面部、躯干和四肢浅感觉传导通路

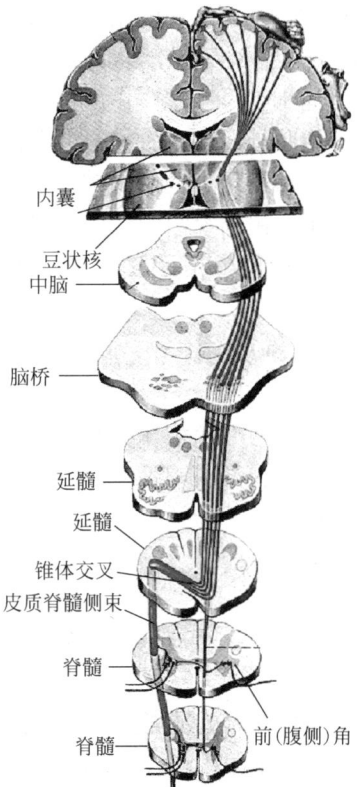

图 8-11 锥体系中的皮质脊髓束与皮质核束

结构和功能保持完整是传导兴奋的必要条件。②绝缘性，一条神经干中的许多神经纤维，在传导冲动时基本上互不干扰。③双向性，刺激神经纤维任一点，产生的兴奋均可向其两端传导。④相对不疲劳性，即神经纤维可维持较长时间持续传导冲动。

神经还具有营养性作用，即神经末梢会释放一些物质以调整肌肉等组织代谢，进而影响其生理功能。临床上，周围神经损伤患者出现肌肉萎缩，是因肌肉失去神经的营养导致。

## （二）中枢兴奋传播的特征

中枢神经进行反射活动时，兴奋传播会表现如下特征：①单向传播，即兴奋通过化学性突触时只能单向传递而不能双向进行。②中枢延搁，是指兴奋通过中枢传播时相对较慢的状态。③协同，多根纤维同时传入冲动到同一神经中枢，或者同一神经中枢多次接受同一纤维传入的冲动，共同作用的现象。④后发放，为引起反射活动的刺激停止后，传出神经仍在一定时间内继续发放冲动的现象。⑤敏感性和易疲劳性，前者指突触易受机体内缺氧、$CO_2$ 过多、麻醉药及其他某些药物影响；后者为突触较高频刺激反射活动明显减弱的表现。

## （三）中枢抑制

中枢神经反射活动包括兴奋和抑制两个基本过程。中枢抑制的主要作用是使中枢之间活动协调和适时使神经元活动终止。

## 二、脊髓的功能

脊髓是神经系统的低级中枢，是高级中枢脑的功能基础，部分高级中枢的功能需通过脊髓来实现。脊髓内灰质的神经元胞体形成部分反射活动的集中区域，即低级中枢，进行部分初级反射的管理，如排便反射、排尿反射和膝跳反射等。脊髓的传导功能有感觉传导功能与运动传导功能，是经由脊髓上行到脑的感觉传导通路和由脑下行至脊髓的通路实现。

### 知识链接

#### 脊髓损伤的表现

脊髓半离断时，浅感觉障碍发生在健侧，深感觉障碍则发生在患侧。脊髓空洞症患者，如局限于中央管前交叉破坏，则相应节段双侧痛觉、温度觉发生障碍，轻触觉受影响较微，患者出现痛觉、温度觉和轻触觉障碍分离的现象。

## 三、脑的感觉分析功能

丘脑是除嗅觉以外的各种感觉传入通路的重要中继站，大脑皮质则是产生感觉的最高级中枢。不同的感觉在大脑皮质有不同的中枢，主要包括躯体感觉中枢、内脏感觉中枢、视觉中枢、听觉中枢等，管理相应的感觉。

考点提示：脑干、大脑对运动的调节。

## 四、神经系统对运动的调节

脊髓灰质前角有运动神经元，兴奋时可引起所支配骨骼肌的收缩。脊髓还是调节躯体运动最基本的反射中枢。此外，脊髓又是某些内脏活动（血管张力反射、排尿反射、排便反射、发汗等）的初级中枢。

在运动调节中，脑干起到联系脑与脊髓的作用。脑干还具有许多重要的内脏活动中枢，如心血管活动、呼吸运动的基本中枢位于延髓，为"生命中枢"。当其受压或受损时，可迅速引起呼吸、心搏等功能障碍，危及生命。

小脑的纤维联系较广泛，是机体重要的躯体运动调节中枢。其作用包括维持身体平衡、调节肌张力和调控骨骼肌的随意运动等。

间脑是仅次于端脑的中枢高级部位。其下丘脑有许多调节内脏活动的神经核团，既是神经-内分泌的调控中心，又是内脏活动的高级调节中枢，除可调节某些内分泌腺的分泌外，还可以调节体温、摄食行为、昼夜活动节律、情绪活动等，以及参与学习与记忆等脑的高级神经和精神活动。

大脑皮质是管理躯体运动的最高级中枢。大脑皮质对躯体运动的管理主要是通过锥体系和锥体外系来实现。大脑皮质对内脏活动的调节与基底核有关，表现为参与嗅觉、情绪和内脏活动调节、摄食行为以及学习与记忆等。基底核损害可出现帕金森病（震颤麻痹）和舞蹈病（亨廷顿舞蹈症）。

# 五、脑的高级功能

脑的高级功能是指人的大脑除能产生感觉、调节躯体运动和内脏活动外，还能完成复杂的条件反射、学习与记忆、思维与判断、语言与其他认知活动、觉醒与睡眠等。

## （一）条件反射

条件反射是机体在后天生活过程中，通过学习建立起来的反射。

> **考点提示**：条件反射的建立和特点。

### 1. 条件反射的形成与消退

条件反射是非条件反射与无关刺激多次结合而建立形成的反射。非条件反射是无须学习、先天具有的反射，如果吞食食物等。无关刺激是与非条件反射无关的刺激。条件刺激则为已经与非条件反射建立联系的刺激。由条件刺激引起的反射称为条件反射。无关刺激与非条件刺激的多次结合过程，称强化。训练婴幼儿作息、饮食、学习等规律，合理建立适当的条件反射，有助于培养从小良好的习惯与品格。

条件反射建立后，反复应用条件刺激而不予非条件刺激强化，条件反射逐渐减弱至消失的过程，称为条件反射消退。

> **考点提示**：婴幼儿的语言发育。

### 2. 条件反射的特点

条件反射由刺激信号引起。刺激信号可分为以下两类。

第一信号即现实的具体信号（如灯光、铃声、食物的形状、气味等），第二信号即抽象信号（如语言、文字、影像等）。能对第一信号发生反应的大脑皮质功能系统，称为第一信号系统，为人类和动物所共有；能对第二信号发生反应的大脑皮质功能系统，称为第二信号系统，为人类所特有，是人类区别于动物的主要特征。

第二信号系统是在第一信号系统基础上建立的，在后天发育过程中逐渐形成，能对人的心理和生理活动都能产生重要影响。临床实践表明，医患沟通语言运用得当，对患者的生理、心理活动有着积极的影响，有益于疾病的预防和治疗；不当的语言对患者的生理、心理活动起着消极的作用，既影响患者康复，也可能成为致病因素甚至使病情恶化。

## （二）大脑皮质的语言功能

语言是人脑的高级功能，语言中枢位于大脑皮质的额中回、额下回和颞上回的后部以及角回。大脑皮质这些区域的损伤，可导致特有的语言障碍。

人脑的高级功能向一侧大脑半球集中的现象称为大脑皮质功能的一侧优势，为人类所特有。一般左侧半球在语词活动功能上占优势，右侧半球在非语词性的认知功能上，如对空间的辨认、图像视觉认识、音乐欣赏分辨等占优势。人类的左侧半球优势自10岁起逐步建立，这与习惯使用右手有关，若在成年后受损，很难在右侧皮质再建语言中枢。因疾病损伤左侧优势半球的患儿，应尽早培养左手运动，争取建立右侧半球的优势，减小语言缺陷。

婴幼儿的大脑发育迅速，语言学习能力较强。研究显示，婴幼儿语言发育从出生后数月内发声开始，一般 3~6 岁基本形成较为成熟的语言。故应尽早开展正常准确的语言教育，奠定语言学习良好的基础。

## （三）学习与记忆

学习与记忆是两个有着密切联系的神经活动过程，是机体适应环境的重要方式。学习是指神经系统不断接受外界信息获得新的行为习惯（即经验）的过程。记忆则是将学习中获得的信息在脑内贮存和"读出"的神经活动过程。婴幼儿对环境较为好奇，模仿学习的活动较强，注意力逐渐从数十秒延长至十多分钟，根据年龄特点训练不同的学习项目较为适宜。

遗忘是伴随着学习和记忆的一种正常生理现象。遗忘症是指由于疾病所致的记忆功能障碍。逆行性遗忘症指脑功能发生障碍前的一段时期内的记忆均已丧失，常见于车祸造成的脑震荡患者。

## （四）大脑皮质的脑电活动

大脑皮质的神经元具有生物电活动。临床医学中，用双极或单极电极置于头皮表面记录出来的脑神经细胞群自发性、节律性的电活动，称为脑电图。

根据自发脑电活动的频率，可将脑电波分为 α、β、θ 和 δ 4 种基本波形。α 波是成年人安静时的主要脑电波；β 波一般认为是大脑皮质处于紧张活动状态时的波形；θ 波在成年人处于抑制状态及困倦时出现。在幼儿，常可见到 θ 样波形，青春期开始出现成人型 α 波。δ 波常见于成年人熟睡时、极度疲劳或深度麻醉状态下。

脑电图对某些疾病如癫痫、脑炎和颅内占位性病变（如肿瘤）等有一定诊断意义，尤其对癫痫有较重要的诊断价值。癫痫患者常产生异常的高频高幅脑电波或在高频高幅波后跟随一个慢波的综合波形，即使在发作间歇期，亦有异常脑电活动出现。在皮层占位性病变（肿瘤等）的区域，即使患者处于清醒状态时，亦可引出 θ 波或 δ 波。

### 📖 知识链接

#### 小 儿 癫 痫

癫痫是由多种原因引起的突然、短暂、反复发作的脑功能紊乱，因脑神经元群异常、超同步化放电引起，少数为特发性，无脑器质性病变，多数为继发性。癫痫有部分性发作与全身性发作两类，其中全身性发作时，患儿突然意识丧失，四肢强直并迅速转为四肢阵挛性抽搐，喉头痉挛可吐白沫或发叫声，瞳孔散大，呼吸不规则，可伴尿失禁，持续 1~5min 可自止并昏睡，醒后不能回忆，脑电图、眼底检查可助诊断，CT 等检查可排除脑部占位病变，处理以原发病治疗和控制发作为主。

## （五）觉醒与睡眠

觉醒和睡眠是机体两种明显不同的行为状态。觉醒状态可使机体迅速适应环境变化，能进行各种体力和脑力劳动；睡眠可使机体体力和精力得到恢复。脑干网状结构上行激动系统对维持觉醒状态发挥重要作用。

睡眠是机体生理活动必要的过程。一般情况下，成年人每天需要睡眠 7~9h，儿童需 10~12h，新生儿需 18~20h，老年人则需 5~7h。婴儿与幼儿，尤其是新生儿正处于身体生

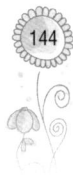

长发育的旺盛时期，保证充足的睡眠时间不仅有利于体力的恢复，更重要的是有利于脑等神经系统的发育，促进健康成长。如果婴幼儿表现为异常哭闹等导致睡眠不足、精神萎靡，需要注意是否为身体患病所致，及时就医。

> **考点提示**：婴幼儿睡眠时间与作用。

根据睡眠过程中脑电波的特征不同，可分为慢波睡眠和快波睡眠两个时相。在慢波睡眠期间，机体能量消耗减少，生长激素释放明显增多，可促进恢复体力和促进儿童生长发育。在快波睡眠时期，脑组织的蛋白质合成增加，促进机体精力的恢复，并对幼儿神经系统的发育、成熟和对成年人建立新的突触联系以及增强记忆有重要意义。

# 第三节　神经系统的婴幼儿保健

婴幼儿神经系统保健措施的根本目的是以婴幼儿生理发育特点为依据，改善内外环境，养成良好生活习惯，保护神经系统生理功能免受损伤，保障与促进神经系统发育，维持正常生理功能。

> **考点提示**：婴幼儿神经系统保育措施。

## 一、睡眠与环境

婴幼儿每天的睡眠时间较长，尤其是在夜间的睡眠生长激素分泌增多，可促进中枢神经系统尤其是脑的发育。因此，婴幼儿睡眠时，需要保持一个安静的睡眠环境，尽量减少干扰，使婴幼儿能够有连续、足够的睡眠时间。婴幼儿睡眠具有以下特点：①睡眠较浅。婴幼儿睡眠时，易受到外界环境因素如噪声、刺激性气味等的干扰，特别是噪声干扰，造成入睡困难或惊醒。②睡眠持续时间较短。睡眠环境的温度过高或过低，导致婴幼儿神经系统兴奋性增高，引起出汗或者惊醒等，不仅会缩短睡眠时间，降低睡眠质量，甚至可能会出现疾病。③对舒适度要求高。婴幼儿神经系统发育尚不成熟完善，身体对外界环境变化（如衣物、被褥不平整等）较敏感，对穿着的衣物及贴近身体的物体舒适感要求较高，睡眠时身体需要保持放松舒缓的状态。

为保证婴幼儿良好的睡眠，需要做到以下几点：①保持睡眠环境安静。婴幼儿睡眠时，尽量避免睡眠环境嘈杂，保持空气环境清新和暗光，避免不良环境因素，有利于尽快进入睡眠，并减少睡眠被中断，促进生长激素的持续分泌。②睡眠时适当保温。婴幼儿神经系统调节能力较差，睡眠注意穿厚薄合适的衣物，妥善覆盖被褥，注意动态调节睡眠环境温度以适宜婴幼儿睡眠。③保持婴幼儿舒适睡姿。穿着平整柔软的贴身衣物，整理平整的睡床与被褥，保持自然躺卧体位，可促进婴幼儿提高睡眠质量。

## 二、适当的营养

适当的营养包括适宜的饮食结构、均衡的营养搭配和合理的饮食量。婴幼儿身体和神经系统处于快速发育的阶段，新陈代谢旺盛，营养物质需求较成人高，需要有结构适宜、营养均衡、食量合理的饮食支持。

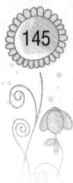

## （一）适宜的饮食结构

为维持正常的生理功能，人体每天均消耗能量。机体活动的能量主要来源于糖类分解而来的葡萄糖供给。为保障婴幼儿身体和神经系统的正常发育，食物中成分包括水、糖类、脂类、蛋白质、维生素和微量元素等；哺乳期的婴幼儿，还需要母乳。适宜添加辅食的婴幼儿，要适时按步骤添加。添加辅食要做到适合季节、幼儿自身体质等因素，选择物美价廉、营养丰富的食物，尽可能采用应季的新鲜果蔬。

## （二）均衡的营养搭配

适宜添加辅食的婴幼儿，安排食物类型要合理，如粗细粮、主副食、荤素、软硬等搭配，兼顾各种营养成分，并注意各营养成分的适宜比例，以提高膳食的营养价值，更好地保障婴幼儿生长发育的需要。进行营养搭配时，可以采用肉类变换、水果变换、蔬菜变换等方法，避免某一类别食物成分不足导致营养失衡。因神经组织中的细胞有机成分以蛋白质为主，充足的蛋白质供给和减少非必要的蛋白质损耗，达成蛋白质的正供给，是神经系统良好生长发育的重要保证。

## （三）合理的饮食量

婴幼儿生长发育明显较快，饮食供给量要适度，使饮食量既能满足婴幼儿对各种营养的需求，又能避免在机体内过剩，增加婴幼儿消化系统负担；过少无法保障婴幼儿正常新陈代谢的机体需求，易导致身体包括神经系统正常生长发育迟缓甚至停滞。

# 三、良好的生活习惯

良好的生活习惯包括作息规律、卫生习惯、适当的运动、定期体检等。

## （一）规律的作息

不仅有利于保障婴幼儿正常的睡眠，养成良好的睡眠和活动习惯，也能对其神经系统产生规律的刺激，促进神经系统发育并尽快形成良性感知。

## （二）养成卫生习惯

婴幼儿新陈代谢旺盛，抵抗力较弱，养成良好的卫生习惯，如及时清洁身体、勤换洗衣物、避免不洁饮食、减少在空气潮湿污浊空间停留、避免接触脏乱和辐射环境等，尽量减少神经系统疾病的发生、避免神经系统发育迟缓甚至停滞等影响。

## （三）适当运动

适当增加机体运动可促进神经系统的良好发育。根据婴幼儿年龄与运动特点，制订适宜的运动计划，并掌握运动量。0~5月龄以被动运动为主，6~12月龄可根据情况训练翻身、爬行、站立、学步、取物等，1岁以上婴幼儿可适当参加跑、跳、写字、画画等。

### （四）定期体检

为了解婴幼儿体格和神经系统发育情况，需依据其年龄定期进行体检。体检一般 1 月龄内 2~3 次，1 岁内每 2~3 个月进行 1 次，1~6 岁每 6 个月 1 次。婴幼儿神经系统的体检包括头围和囟门检查、神经反射检查，如吸吮反射、拥抱反射、腹壁反射与跖反射等（表 8-2）。

表 8-2　婴幼儿神经系统的正常反射

| 神 经 反 射 | 反 射 表 现 | 年 龄 特 点 |
| --- | --- | --- |
| 吸吮反射 | 触碰口周出现吸吮动作 | 出生时活跃，8 月龄后完全消失 |
| 拥抱反射 | 触碰躯干出现拥抱动作 | 出生时活跃，3~4 月龄后消失 |
| 握持反射 | 触碰手指出现手握持动作 | 出生时活跃，3~4 月龄后消失 |
| 腹壁反射 | 棉签轻划腹壁出现腹壁肌纤维收缩 | 6 月龄内常阴性 |
| 提睾反射 | 棉签轻划大腿内侧出现睾丸提升 | 较腹壁反射出现晚 |
| 跖反射 | 棉签轻划足底外侧自后向前至足踇趾 | 1 岁内呈巴宾斯基征阳性，两侧对称 |

如婴幼儿神经系统发育迟缓滞后，以上检查可出现异常。

> **考点提示**：婴幼儿神经反射检查。

## 四、身体抚触训练

婴幼儿的身体抚触训练是对婴幼儿躯干四肢的体表部位，按照一定的顺序施行的轻柔按压抚摸。抚触训练常用于年龄较小、尚无独立跑跳能力的婴幼儿。抚触可采用自躯干到四肢、自上而下、从前至后顺序，抚触四肢时可配合被动屈伸肢体训练；抚触训练注意婴幼儿保暖。身体抚触训练可刺激婴幼儿的体表感受器，通过神经传导通路传导增加对中枢神经系统感觉刺激，促进神经系统发育与功能完善。

## 五、知识与技能学习

婴幼儿的神经系统发育较快，常为新事物吸引，模仿学习能力较好。根据婴幼儿年龄不同，利用声音、图像、视频等形式进行不同难度的知识学习；婴幼儿能自主动手完成某些活动时，可设计相应活动带动其参与操作。学习知识与技能操作除可提升婴幼儿学习能力，还能通过学习和技能操作刺激神经系统功能区完善与增加突触传导路径，促进神经系统尤其是脑的发育进程。

### 本章小结

本章主要介绍了神经系统的主要结构特点、生理功能和婴幼儿神经系统保健要求。神经系统包括中枢神经系统和周围神经系统，脊髓是低级中枢，脑是高级中枢；周围神经系统包括分别与脊髓和脑相连的脊神经、脑神经，以及相对独立的内脏神经。中枢神经系统通过周围神经系统对机体各部位器官系统进行控制与调节，达到机体整体的生理活动协调、统一。婴幼儿神经系统发育不完善，功能定位尚不成熟、骨骼肌支配还不协调，动作精准度不够，日常生活易因动作误差出现烧伤或烫伤、刀具伤等自我伤害；小脑等发育不够，躯体平衡失调，易导致摔伤等；下丘脑等部体温调节中枢功能不稳定，体温易受外界环境温度影响；下丘脑的分泌功能异常，可影响脑和骨骼等发育。通过学习，同学们将能了解婴幼儿神经系统与成人的差异，熟悉婴幼儿神经系统疾病的特点，学会基本婴幼儿神经系统检查方法和保健措施，懂得如何保护婴幼儿的神经系统、促进神经系统的正常发育。

**同步练习**......

**选择题**

1. 周围神经系统内，神经元胞体在周围神经系统系统聚集形成的结节状结构是（　　）。
   A. 基底核　　　　B. 神经节　　　　C. 白质　　　　D. 灰质
2. 新生儿脊髓下端可达（　　）下缘。
   A. 第 1 腰椎体　　B. 第 2 腰椎体　　C. 第 3 腰椎体　　D. 第 4 腰椎体
3. 管理心血管活动和呼吸运动的"生命中枢"位于（　　）。
   A. 脑干　　　　　B. 间脑　　　　　C. 小脑　　　　D. 端脑
4. 端脑的分叶不包括（　　）。
   A. 额叶　　　　　B. 枕叶　　　　　C. 岛叶　　　　D. 边缘叶
5. 脑干的组成不包括（　　）。
   A. 中脑　　　　　B. 小脑　　　　　C. 脑桥　　　　D. 延髓
6. 小脑的主要功能不包括（　　）。
   A. 维持躯体平衡　B. 调节肌张力　　C. 调节体温　　D. 协调随意运动
7. 间脑不包括（　　）。
   A. 背侧丘脑　　　B. 下丘脑　　　　C. 内侧膝状体　D. 中脑
8. 属于第二信号系统的是（　　）。
   A. 食物　　　　　B. 光线　　　　　C. 花香味　　　D. 文字、图像等
9. 舞蹈病是由于（　　）损害引起。
   A. 基底核　　　　B. 脑干　　　　　C. 间脑　　　　D. 小脑
10. "生命中枢"位于（　　）。
    A. 端脑　　　　　B. 脑干　　　　　C. 小脑　　　　D. 间脑
11. "排便反射"的低级中枢位于（　　）。
    A. 延髓　　　　　B. 脑桥　　　　　C. 脊髓　　　　D. 间脑
12. 2 岁的幼儿语言发育程度表现为（　　）。
    A. 能唱歌　　　　　　　　　　　B. 讲故事
    C. 会识字　　　　　　　　　　　D. 会说 2~3 个字的句子
13. 反射弧的组成不包括（　　）。
    A. 传入神经　　　B. 神经胶质　　　C. 传出神经　　D. 神经中枢
14. 条件反射的建立需要（　　）多次结合。
    A. 无关刺激与非条件反射　　　　B. 条件刺激与条件反射
    C. 无关刺激与条件反射　　　　　D. 条件刺激与非条件反射
15. 新生儿每天需要睡眠（　　）。
    A. 7~9h　　　　　B. 10~12h　　　　C. 18~20h　　　D. 5~7h

# 第九章
# 泌尿系统

## 学习目标

### 知识目标

1. 掌握肾小球的滤过功能；尿生成的体液调节。
2. 熟悉泌尿系统的组成与功能；肾的位置、形态和结构。
3. 掌握婴幼儿泌尿系统的特点。
4. 了解婴幼儿泌尿系统的保健要求。

### 能力目标

1. 能帮助幼儿掌握正确排尿方法，能有效开展婴幼儿泌尿系统保育工作。
2. 能够对婴幼儿进行基本的泌尿系统检查。

### 素质目标

1. 培养托育服务工作者的责任心，以及认真细致的工作作风和品德。
2. 培养托育服务工作者的卫生健康素养。

## 案例导入

冰冰，5岁，男孩，2周前出现上呼吸道感染症状，就医治疗后自觉好转，症状消失。3天前冰冰开始低热，精神不佳。家长发现冰冰双眼睑早上水肿明显，并伴有下肢水肿，尿量减少，尿液颜色逐渐加深像洗肉水一样。到医院就诊，检查发现：肉眼血尿，尿蛋白(+++)，尿红细胞(+++)，血清抗链球菌溶血素滴度增高。诊断为急性肾小球肾炎。

问题：患儿为何会出现水肿？其泌尿功能出现了什么问题？

呼吸和消化可使人体获取新陈代谢过程中所必需的氧气和营养物质。营养物质在体内分解，为机体的生命活动提供能量，同时产生各种代谢终产物。机体将代谢终产物、过剩的物质以及进入体内的异物，经血液循环由排泄器官排至体外的过程称为排泄。

泌尿系统由肾、输尿管、膀胱和尿道四部分组成（图9-1）。肾内形成尿液，经输尿管输送至膀胱储存。当膀胱内尿液达到一定量时，在神经系统调节下，尿液经尿道排出体外。

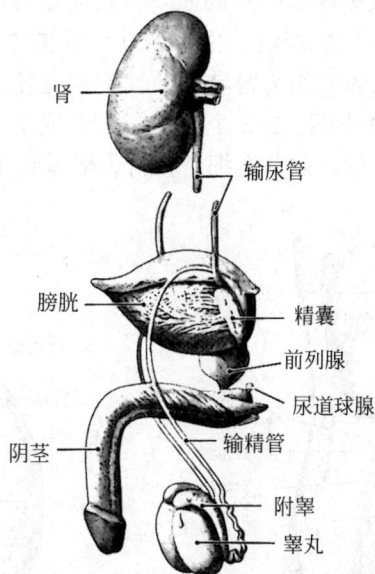

**图 9-1　男性泌尿生殖系统概观图**

# 第一节　泌尿系统的结构

## 一、肾

### （一）肾的形态和位置

#### 1. 肾的形态

肾是成对的实质性器官，形似蚕豆形，新鲜的肾为红褐色，质地柔软，表面光滑。肾的上端宽而薄，下端窄而厚。前面凸，后面紧贴腹后壁而较扁平。外侧缘隆凸；内侧缘中部凹陷称**肾门**，是肾的血管、神经、淋巴管及肾盂出入的门户。进出肾门的这些结构被结缔组织所包裹称肾蒂。肾门向肾内凹陷形成的腔称肾窦，容纳肾小盏、肾大盏、肾盂、肾血管和脂肪等。

#### 2. 肾的位置

肾位于腹膜后方，脊柱两侧，左右各一，属腹膜外位器官（图9-2）。左肾上端平对第11胸椎体下缘，下端平对第2腰椎体下缘；受肝的影响，右肾较左肾约低半个椎体。第12肋分别斜过左肾后面的中部和右肾后面的上部。肾门约平第1腰椎体平面。竖脊肌的外侧缘与第 12 肋之间的夹角，称为肾区（脊肋角）。某些肾疾病患者，叩击或触压此区可引起疼痛。婴儿期肾位置较低，下端可低至髂嵴以下第 4 腰椎水平，2 岁后才达髂嵴以上。由于 2 岁以下婴儿肾脏相对较大，位置又低，故在腹部常可扪及。

## （二）肾的剖面结构

肾实质分为表层的肾皮质和深层的肾髓质。肾皮质富含血管，呈红褐色；肾皮质伸入肾髓质内的部分称肾柱。肾髓质色淡红，由 15~20 个肾锥体构成。肾锥体切面呈三角形，底朝皮质，尖突入肾窦。肾锥体尖端为肾乳头，其尖端有乳头孔。肾乳头被漏斗状的肾小盏包绕，终尿经乳头孔流入肾小盏。2~3 个肾小盏汇合成 1 个肾大盏。2~3 个肾大盏汇合成肾盂。肾盂出肾门后向下弯行，逐渐变细，移行为输尿管（图 9-3）。

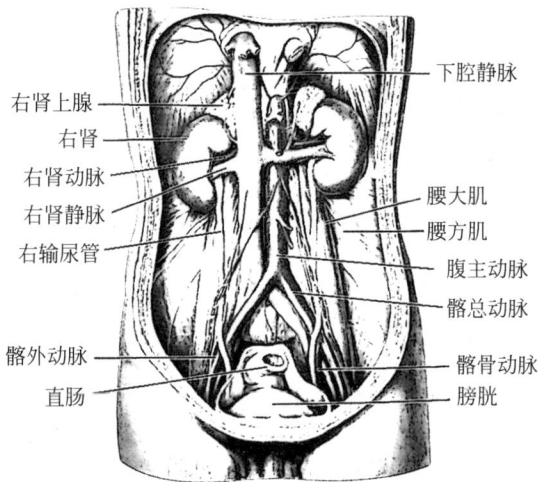

图 9-2　肾的形态与位置

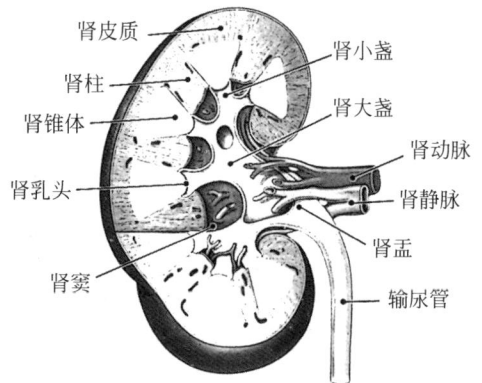

图 9-3　肾的冠状切面

## （三）肾的微细结构

肾实质含有大量泌尿小管，其间有少量的结缔组织、血管、神经等构成的肾间质。泌尿小管由肾单位和集合小管组成（图 9-4）。

肾单位是肾的结构和功能的基本单位，由肾小体和肾小管组成，每侧肾有 100 万个以上的肾单位。

### 1. 肾小体

肾小体位于肾皮质内，呈球状，由血管球与肾小囊组成（图 9-5）。血液流经血管球，滤出到肾小囊腔形成原尿时，必须通过有孔毛细血管内皮、基膜和裂孔膜，这 3 层结构合称为滤过膜，即滤过屏障（图 9-6）。

### 2. 肾小管

根据肾小管的形态结构、分布位置和功能，由近端向远端依次分为近端小管、细段和远端小管，如图 9-5 所示。

足月新生儿每个肾脏约有 100 万个肾单位，与成人相当，出生后不再形成新的肾单位。

图 9-4　肾微细结构示意图

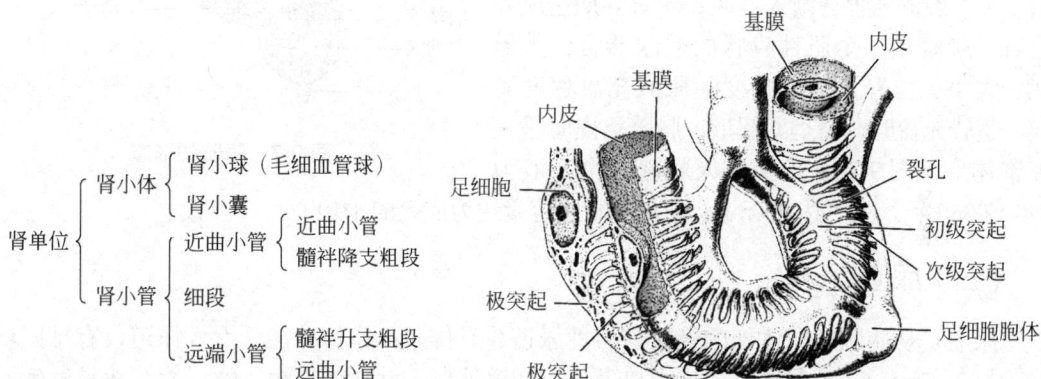

图 9-5　肾单位组成示意图

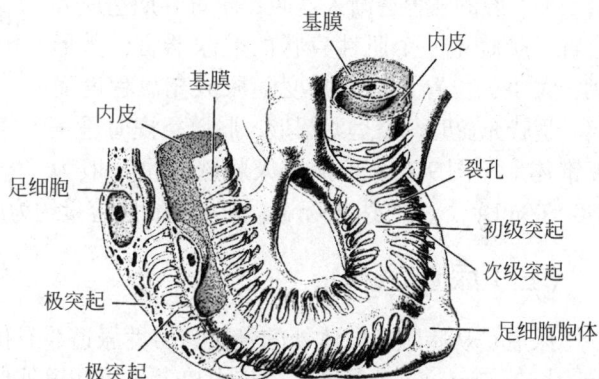

图 9-6　肾小球滤过膜示意图

肾单位的胚胎发育在第 34~36 周完成，但其内部结构、功能的完善与成熟还需要相当长一段时间，肾脏的各种生理功能在 1~1.5 岁才达到成人水平。

## （四）集合管

集合管不属于肾单位，但在尿的生成过程中起着重要的作用。每一条集合管与多个肾单位的远端小管相连，接收来自远端小管的尿液。许多集合管又汇入乳头管。在肾单位和集合管生成的尿液经乳头管依次进入肾小盏、肾大盏和肾盂，最后经输尿管进入膀胱暂时贮存。排尿时，膀胱内的尿液经尿道排出体外。

## （五）肾的血液循环

肾血液供应来自于肾动脉，而肾动脉直接起自腹主动脉，故肾的血液供应十分丰富，血流量较大。正常成人安静时两肾血流量约 1200mL/min，平均每 4 分钟就将全身的血液过滤一次。肾通过对血液反复的滤过和选择性重吸收，保留了有用的物质，清除了代谢废物，实现了对血液的净化，维持机体内环境的相对稳定。

## 二、输尿管道

### （一）输尿管

输尿管是一对肌性管道，起自肾盂，终于膀胱，长 20~30cm。输尿管全程有 3 处狭窄：①输尿管肾盂连接处；②跨髂血管处；③输尿管膀胱连接处。当尿路结石下降时，易嵌顿于狭窄处，引起剧烈绞痛，造成输尿管损伤。婴幼儿输尿管长而弯曲，管壁弹力纤维和肌肉发育不良，容易受压扭曲而导致梗阻和尿潴留，易继发感染。

### （二）膀胱

膀胱位于小骨盆腔的前部，新生儿膀胱位置较高，大部分位于腹腔内，尿液充盈后其顶部常在耻骨联合以上，易在腹腔触及。随着年龄的增长和盆腔的发育逐渐入盆腔，于青春期达成人位置。膀胱是一个肌性囊状的贮尿器官，其形状、大小、位置及壁的厚度随尿液充盈程度而异。膀胱充盈时，略呈卵圆形，膀胱空虚时呈三棱锥体形（图 9-7）。正常成人膀胱容量一般为350~500mL，最大可达 800mL，新生儿膀胱容量约为成人的 1/10。

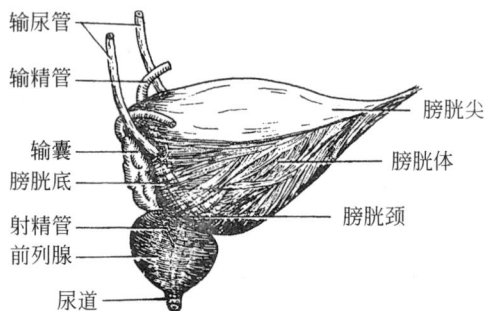

图 9-7　膀胱的形态

### （三）尿道

尿道是从膀胱通向体外的管道。男性尿道兼有排尿和排精功能。女性尿道仅有排尿功能，长 3~5cm，起于膀胱的尿道内口，止于尿道外口。女性尿道短、宽、直，故易发生逆行性尿路感染。男婴尿道较长，可因包皮过长或包茎积垢，致尿道上行性感染。女婴尿道较短，新生儿仅 1cm，会阴亦短，外口接近肛门，易受粪便沾染。

# 第二节　泌尿系统的功能

排泄是人体新陈代谢的重要体现，人体的排泄器官及其排泄物见表 9-1。

表 9-1　人体排泄器官及其排泄物

| 排泄器官 | 排泄物 |
| --- | --- |
| 肾 | 水、尿素、肌酐、盐类、药物、毒物和色素等 |
| 肺 | $CO_2$、水和挥发性药物等 |
| 皮肤 | 水、NaCl 和少量尿素 |
| 消化道 | 胆色素，钙、镁、铁、磷等无机盐 |

由于肾排出的物质种类最多，数量最大，故是人体最重要的排泄器官，对维持机体内环境的稳态起着重要作用。此外，肾还具有内分泌功能，可分泌肾素、促红细胞生成素和前列腺素等生物活性物质。小儿肾脏虽具备大部分成人的功能，但由于发育尚未成熟，整个机体和肾脏的调节能力较弱，肾功能仅能满足健康状况下的需要而缺乏贮备，一般1~1.5岁时才达到成人水平；新生儿肾脏合成肾素和前列腺素 $E_2$ 较多。

# 一、尿的生成过程

尿的生成是在肾单位和集合管中完成的，包括以下三个相互联系的环节（图9-8）：①肾小球的滤过作用；②肾小管和集合管的重吸收作用；③肾小管和集合管的分泌作用。

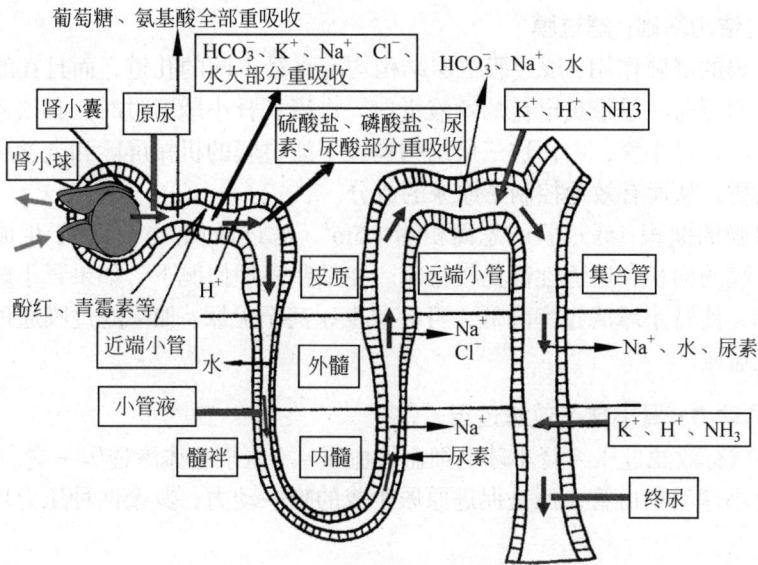

图 9-8　尿生成过程示意图

## （一）肾小球的滤过

血液流经肾小球毛细血管时，除血细胞和大分子血浆蛋白外，水、无机盐和小分子有机物通过滤过膜滤入肾小囊形成原尿的过程，称为肾小球的滤过。原尿中除蛋白质含量极低外，其余成分及浓度均与血浆基本相同（表9-2）。

表 9-2　血浆、原尿和终尿成分比较

| 成　　分 | 血浆 /（g/L） | 原尿 /（g/L） | 终尿 /（g/L） | 重吸收率 /% |
|---|---|---|---|---|
| $Na^+$ | 3.3 | 3.3 | 3.5 | 99 |
| $K^+$ | 0.2 | 0.2 | 1.5 | 94 |
| $Cl^-$ | 3.7 | 3.7 | 6.0 | 99 |
| 磷酸根 | 0.04 | 0.04 | 1.5 | 67 |

续表

| 成　　分 | 血浆 /（g/L） | 原尿 /（g/L） | 终尿 /（g/L） | 重吸收率 /% |
|---|---|---|---|---|
| 尿素 | 0.3 | 0.3 | 20.0 | 45 |
| 尿酸 | 0.02 | 0.02 | 0.5 | 79 |
| 肌酐 | 0.01 | 0.01 | 1.5 | — |
| 氨 | 0.001 | 0.001 | 0.4 | — |
| 葡萄糖 | 1.0 | 1.0 | 极微量 | 近 100 |
| 蛋白质 | 60~80 | 0.30 | 微量 | 近 100 |
| 水 | 900 | 980 | 960 | 99 |

### 1. 滤过的结构基础：滤过膜

（1）滤过膜的屏障作用：滤过膜三层结构均有直径不同的孔道，而且在滤过膜的三层结构表面上，均覆盖一层带负电荷的唾液蛋白。血液从肾小球滤过时，必须通过滤过膜的三层结构才能滤入肾小囊，因而这三层结构构成了滤过膜的机械屏障和电学屏障，故原尿中几乎无蛋白质，从而有效地控制了原尿的成分。

（2）滤过膜的面积：滤过膜的总面积约 $1.5m^2$，滤过面积大，有利于生成原尿。生理情况下，滤过膜的面积和通透性都比较稳定。在某些病理情况下，如果肾小球滤过面积减少或厚度增加，使肾小球滤过率降低，可导致少尿甚至无尿；如果滤过膜通透性增加则会出现蛋白尿或血尿。

### 2. 滤过的动力：肾小球有效滤过压

肾小球有效滤过压 = 肾小球毛细血管血压 -（血浆胶体渗透压 + 囊内压）

其中，肾小球毛细血管血压是促进原尿生成的唯一动力，其余两种压力均为肾小球滤过的阻力。

### 3. 肾小球滤过率

肾小球滤过率是指每分钟内两肾生成的原尿量，正常成人约为 125mL/min。它是衡量肾小球滤过功能的重要指标。新生儿出生时，肾小球滤过率平均为 20mL/（min·1.73m$^2$），早产儿更低；出生 1 周时为成人的 1/4；3~6 月龄为成人的 1/2；6~12 月龄为成人 3/4。低肾小球滤过率使小儿不能排出过多的液体和溶质。

### 📖 知识链接

#### 血 液 透 析

肾衰竭时肾小球滤过率下降，导致体内代谢产物无法及时清除而危及生命。血液透析是一个体外循环的过程，它是模拟肾小球的滤过功能设计的。即将患者的动脉血引入具有良好通透性并与肾小球滤过膜面积相当的滤器中，由于血液区和膜外间存在着跨膜压梯度，当血液经过滤器时，除蛋白质及细胞外，水和其他小分子物质滤出，从而净化血液，补充有益的电解质，保持酸碱平衡，再把清洁后的血液送回身体内。

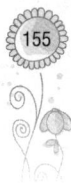

## （二）肾小管和集合管的重吸收

原尿进入肾小管后称为小管液。当小管液流经肾小管和集合管时，其中的水和大部分溶质被上皮细胞重新吸收进入血液的过程，称为肾小管和集合管的重吸收。

### 1. 重吸收的部位

肾小管各段和集合管都具有重吸收的功能，但由于肾小管各段和集合管的结构各不相同，故其重吸收的能力也不一样，其中近端小管（尤其是近曲小管）重吸收的物质种类最多，数量最大，表现出重吸收的能力最强。

### 2. 重吸收的特点

（1）选择性：表 9-2 所示各种物质重吸收的比例不同，表明肾小管和集合管上皮细胞对于物质的重吸收具有一定的选择性。一般情况下，凡是对机体有用的物质如葡萄糖、氨基酸、$Na^+$、$HCO_3^-$ 等，可以被肾小管和集合管上皮细胞全部或大部分重吸收；对机体无用的物质如氨、肌酐等则完全不被重吸收。这种特点既可以避免营养物质的流失，又能有效地清除过剩的及有害的物质，净化血液。

（2）有限性：肾小管和集合管的重吸收能力有一定限度。当小管液中该物质浓度过高，超过上皮细胞对其重吸收的极限时，则不能被全部重吸收，终尿中便会出现该物质。

### 3. 重吸收的主要物质

（1）$Na^+$ 和 $Cl^-$ 的重吸收：$Na^+$ 和 $Cl^-$ 重吸收率约为 99%。其中近端小管的重吸收能力最强，占滤过量的 65%~70%，其余的分别在肾小管其他各段和集合管重吸收。

新生儿生后数周近端小管功能逐渐成熟，钠重吸收与成人相似。新生儿钠排出能力较差，输入钠过多时可发生潴留，使细胞外液容量扩张，出现水肿。未成熟儿肾保留钠能力差，易致钠潴留。

（2）$K^+$ 的重吸收：原尿中的 $K^+$ 主要是在近端小管主动重吸收的，而终尿中的 $K^+$ 主要是由远曲小管和集合管分泌的。

（3）葡萄糖的重吸收：葡萄糖是对机体有用的物质，正常情况下，葡萄糖在近端小管完全被重吸收，终尿中几乎不含葡萄糖。

近端小管对葡萄糖的重吸收是有一定限度的。当血糖浓度升高到一定水平时，上皮细胞对葡萄糖的重吸收达到极限，血糖浓度如果再继续升高，葡萄糖不能全部被重吸收而随着尿液排出，导致糖尿。新生儿的肾糖阈较低，静脉输入或口服葡萄糖量大时易出现糖尿。

（4）水的重吸收：水的重吸收率为 99%，其中约 70% 在近端小管重吸收，其余的水则在远曲小管和集合管重吸收。水的重吸收是通过渗透方式被动完成的。

水的重吸收有两种方式：一种是在近端小管伴随溶质的重吸收而重吸收，不因机体内的水状况而发生改变，属于必需重吸收，正常情况下对尿量没有明显影响；另一种是在远曲小管和集合管重吸收，重吸收的量与体内是否缺水有关，属于调节性重吸收。当体内缺水时，水的重吸收增多；反之，水的重吸收减少。

## （三）肾小管和集合管的分泌

肾小管和集合管的上皮细胞将代谢产生或血液中的某些物质转运至小管液的过程，称为肾小管和集合管的分泌。其分泌的物质主要有以下三种。

### 1. $H^+$ 的分泌

肾小管各段和集合管上皮细胞均能分泌 $H^+$，但近端小管分泌 $H^+$ 的能力最强。$Na^+$ 重吸收时，$H^+$ 被分泌到小管液中，这一过程称为 $H^+$-$Na^+$ 交换。进入上皮细胞的 $Na^+$ 与 $HCO_3^-$ 一起转移入血。生成的 $NaHCO_3$ 是人体内重要的碱贮备，因此，$H^+$ 的分泌具有排酸保碱的作用，对维持体内酸碱平衡起重要作用。

### 2. $NH_3$ 的分泌

$NH_3$ 主要在远曲小管和集合管上皮细胞内产生。$NH_3$ 分泌到小管液以后，可与分泌的 $H^+$ 结合生成 $NH_4^+$。$NH_4^+$ 进一步与小管液中的 $Cl^-$ 结合，生成 $NH_4Cl$ 随尿排出。这样，$NH_3$ 的分泌消耗了小管液中大量的 $H^+$，促进了 $H^+$ 的继续分泌。故 $NH_3$ 的分泌有着间接的排酸保碱、维持酸碱平衡的作用。

### 3. $K^+$ 的分泌

尿中的 $K^+$ 主要是远曲小管和集合管分泌的。生后最初 10 天的新生儿排钾能力较差，故血钾偏高。

# 二、尿的排放

## （一）尿液

尿液源自血液。因此，血液、肾以及排尿通道等任何部位出现变化，都可引起尿量和尿液的性质发生改变。故临床上常通过检查尿液来了解机体血液、肾以及排尿通道的功能状态。

### 1. 尿量

正常成人每昼夜尿量为 1~2L，平均为 1.5L。尿量的多少取决于机体的摄水量和其他途径的排水量。每昼夜尿量长期保持在 2.5L 以上，称为多尿；每昼夜尿量为 0.1~0.5L，称为少尿；每昼夜尿量不足 0.1L，称为无尿。多尿、少尿和无尿均属异常，都会破坏内环境稳态，严重时危及生命。正常成人肾每天排出的最低尿量必须达到 0.5L，才能清除体内的代谢废物。故少尿和无尿会使代谢终产物因排出不畅而在体内蓄积，严重时可导致尿毒症；多尿则可使机体水分大量丧失，导致脱水。93% 的新生儿在生后 24h 内开始排尿，99% 的新生儿在 48h 内排尿。每日排尿量婴儿为 400~500mL，幼儿 500~600mL，学龄前期 600~800mL，学龄期 800~1400mL。

### 2. 尿的化学成分

尿的成分主要是水占 95%~97%，其余 3%~5% 为固体物。固体物主要包括电解质和非蛋白含氮化合物；电解质中以 $Na^+$、$Cl^-$ 含量最多，非蛋白含氮化合物中则以尿素为主。此外，正常尿中还含有微量的糖、蛋白质、胆色素、酮体等成分，但用常规的临床检验方法不能检出，故一般认为正常尿液中不含上述物质。若尿液中检验出葡萄糖、蛋白质、酮体等，可认为属病理情况。因此，尿液化学成分的检测有助于临床上辅助诊断某些疾病。

### 3. 尿液的理化性质

（1）颜色：正常新鲜尿液为淡黄色透明液体。尿液颜色主要来自胆色素的代谢产物。大量饮水后，尿液被稀释，颜色变淡；机体缺水时，尿量减少，尿液浓缩，颜色变深。此外，尿液的颜色在生理或病理情况下可以发生改变。如食用大量胡萝卜或维生素 $B_2$，尿液呈亮黄色；尿路结石、急性肾小球肾炎、肾肿瘤、肾结核等可出现血尿；输血反应、蚕豆病等，尿液呈浓茶色或酱油色，称血红蛋白尿；阻塞性黄疸、肝细胞性黄疸等情况下，尿中含有大量的胆红素时，尿液呈深黄色称胆红素尿；丝虫病患者尿液呈乳白色，称乳糜尿。

（2）比重和渗透压：尿液的比重一般在 1.015~1.025；尿液渗透压在 50~1200mOsm/L（360~1450mmol/L）。一般情况下，机体排出的都是不同程度的高渗尿；若无论机体缺水或水过剩，其总是排出等渗尿，表明肾的浓缩和稀释功能严重减退。新生儿尿比重为 1.006~1.008，渗透压平均为 240mmol/L；婴儿尿渗透压为 50~600mmol/L，1 岁后接近成人水平，儿童通常为 500~800mmol/L，尿比重范围通常为 1.011~1.025。

（3）酸碱度：尿液通常为酸性，pH 为 5.0~7.0。尿的酸碱度与食物的成分有关，素食者因植物酸（酒石酸、苹果酸等）可在体内氧化，酸性产物较少，故尿液呈碱性；而荤素杂食者，因蛋白质摄入较多，在体内代谢后酸性产物较多，故尿液呈酸性。新生儿生后初几天因尿内含尿酸盐多而呈强酸性，以后接近中性或弱酸性。

## （二）排尿

在肾单位和集合管生成的尿液经乳头管依次进入肾盏和肾盂，最后经输尿管进入膀胱暂时贮存。当膀胱内的尿量足够多，膀胱内压足够大时，便激发排尿反射，膀胱内的尿液经尿道排出体外。

### 1. 排尿反射

排尿反射是一种复杂的反射活动，它的初级排尿中枢在脊髓骶段，并受高级排尿中枢大脑皮质的控制。当膀胱内尿量达 400~500mL 时，膀胱内的压力明显升高，刺激膀胱壁上的牵张感受器，冲动沿盆神经传入纤维到达初级排尿中枢，同时冲动上传到达高级排尿中枢，产生尿意。如果环境条件不允许排尿，大脑皮质便抑制初级排尿中枢的活动，排尿反射则暂时中断。如环境条件许可，大脑皮质则发出兴奋性冲动达到脊髓，加强初级排尿中枢的活动，使盆神经兴奋，引起膀胱逼尿肌收缩，尿道内括约肌舒张；阴部神经抑制，使尿道外括约肌舒张，尿液排出。尿液流经后尿道时，刺激后尿道壁上的感受器，进一步反射性地加强初级排尿中枢的活动，并持续到尿液排空为止。

婴幼儿由于大脑皮质发育尚不完善，对脊髓初级排尿中枢的控制能力较弱，所以婴幼儿排尿多为无意识活动，且排尿次数较多，易发生夜间遗尿。

### 2. 排尿异常

排尿反射的反射弧的完整性是保证正常排尿的前提。若其反射弧中任何一个环节发生障碍，都将导致排尿异常。

（1）尿频：尿意频繁、排尿次数多。多由膀胱受到炎症或机械刺激，如膀胱炎、膀胱结石等引起。在尿频发生的同时，还常伴有起尿急和尿痛，称尿路刺激征。

（2）尿潴留：脊髓初级排尿中枢受损所致功能障碍或该反射弧的其他环节受损，导致膀胱内充满尿液但不能自行排出。

（3）尿失禁：当脊髓骶段以上损伤或当人昏迷时，导致排尿反射的初级中枢与大脑皮质之间失去联系，排尿反射存在，但不受意识控制称为尿失禁。

# 第三节　泌尿系统的婴幼儿保健

## 一、饮水量充足

婴幼儿每天应该喝足量水，以帮助排尿并疏导泌尿系统。当饮水量充足时，尿液形成后从上向下流动，对输尿管、膀胱、尿道起到冲刷作用，可以减少尿路感染。

## 二、避免憋尿，培养定时排尿的习惯

婴幼儿不应该憋尿，憋尿会造成泌尿系统的压力增加，增加尿液感染的风险。培养婴幼儿养成定时排尿的习惯，例如每 2~3 小时让幼儿上厕所，可以减少尿液在膀胱中滞留的时间，降低尿液感染的风险。

## 三、注意个人卫生习惯

婴幼儿应该养成良好的个人卫生习惯，包括洗手和清洗外阴，以减少细菌感染的可能性。贴身衣物应单独清洗。

## 四、饮食均衡

给婴幼儿提供均衡的饮食包括蔬菜、水果和富含蛋白质的食物，以帮助维持泌尿系统的正常功能。

## 五、避免过度用力

婴幼儿应该避免过度用力，避免产生过高的腹压，减少对泌尿系统的压力。

## 六、穿透气性好的内衣

选择透气性好的内衣，可以帮助减少局部湿度，降低尿道感染的风险。

## 七、避免过度清洁

过度清洁会破坏阴部的天然菌群平衡，导致细菌滋生，所以婴幼儿的清洁要适度，避免过度清洁。

## 知识链接

### 婴幼儿外阴的清洁护理

（1）清洗外阴的毛巾、盆等要专用，毛巾使用后需消毒，水温在36℃左右，避免烫伤。

（2）清洗外阴时，可用干净的湿毛巾，按外阴、外阴周围、外阴下面、肛门的顺序擦拭。

（3）为女童清洗私处时，不需要每次都使用清洁用品，如浴液。只用干净的小毛巾蘸水，从中间向两边清洗小阴唇部分，再从前往后清洗阴部及肛门，一定要将肛门清洗干净，防止肛门内的细菌进入阴道。

（4）擦大便应从前往后擦；要勤换洗尿布；每天要洗外阴1~2次。

## 本章小结

本章主要介绍了婴幼儿泌尿系统的结构特点、生理功能和保健要求。泌尿系统是婴幼儿在生长发育过程中排出代谢产物和水的主要渠道，能够保持婴幼儿内环境的相对稳定。通过本章的学习，同学们可以了解泌尿系统的组成，认识肾脏、输尿管、膀胱、尿道的结构和功能，尿液形成的过程，以及婴幼儿泌尿系统的生理特点。婴幼儿肾脏功能相对不足，要注意保护肾脏功能，注意饮食安全，避免应用有肾毒性的药物，这些都是婴幼儿卫生保健的重要内容。

## 同步练习

### 一、单选题

1. 下列关于肾的描述，正确的是（    ）。
   A. 位于腹后壁，脊柱的两侧
   B. 属于腹膜内位器官
   C. 左、右肾的高度相同
   D. 第12肋斜过左肾上部的后方

2. 不通过肾门的结构是（    ）。
   A. 肾动脉
   B. 输尿管
   C. 肾盂
   D. 神经和淋巴管

3. 肾的形态特点有（    ）。
   A. 表面光滑，外侧面有肾窦
   B. 呈蚕豆形表面有许多沟裂
   C. 后面较前面略凸
   D. 分上、下两端，前、后两面，内、外侧两缘

4. 下列关于肾的描述，错误的是（    ）。
   A. 肾髓质伸入皮质的部分称肾柱
   B. 肾髓质主要由肾锥体构成
   C. 肾锥体突入肾窦称肾乳头
   D. 肾小盏包绕肾乳头

5. 下列关于肾单位的描述，正确的是（    ）。
   A. 由肾小球和肾小管构成
   B. 由肾小体和肾小管构成
   C. 由肾小球和肾小囊构成
   D. 由肾小囊和肾小管构成

6. 肾小管不包括（　　　）。

    A. 近端小管　　　　　　B. 远端小管　　　　　　C. 细段　　　　　　　　D. 集合管

7. 肾的结构和功能的基本单位是（　　　）。

    A. 肾小球　　　　　　　B. 肾小体　　　　　　　C. 肾小囊　　　　　　　D. 肾单位

8. 下列关于肾血管的描述，错误的是（　　　）。

    A. 肾动脉在肾内两次形成毛细血管网

    B. 肾动脉直接来自腹主动脉，血压高、血流量大

    C. 肾小球毛细血管内皮有孔，血浆蛋白可被滤出

    D. 入球微动脉比出球微动脉管径粗

9. 下列关于肾单位的描述，错误的是（　　　）。

    A. 为肾的结构和功能单位　　　　　　　　B. 由肾小体和肾小管组成

    C. 肾小体由肾小球和肾小囊构成　　　　　D. 肾小管由细段和集合小管组成

10. 下列关于肾小球滤过膜的描述，错误的是（　　　）。

    A. 由三层结构构成　　　　　　　　　　　B. 滤入肾小囊的液体称原尿

    C. 其通透性的改变不影响尿液成分　　　　D. 不允许血浆蛋白滤过

11. 促进肾小球滤过的动力是（　　　）。

    A. 血浆晶体渗透压　　　　　　　　　　　B. 血浆胶体渗透压

    C. 肾小球毛细血管血压　　　　　　　　　D. 囊内压

12. 肾小球滤过率是指（　　　）。

    A. 每侧肾生成的原尿量　　　　　　　　　B. 两侧肾生成的原尿量

    C. 每分钟两肾生成的原尿量　　　　　　　D. 每分钟每侧肾的血浆滤过量

13. 重吸收的主要部位在（　　　）。

    A. 肾小囊　　　　　　　B. 近端小管　　　　　　C. 细段　　　　　　　　D. 远端小管

## 二、多选题

1. 下列关于肾的描述，正确的是（　　　）。

    A. 表面光滑，呈红褐色　　　　　　　　　B. 上下端都较钝圆

    C. 肾的外侧缘凸隆　　　　　　　　　　　D. 肾的内侧缘中部凹陷

2. 尿的生成过程包括（　　　）。

    A. 肾小球的滤过　　　　　　　　　　　　B. 肾小管和集合管的重吸收

    C. 肾小管和集合管的分泌与排泄　　　　　D. 膀胱的贮尿

3. 正常尿中不含有（　　　）。

    A. 葡萄糖　　　　　　　B. 电解质　　　　　　　C. 红细胞　　　　　　　D. 蛋白质

4. 下列关于排尿反射的描述，正确的是（　　　）。

    A. 初级排尿中枢在脊髓骶段　　　　　　　B. 高级中枢在脑干

    C. 膀胱壁上有牵张感受器　　　　　　　　D. 高级中枢在大脑皮质

# 第十章
# 生殖系统

## 学习目标

### 知识目标
1. 掌握男、女性生殖系统的基本结构；婴幼儿生殖系统的发育特点。
2. 熟悉女性生殖系统的生理功能。
3. 熟悉婴幼儿生殖系统的保健要求。

### 能力目标
能有效开展婴幼儿生殖系统保健工作。

### 素质目标
培养托育服务工作者的责任心和认真细致的工作品德。

## 案例导入

小宝，女婴，足月顺产，生后 5 天，今晨小宝妈妈给小宝换尿布时，发现尿布上有少量血性分泌物，把小宝爸爸妈妈吓坏了，立刻带着小宝去医院就诊。经过医生检查，医生告诉他们这是一种生理现象，称为假月经，常发生在女婴出生后 5~7 天，不必惊慌，也不需要任何治疗。

**问题：** 女婴为什么生后会出现假月经呢？

生殖系统（reproductive system）分为男性生殖系统和女性生殖系统，其功能是产生生殖细胞、繁殖新生个体和分泌性激素。按器官所在的部位不同，分为内生殖器和外生殖器。内生殖器主要位于盆腔内，外生殖器暴露于体表（图 10-1）。

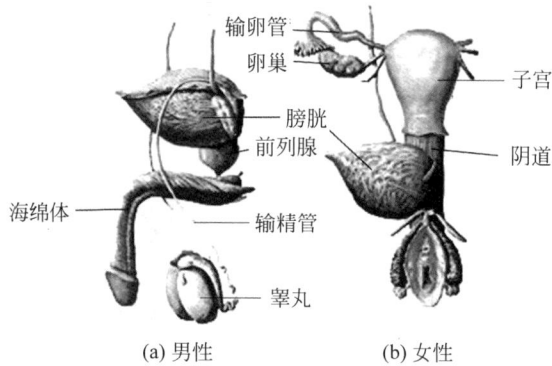

图 10-1 生殖系统概观

# 第一节 男性生殖系统

## 一、男性生殖系统的结构

男性生殖系统由内生殖器和外生殖器构成。内生殖器包括睾丸、附睾、输精管、射精管、男性尿道、精囊、前列腺和尿道球腺组成。外生殖器包括阴囊和阴茎（图 10-2）。

### （一）内生殖器

#### 1. 睾丸

睾丸是男性生殖腺，具有产生精子和分泌雄激素的功能。睾丸呈扁椭圆形，位于阴囊内，左右各一，分上、下两端，内、外两面，前、后两缘。睾丸表面有一层厚而坚韧的白膜，白膜在睾丸后缘增厚形成睾丸纵隔，纵隔的结缔组织伸入睾丸实质，将其分隔成许多睾丸小叶，每个睾丸小叶内有 1~4 条精曲小管。精曲小管是产生精子的场所，主要由生精上皮构成。生精上皮由生精细胞和支持细胞构成（图 10-3）。

### 📖 知识链接

#### 隐 睾 症

男性的睾丸最初是在腹腔形成的，在胚胎期第 3 个月，才由腹腔随着睾丸系带逐渐下降至腹股沟管；在胚胎期第 7 个月，穿过腹股沟管；到了妊娠第 9 个月后，才进入阴囊。所以早产儿较易发生隐睾症，如果睾丸在下降的过程，半途停顿或未按原定途径而进入阴囊以外的区域，则该侧的阴囊内就没有睾丸，即隐睾症。男性早产儿发生隐睾症的比例为 20%，足月产的男性婴儿发生率为 2%，在 1 岁后的比例是 1%；而隐睾症患者中，两侧均发生的比例为 10%。

睾丸的下降与生殖有密切的关系，阴囊内的温度较腹腔内温度低 1~2℃，是睾丸生成精子的最佳温度。若发生隐睾症，由于其腹腔温度过高，影响精子的生成，可形成男性不育症。

#### 2. 附睾

附睾紧贴于睾丸的上端和后缘，分为头、体、尾三部分（图 10-3）。

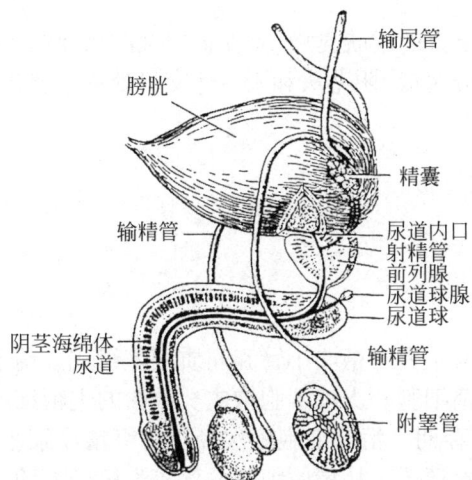

图 10-2　男性生殖系统

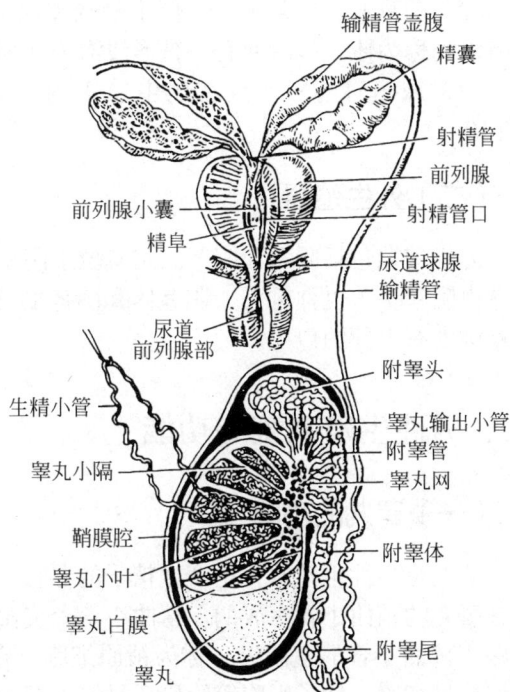

图 10-3　睾丸及附睾的结构

### 3. 输精管与射精管

输精管可分为睾丸部、精索部、腹股沟管部和盆部。射精管由输精管末端和精囊的排泄管汇合形成，穿前列腺，开口于男性尿道前列腺部。精索是睾丸上端至腹股沟管深环之间的一对圆索状结构。输精管结扎术常在精索部进行。

### 4. 附属腺

男性附属腺包括精囊、前列腺和尿道球腺，三者各有各的功能，一旦出现腺体口阻塞，导致细菌、病毒感染，就会引起局部炎症。

（1）精囊：扁椭圆形囊状器官，位于膀胱底之后、输精管壶腹的外侧，其排泄管与输精管末端合成射精管（图 10-4）。

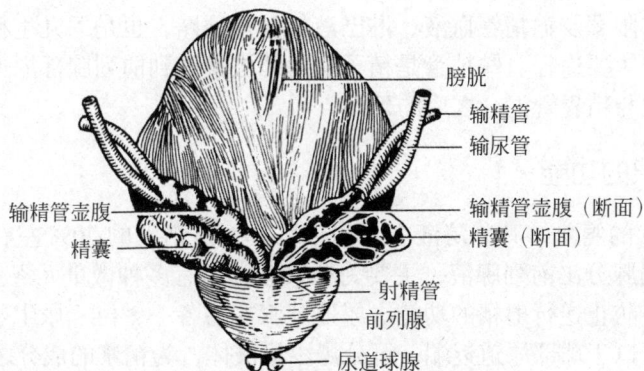

图 10-4　精囊、前列腺、尿道球腺

（2）前列腺：呈栗子形，位于膀胱和尿生殖膈之间，上端宽大称底，下端尖细称尖，两者之间称为体。体后面有一纵形浅沟为前列腺沟，内部有尿道穿过（图10-4）。

（3）尿道球腺：埋藏在尿生殖膈内，呈豌豆形，开口于尿道海绵体部的起始部（图10-4）。

## （二）外生殖器

外生殖器包括阴囊和阴茎。阴囊位于阴茎后下方的皮肤囊袋，是保护睾丸的重要组织。阴茎由阴茎头（也称龟头）、阴茎体和阴茎根三部分组成，阴茎头和阴茎体交界处称冠状沟，冠状沟处有上翻的包皮。

# 二、男性生殖系统的功能

## （一）睾丸的功能

睾丸是男性生殖腺，是产生精子的器官。睾丸主要由精曲小管和间质细胞组成。精子是在睾丸的精曲小管生成的。精曲小管上皮由生精细胞和支持细胞构成。原始的生精细胞紧贴于精曲小管的基膜上，称为精原细胞。在青春期，精原细胞依次经历初级精母细胞、次级精母细胞、精子细胞等阶段，最终发育为成熟精子。从精原细胞发育成为精子大约需要75天，一个精原细胞经过大约7次分裂可产生近百个精子，每日1g成人睾丸组织可生成上千万个精子。新生成的精子不具有运动能力，需要运送到附睾进一步成熟，才能获得运动能力。在精子生成的过程中，支持细胞发挥重要的支持和营养作用，可为生精细胞的正常发育与成熟提供很多必要的物质。

睾丸还具有分泌雄激素的功能。雄激素的作用为：①促进精子的生成并维持生精；②促进男性附属性器官的生长和发育；③促进男性第二性征的出现并维持正常性欲等。

## （二）附睾的功能

附睾有储存和排放精子、促使精子成熟和分泌液体供给精子营养的作用。上述生理功能是通过附睾上皮细胞的吸收、分泌和浓缩功能来实现的。

## （三）精索、输精管及射精管的功能

精索是睾丸、附睾及输精管血液、淋巴液的循环通路，也是睾丸生精功能的重要保证及成熟精子输送的主要途径。输精管是精子从附睾被输送到前列腺部尿道的唯一通路。射精管是输精管壶腹与精囊管汇合之后的延续。

## （四）附属腺的功能

精囊为屈曲状的腺囊，其分泌液主要为精浆液，占精液的70%左右，对精子的存活有重要作用。前列腺分泌前列腺液，主要为精浆液，含有多种微量元素及多种酶类；前列腺前括约肌，具有防止逆行射精的功能。尿道球腺左右各一，位于尿生殖膈上下筋膜之间的会阴深囊内，开口于球部尿道近端，可分泌少量液体，为精浆的成分之一。

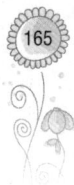

## （五）尿道的功能

男性尿道既有排尿功能，又有排精的功能，长 16~22cm。其中有尿道球腺，可分泌液体，既参与精液的组成，又有性交时润滑阴茎头的作用。

精液由精子和精囊、前列腺分泌的液体组成，呈乳白色，一次射精 2~3mL，含精子3 亿 ~5 亿个。

## （六）男性外生殖器的功能

### 1. 阴囊的功能

阴囊的主要功能是调节温度，使睾丸处于恒温环境中（35℃左右）；阴囊皮肤薄而柔软，含有丰富的汗腺和皮脂腺。在寒冷时，阴囊收缩使睾丸上提接近腹部，借助身体热量提高温度；在炎热时，阴囊松弛使睾丸下降，拉长与腹部的距离，同时分泌汗液以利于阴囊内热量散失，使睾丸温度下降。精子的生成需要合适的温度，阴囊内温度比腹腔内温度低 2℃左右，有利于精子的生成。在胚胎发育期间，由于某些原因导致睾丸不能降入阴囊内，称为隐睾症，是男性不育的原因之一。

### 2. 阴茎的功能

阴茎的主要功能是排尿、排精液和进行性行为。阴茎皮肤极薄，皮肤下无脂肪，具有活动性和伸展性。阴茎海绵体的血窦可以附入血液，在无性冲动时阴茎绵软，在受到性刺激时阴茎海绵体的血窦内血液增多，阴茎则膨大、增粗变硬而勃起，当流入的血液和回流的血液相等时，阴茎会持续勃起。阴茎头部神经末梢丰富，性感极强，在性交达到高潮时，射精中枢的高度兴奋会引起射精。

# 第二节　女性生殖系统

# 一、女性生殖系统的结构

女性生殖系统包括内生殖器和外生殖器两部分。内生殖器包括卵巢、输卵管、子宫、阴道等，外生殖器即女阴（图 10-5）。

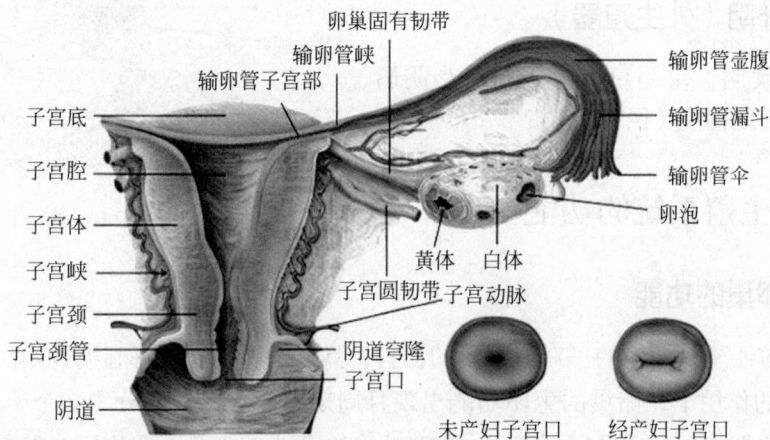

图 10-5　女性内生殖器（前面）

## （一）卵巢

卵巢是女性生殖腺，具有产生卵细胞和分泌雌、孕激素的功能。卵巢左右各一，呈扁椭圆形，位于盆腔侧壁的卵巢窝内。卵巢表面被覆单层立方或扁平上皮，内有薄层致密结缔组织，周围厚的部分内有各级卵泡、黄体、闭锁卵泡等（图 10-5）。卵泡由一个初级卵母细胞与其周围的多个卵泡细胞构成。卵泡发育会经历四个阶段：原始卵泡、初级卵泡、次级卵泡和成熟卵泡。月经周期的第 14 天，在垂体释放的大量激素的作用下，次级卵母细胞随卵泡液从卵巢排出的过程，称为排卵。

## （二）输卵管

输卵管是一对细而弯曲的肌性管道，位于子宫底的两侧。输卵管由内侧向外侧可分为4 部分：输卵管子宫部、输卵管峡（输卵管结扎术的常选部位）、输卵管壶腹部（受精部位）和输卵管漏斗部（图 10-5）。

## （三）子宫

子宫为呈倒置梨形，位于小骨盆腔中央，前有膀胱，后邻直肠，呈前倾前屈位。子宫可分为子宫底、子宫体和子宫颈三部分。子宫体与子宫颈交界处称为子宫峡，在妊娠末期，峡壁变薄，产科常在此行剖宫产术（图 10-5）。

## （四）阴道

阴道分为下端和上端，下端包括阴道口（开口于阴道前庭）和处女膜，上端包括阴道穹（前穹和后穹），后穹最深，邻直肠子宫陷凹。

## （五）前庭大腺

前庭大腺为女性附属腺体，左右各一，形似豌豆，位于阴道口后外侧的深面。借导管开口于阴道前庭，能分泌黏液，润滑阴道口。

## （六）外阴（外生殖器）

外阴即女阴，由阴阜、大阴唇、小阴唇、阴蒂和阴道前庭构成（图 10-6）。

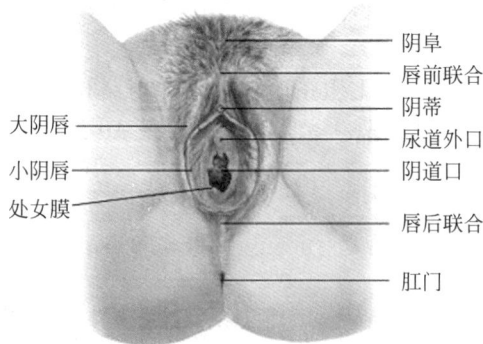

图 10-6　外阴

# 二、女性生殖系统的功能

## （一）卵巢的功能

卵巢是位于子宫两侧的一对卵圆形的器官，具有生卵功能。青春期开始后，在腺垂体促性腺激素的作用下，卵巢的生卵功能出现月周期性变化，一般分为 3 个阶段：卵泡期、排卵期和黄体期。在一个月经周期中，卵巢内常有几个至十几个卵泡同时发育，但一般只有一个发育成熟为卵子。随着卵泡的成熟，卵巢壁有一部分变薄而突出，排卵时卵泡就从这里破裂排出卵子进入输卵管。一般情况下，女子自青春期起，每隔 28 天排卵一次，每次通常只排出 1 个卵，排卵一般是在两次月经中间，即下一次月经前的第 14 天左右。女子一生中有 400~500 个卵泡发育为成熟的卵子。

卵巢主要分泌雌激素和孕激素。雌激素的主要作用是促进女性生殖器官发育及功能活动，并激发第二性征的出现，突出女性体态，如皮肤细嫩、皮下脂肪丰满、乳房隆起、臀部宽阔等。孕激素又称黄体、黄体酮，能保证受精卵在子宫着床，并维持妊娠的全过程。

### （二）输卵管的功能

输卵管的主要功能是吸取卵巢排出的卵子，是卵子和精子结合的场所，同时把受精卵送入子宫腔内。

### （三）子宫的功能

精子从阴道进入子宫到达输卵管，并与卵子结合成受精卵，子宫内膜就不再脱落和出血，等待受精卵的到来，在这里着床并发育成胎儿。分娩时子宫收缩，胎儿娩出。因此，子宫的功能就是产生月经和为胎儿提供生长发育的场所。

### （四）阴道的功能

阴道为女性性交的器官，也是月经流出和胎儿娩出的通道，是一个富有伸展性的管状器官，上连子宫，下达阴道口。女幼童及绝经后的妇女由于缺乏雌激素，阴道黏膜上皮菲薄，皱襞少且伸展性小，不仅容易损伤，而且由于缺乏自净作用，病菌一旦侵入则易繁殖而发生感染。

### （五）女性外生殖器的功能

自青春期开始，女阴部皮肤上长出阴毛，阴毛的分布大多呈尖端向下的倒三角形，是女性的第二性征之一。一般在 10 岁以后，在阴阜开始隆起的同时，大阴唇开始丰满且有色素沉着，并向内遮掩小阴唇，青春期后也长有阴毛。大阴唇皮层内含有大量的脂肪组织和弹性纤维，并含有丰富的静脉血管、淋巴管和神经，损伤后易引起出血和血肿。两侧大阴唇自然合拢，遮盖阴道口及尿道口，起保护作用。两侧大阴唇的基底部都有腺体组织，性兴奋时因充血而变得更为柔软，胀大，且从中线向外张开，暴露阴道口，便于性交。大阴唇感觉比较敏锐，性兴奋时腺体组织能分泌液体润滑外阴。小阴唇含有丰富的神经末梢，极其敏感，平时合拢，关闭阴道口及尿道口，性兴奋时充血，分开并增大，增加阴道的有效长度。阴蒂含有丰富的感觉神经末梢，性兴奋时，可稍肿胀、隆起、增大。阴道口位于尿道口后方，形状和大小常不规则。阴道口覆有一层较薄的黏膜，称处女膜，膜的中央有小孔，孔的形态、大小和膜的厚薄因人而异。初次性行为时，处女膜往往破裂，可伴有少量出血和疼痛感觉，但也有例外者，不破或早已破裂。前庭大腺在性兴奋时，可分泌淡黄色液体润滑阴道。

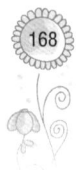

### 知识链接

#### 乳腺肿大和假月经

新生儿在生后 4~7 天可出现乳腺肿大，如蚕豆或鸽蛋大小，大多于生后 2~3 周可消退，不必特殊处理，切勿强行挤压，以防造成感染。

部分女婴生后 5~7 天阴道可见流出少量血性分泌物或非脓性分泌物，可持续 1 周左右，俗称假月经，一般不做特别处理，但应注意局部卫生。

上述现象均由来自妊娠期母体雌激素中断所致。

# 第三节　生殖系统的婴幼儿保健

## 一、婴幼儿生殖系统的特点

受下丘脑 - 垂体 - 性腺轴的控制，生殖系统在婴幼儿时期没有特殊的发育，至青春期前才开始发育，持续 7~10 年，即女孩为 12~18 岁，男孩为 13~20 岁。男孩 10 岁前睾丸发育缓慢，其附属物相对较大。女孩 10 岁前阴道狭长、无皱襞，阴道酸度低，抗感染力弱，容易发生炎症。

## 二、婴幼儿生殖系统的卫生保健

### （一）婴幼儿期是性心理发育的关键时期

3 岁左右的幼儿常会提问"我是怎么来的？""他为什么站着小便？"之类的问题。婴幼儿期是形成性别自我认同、性别角色意识的关键期。照护者及父母应对幼儿的提问及时给予解答，并普及相关性知识，使幼儿形成正确的性别自我认同和性别角色意识与行为，提高自我保护意识，防范性侵害。

### （二）保持外阴的清洁

婴幼儿衣服应宽松透气，勤换内衣裤。每天用婴幼儿专用毛巾和洗浴盆为婴幼儿清洗外阴，女孩应从前往后进行清洗；男孩要注意清洗包皮垢，将包皮翻起，清洗包皮垢后，将包皮复原。若是两岁以上的幼儿，包皮口仍小，不能翻起暴露阴茎头，这种情况称为包茎，需就医。

### 本章小结

生殖系统包括男性生殖系统和女性生殖系统。生殖系统由性腺和生殖器官组成。性腺，即男性的睾丸与女性的卵巢；生殖器官，即男性内生殖器和外生殖器，女性内生殖器和外生殖器。

男性睾丸位于阴囊内，左右各 1 个，呈扁椭圆形，是男性生殖腺，具有产生精子和分泌雄激素的功能。女性卵巢左右各 1 个，呈灰红色，扁卵圆形，是女性生殖腺，具有产生卵细胞和分泌雌激素的功能。

男性生殖器官包括输精管道、附属腺体以及外生殖器 3 部分。输精管道有附睾（储存精子，并为其生长成熟提供营养）、输精管（输送精液作用）、射精管（射精作用）、尿道（排尿与排精的共同管道）。附属腺体有精囊腺、前列腺与尿道球腺，其分泌物如前列腺液等可为精子提供营养和能源，参与精液组成，帮助精子活动。外生殖器有阴囊与阴茎，前者保护睾丸，后者则在性行为时发挥作用。

女性生殖器官包括内生殖器和外生殖器。内生殖器有输卵管（是卵子与精子相遇之处）、子宫（是孕育胎儿的摇篮）、阴道（用于排出月经、分娩胎儿以及性行为）等。女性外阴包括阴阜（生长阴毛）、大小阴唇（保护尿道口及阴道口）、阴蒂（性敏感区）、阴道前庭等结构。

## 同步练习

**选择题**

1. 男性生殖腺指的是（　　　　）。

 A. 睾丸　　　　　　　B. 附睾　　　　　　　C. 前列腺　　　　　　D. 输精管
 E. 阴囊

2. 女性生殖腺指的是（　　　　）。

 A. 子宫　　　　　　　B. 输卵管　　　　　　C. 卵巢　　　　　　　D. 阴道
 E. 女阴

3. 输卵管结扎术的常选部位（　　　　）。

 A. 输卵管子宫部　　　B. 输卵管伞　　　　　C. 输卵管壶腹　　　　D. 输卵管峡
 E. 输卵管漏斗

4. 男性排尿与排精的共同管道是（　　　　）。

 A. 睾丸　　　　　　　B. 附睾　　　　　　　C. 尿道　　　　　　　D. 输精管
 E. 阴囊

5. 孕育胎儿的器官是（　　　　）。

 A. 子宫　　　　　　　B. 输卵管　　　　　　C. 卵巢　　　　　　　D. 阴道
 E. 女阴

6. 储存精子，并为其生长成熟提供营养的器官是（　　　　）。

 A. 睾丸　　　　　　　B. 附睾　　　　　　　C. 尿道　　　　　　　D. 输精管
 E. 阴囊

7. 产生精子的场所是（　　　　）。

 A. 白膜　　　　　　　B. 睾丸纵隔　　　　　C. 睾丸小叶　　　　　D. 精曲小管
 E. 睾丸实质

8. 具有分泌雄激素功能的器官是（　　　　）。

 A. 附睾　　　　　　　B. 睾丸　　　　　　　C. 尿道　　　　　　　D. 输精管
 E. 阴囊

# 第十一章
# 内分泌系统

## 学习目标

### 知识目标
1. 掌握内分泌系统的结构。
2. 掌握内分泌系统的生理功能。
3. 熟悉婴幼儿内分泌系统的特点。
4. 了解婴幼儿内分泌系统的保健要求。

### 能力目标
能正确判断婴幼儿内分泌异常的表现，能有效开展婴幼儿内分泌系统保育工作。

### 素质目标
培养托育服务工作者的爱岗敬业、热爱幼儿、热情服务、团结协作、积极进取的职业素养。

## 案例导入

患儿，男，2岁，聪明伶俐，活泼可爱，但是父母由于工作原因，疏于管教，患儿经常熬夜看动画片，睡得比较迟，身高看起来比同龄小朋友矮一大截。父母很是着急，以为是营养不够，于是给患儿补充大量的营养物质，但是看不到明显效果，于是把患儿带到医院检查，生育史（G怀孕、P分娩、L顺产，1指次数），足月顺产，出生体重：3400g。既往史：体健，胃口一般，挑食。家族史：家族无特殊病史。医生建议应增加患儿睡眠时间，同时应营养均衡。

**问题**：案例中患者父母的做法对不对？医生的建议是否合理？

内分泌是指内分泌细胞将所产生的激素直接分泌到体液中，并以体液为媒介、通过激素对靶细胞产生调节效应的一种分泌方式。内分泌细胞集中的腺体称为内分泌腺。内分泌系统由内分泌腺和散在于某些器官或组织的内分泌细胞组成，它通过分泌各种激素，调控机体的基础功能。内分泌系统与神经系统协调、互补，共同调节和维持机体的内环境稳态（图 11-1）。

激素是由内分泌腺或散在的内分泌细胞分泌的高效能生物活性物质。直接接受激素作用的特定器官、组织、细胞，分别称为靶器官、靶组织、靶细胞。激素的信息传递方式包括远距分泌、旁分泌、自分泌和神经分泌等。激素作用的一般特征主要包括信息传递作用、相对特异作用、高效能生物放大作用、相互作用。

> **考点提示**：激素的概念及作用的一般特征。

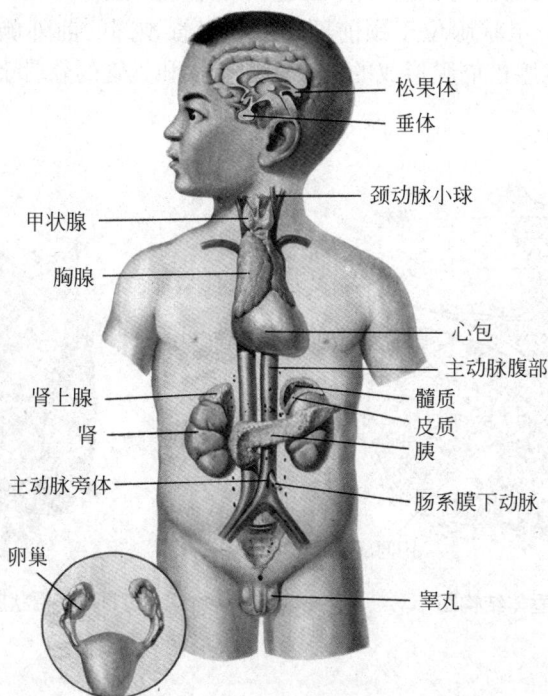

**图 11-1　内分泌系统概况**

# 第一节　内分泌系统的结构

## 一、下丘脑与垂体

### （一）垂体

垂体呈椭圆形，可分为腺垂体和神经垂体两部分（图 11-2）。垂体位于蝶骨体的垂体窝内，上端借漏斗连于下丘脑。

## （二）下丘脑与垂体的联系

下丘脑与腺垂体之间存在特殊的血管系统，即垂体门脉系统。下丘脑的内侧基底部神经内分泌细胞的分泌物可直接释放到垂体门脉血管血液中，进行腺垂体的调节。

下丘脑与神经垂体还存在直接的神经联系，组成下丘脑 - 神经垂体系统，可将下丘脑分泌的血管升压素和催产素运送至神经垂体储存。

# 二、甲状腺

甲状腺是人体最大的内分泌腺，棕红色，质柔软，呈"H"形。分为左、右两个侧页，中间以峡部相连。甲状腺位于颈前部、喉和气管颈部的前外侧，峡部位于第 2~4 气管软骨环的前方。甲状腺借筋膜形成的韧带固定于喉和气管的软骨上，吞咽时可上下移动（图 11-3 ）。

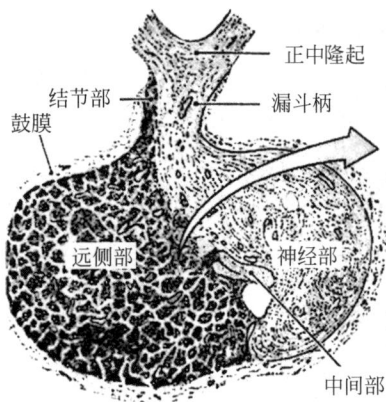

图 11-2　垂体结构图

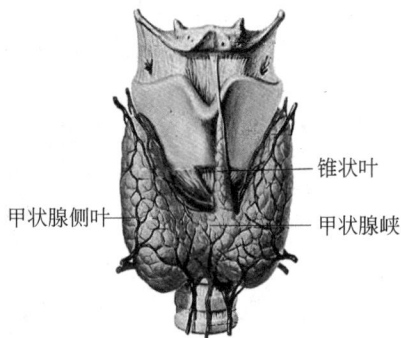

图 11-3　甲状腺的位置形态

# 三、甲状旁腺

甲状旁腺呈扁椭圆形，黄豆大小，有上、下两对。上对甲状旁腺多位于甲状腺侧叶后面的上、中 1/3 交界处附近，下对常位于甲状腺侧叶后甲状腺下动脉穿入附近。

# 四、肾上腺

肾上腺是成对器官，位于肾的上内方，左、右各一，呈黄色，左肾上腺近似半月形，右肾上腺呈三角形。肾上腺表面包有一层结缔组织被膜，结缔组织伴随血管和神经伸入实质内，分布在细

胞团、索之间构成间质。肾上腺实质由周围的皮质和中央的髓质两部分构成（图 11-4 ）。

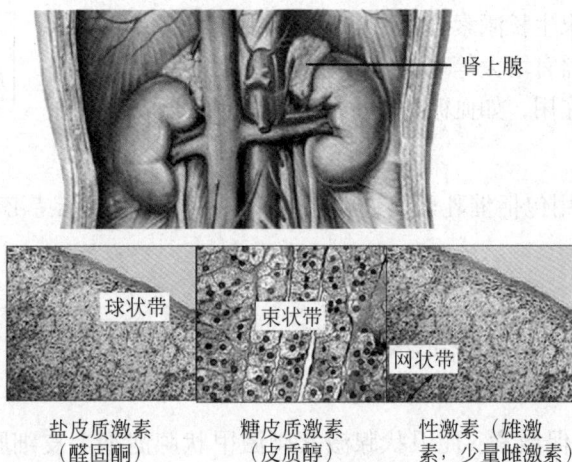

图 11-4 肾上腺位置形态及微细胞结构模式图

### （一）皮质

皮质由外向内分为球状带、束状带和网状带，各带间无明显分界。球状带分泌盐皮质激素，束状带分泌糖皮质激素（主要是皮质醇等），网状带分泌性激素。

### （二）髓质

髓质主要由髓质细胞组成，细胞体积较大，呈圆形或多边形，排列成团或索状。细胞核呈圆形，位于中央，细胞质染色浅，内含有许多颗粒，颗粒易被铬盐染色呈棕黄色，故髓质细胞又称嗜铬细胞。

## 五、胰岛

胰岛是散在于胰腺腺泡之间的内分泌细胞团。胰岛主要由四种不同形态和功能的内分泌细胞组成，其中 A 细胞分泌胰岛血糖素，B 细胞分泌胰岛素。

# 第二节　内分泌系统的功能

## 一、下丘脑与垂体的激素

### （一）腺垂体激素

腺垂体是人体最重要的内分泌腺，可分泌生长激素、催乳素、促黑激素、促激素。

#### 1. 生长激素

生长激素能促进机体，尤其是骨骼和肌肉的生长发育。若人幼年时期生长激素分泌不足，则生长缓慢，身材矮小，但智力正常，称为侏儒症；若人幼年时期生长激素分泌过多，则导致巨人症。成年人如果生长激素分泌过多，出现手足粗大，鼻大唇厚，下颌突出和内脏器官增大等现象，称为肢端肥大症。生长激素还具有调节物质代谢作用，如血糖升高、促进蛋白质的合成。

考点提示：生长激素的生理作用。

### 2. 催乳素

催乳素的生理作用包括催乳素促进乳腺生长发育，发动并维持泌乳，促进性腺发育和参与应激反应等。

### 3. 促黑激素

促黑激素主要作用为促使黑色素细胞合成黑色素，使皮肤、毛发等处的颜色加深。

### 4. 促激素

腺垂体分泌 3 类促激素：促甲状腺激素刺激甲状腺滤泡上皮细胞核酸和蛋白质的合成；促肾上腺皮质激素刺激肾上腺皮质细胞增生，并促进其合成和分泌糖皮质激素；促性腺激素包括卵泡刺激素与黄体生成素，分别促进生殖细胞的发育、性激素的合成和分泌。

## （二）下丘脑－神经垂体激素

### 1. 血管升压素

在生理剂量下，主要表现为抗利尿作用；大剂量有收缩血管、升高血压的作用。

### 2. 催产素

催产素能够促进子宫收缩，作用效果与子宫的功能状态有关。对非孕子宫的作用较弱，而对妊娠子宫的作用较强，小剂量即可使妊娠子宫产生节律性收缩；大剂量使妊娠子宫产生强直性收缩。催产素可促进乳腺周围的肌上皮细胞收缩，促使乳腺排放乳汁。

考点提示：血管升压素和催产素的生理作用。

## 二、甲状腺激素

甲状腺滤泡上皮细胞可以合成和释放甲状腺激素。甲状腺激素主要有两种，即四碘甲腺原氨酸（$T_4$）和三碘甲腺原氨酸（$T_3$），$T_3$是甲状腺激素发挥生理作用的主要形式。

## （一）甲状腺激素的合成

合成甲状腺激素的主要原料包括碘和酪氨酸，后者源于腺泡上皮细胞分泌的甲状腺球蛋白。合成过程有以下 4 个步骤：甲状腺滤泡聚碘、碘的活化、酪氨酸碘化和甲状腺激素的合成。

### 知识链接

**地方性甲状腺肿——"大脖子病"**

地方性甲状腺肿，又称"大脖子病"，是因为某些地区饮食中长期缺碘，造成甲状腺激素合成和分泌减少，甲状腺激素对腺垂体的负反馈作用减弱，导致腺垂体 TSH 分泌量多，

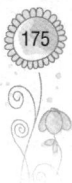

TSH 刺激甲状腺滤泡增生，导致甲状腺肿大，临床上称为地方性甲状腺肿或单纯性甲状腺肿。

## （二）甲状腺激素的储存和释放

含 $T_3$、$T_4$ 的甲状腺球蛋白在滤泡腔内以胶质形式储存，入腺泡上皮后被蛋白水解酶水解，释放出游离的 $T_3$、$T_4$ 入血，99% 以上与血浆蛋白质结合，其余呈游离形式存在。只有游离型的甲状腺激素才能进入组织细胞内，发挥生理效应。结合型与游离型的激素可以互相转化，以保持动态平衡。

## （三）甲状腺激素的生理作用

甲状腺激素的主要作用为促进机体的新陈代谢与生长发育。

### 1. 对代谢的影响
（1）增强能量代谢：甲状腺激素能提高机体绝大多数组织的耗氧量，使产热量增加，基础代谢率增高，特别是心、肝、骨骼肌及肾脏最为明显。

（2）对物质代谢的影响：①糖代谢。升高血糖。②脂类代谢。甲状腺激素对脂肪的作用，分解大于合成。③蛋白质代谢。生理水平的甲状腺激素促进蛋白质的合成；分泌过多的甲状腺激素可致外周组织蛋白质分解，以骨骼肌更为明显；甲状腺激素分泌不足时，蛋白质合成减少。

### 2. 促进生长发育
甲状腺激素对胚胎和婴幼儿脑和长骨的发育尤为关键。先天性甲状腺发育不全的婴儿，出生时身长可基本正常，但脑的发育一般在出生后数周至 3~4 月龄才表现出明显的智力低下和长骨生长发育迟滞，称为呆小症。

> 考点提示：甲状腺激素的生理作用。

### 3. 其他作用
甲状腺激素可提高中枢神经系统的兴奋性、兴奋心脏和影响生殖功能等。

# 三、甲状旁腺激素

甲状旁腺激素的生理作用主要是升高血钙和降低血磷，调节血钙和血磷水平的稳态。血钙保持一定的浓度对维持神经、肌肉等组织的兴奋性很重要。

# 四、肾上腺激素

## （一）糖皮质激素

### 1. 对物质代谢的影响
（1）糖代谢：糖皮质激素主要通过促进糖异生和减少组织对糖的利用而升高血糖。

（2）脂肪代谢：糖皮质激素提高四肢部位的脂肪酶活性，促进脂肪分解。长期过多使

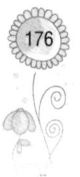

用糖皮质激素或肾上腺皮质功能亢进时，出现体内脂肪重新分布，四肢脂肪分解增强，面部、颈、肩和躯干脂肪增多，以致出现"满月脸""水牛背"、躯干部肥胖而四肢消瘦的"向心性肥胖"。

（3）蛋白质代谢：糖皮质激素抑制肝外组织蛋白质的合成，促进特别是肌组织的蛋白质分解。婴幼儿分泌过多或长期服用糖皮质激素会表现为生长减慢。

（4）水盐代谢：糖皮质激素有较弱的保钠排钾作用，还能降低肾小球入球小动脉阻力，增加肾血流量，使肾小球滤过率增加，有利于排水。

### 2. 在应激反应中的作用

当机体遇到伤害性刺激时，如中毒、感染、缺氧、饥饿等，糖皮质激素大量生成，从而产生一系列的非特异性反应，增加机体对有害刺激的耐受力，称为应激反应。

### 3. 对其他器官组织的影响

（1）对血细胞的影响：糖皮质激素可加强骨髓造血功能，使红细胞、血小板数量增多；促使附着在血管壁的中性粒细胞进入血液循环使其数量增多；抑制淋巴细胞有丝分裂、促进淋巴细胞凋亡、使淋巴结和胸腺萎缩。

（2）对循环系统的影响：通过糖皮质激素对儿茶酚胺的允许作用，增强心肌收缩力，增加血管紧张度，以维持正常血压。

（3）对消化系统的影响：糖皮质激素能促进胃腺分泌胃酸和胃蛋白酶原，长期大量使用糖皮质激素，可诱发或加重消化性溃疡。

> **考点提示**：糖皮质激素的生理作用。

### 📖 知识链接

#### 库欣综合征

库欣综合征主要表现为"满月脸"、多血质外貌、向心性肥胖、痤疮、紫纹、高血压、继发性糖尿病和骨质疏松等。长期应用外源性肾上腺糖皮质激素或饮用大量含酒精的饮料也可引起类似库欣综合征的临床表现，且均表现为高皮质醇血症，故将器质性病变引起的疾病称为内源性库欣综合征；外源性补充或酒精所致的疾病称为外源性、药源性库欣综合征或类库欣综合征。

### （二）肾上腺髓质激素

肾上腺髓质嗜铬细胞分泌的激素主要有肾上腺素和去甲肾上腺素。

### 1. 在应急反应中的作用

当机体遇到紧急情况，如恐惧、愤怒、焦虑、搏斗等，机体交感神经兴奋，肾上腺髓质激素分泌急剧增加，从而充分调动机体多器官的潜能，提高机体对环境突变的应对能力，克服对机体造成的"困难"。

### 2. 对代谢的影响

促进糖原分解，加快脂肪的分解，促进肝糖异生，抑制胰岛素分泌，升高血糖。还能增加组织耗氧量和机体产热量。

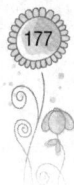

## 五、胰岛的激素

### （一）胰岛素

胰岛素分为血浆蛋白结合胰岛素和游离胰岛素两种，在血浆中保持动态平衡，只有游离胰岛素具有生物活性。胰岛素主要在肝内灭活。

胰岛素是促进物质合成代谢、调节血糖浓度的重要激素之一。

#### 1. 对糖代谢的调节

胰岛素一方面促进全身组织（特别是肝、肌肉组织）对葡萄糖的摄取和利用，促进肝糖原和肌糖原的合成，并促进葡萄糖转变为脂肪；另一方面抑制糖原分解及糖异生，从而降低血糖。

> **考点提示**：胰岛素的生理作用。

#### 2. 对脂肪代谢的调节

胰岛素促进脂肪的合成与储存，抑制脂肪的分解和利用，降低血中脂肪酸的浓度。

#### 3. 对蛋白质代谢的调节

胰岛素促进细胞对氨基酸的摄取和利用，促进蛋白质的合成，抑制蛋白质的分解。

### 📖 知识链接

#### 人工合成结晶牛胰岛素

结晶牛胰岛素是牛的胰岛素结晶。牛胰岛素是牛胰腺中胰岛 B 细胞所分泌的一种调节糖代谢的蛋白质激素。从 1958 年开始，中国科学院上海生物化学研究所、中国科学院上海有机化学研究所和北京大学生物系三个单位联合，在前人对胰岛素结果和肽链合成方法研究的基础上，开始探索用化学方法合成胰岛素。经过周密研究，在 1965 年 9 月完成了结晶牛胰岛素的全合成。经过严格鉴定，它的结构、生物活力、物理化学性质、结晶形状都和天然的牛胰岛素完全一样。这是世界上第一个人工合成的蛋白质，实现了世界上首次人工合成蛋白质的壮举。

### （二）胰高血糖素

胰高血糖素能促进肝糖原分解和糖异生，使血糖浓度明显升高。

# 第三节　内分泌系统的婴幼儿保健

## 一、内分泌系统的特点

### （一）脑垂体的特点

在 4 岁以前，脑垂体的生长最为迅速，功能也最活跃，垂体分泌的生长激素较多，其

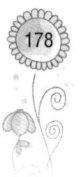

分泌昼夜分布并不均匀，夜间入睡后，生长激素才大量分泌。由于小儿的睡眠时间较长，垂体分泌的生长素较多，加速了骨骼的生长发育。如果儿童睡眠时间不够，睡眠不安，生长激素的分泌减少，就会影响身高的增长，使遗传的潜力不能充分发挥。

## （二）甲状腺的特点

人出生时甲状腺已经形成，碘是合成甲状腺激素的原料。从胎儿期到出生后 2 岁，是人脑发育的重要阶段，这个时期每天至少需要 40~70μg 的碘来合成足够的甲状腺激素以保证正常脑发育，缺碘会导致甲状腺素合成不足，引发疾病和一系列的症状，尤其是对智力的损害，可造成智力低下。孕期若缺碘，可致使甲状腺功能不全，胎儿甲状腺发育不全，出生后易患呆小症。

# 二、婴幼儿分泌系统的卫生保健

## （一）保证充足的睡眠

脑垂体分泌的生长激素夜间入睡后增多，尤其是夜间 1 点左右分泌量为最。如果婴幼儿睡眠不够，或睡眠不踏实，睡眠环境不够暗，生长素的分泌就会减少，影响身高的增长。

## （二）提供科学合理的膳食

合理的营养能促进小儿内分泌腺功能的提高。膳食中，摄入与身体需要适宜的碘量，维持甲状腺合成与分泌正常需要的甲状腺激素，对保证婴幼儿的正常生长发育和脑的发育尤其重要。另外，垂体、甲状腺、肾上腺、胰岛等内分泌腺和内分泌组织正常的细胞结构与细胞增殖，也需要充分、均衡的各种营养成分。因此，应注意在小儿每日膳食中供应充足的蛋白质、多种维生素和矿物质。

## 本章小结

内分泌系统由内分泌腺和散在于某些器官或组织的内分泌细胞组成，它通过分泌各种激素，调控个体的基础功能。人体的主要内分泌腺有垂体、甲状腺、甲状旁腺、肾上腺等；内分泌细胞分布于各种组织器官中。激素是由内分泌腺或散在的内分泌细胞所分泌的高效能生物活性物质。

下丘脑与垂体在结构和功能上有着紧密的联系。垂体按其结构与功能可分为腺垂体与神经垂体两部分，腺垂体主要分泌生长激素、催乳素、促黑激素、促激素，神经垂体释放血管升压素和催产素。

甲状腺是人体内最大的内分泌腺，分泌的甲状腺激素主要生理作用是调节代谢和促进生长发育。

肾上腺包括皮质和髓质两部分，皮质的球状带细胞分泌盐皮质激素、束状带细胞分泌糖皮质激素、网状带分泌性激素，糖皮质激素在体内物质代谢过程中发挥重要作用。髓质分泌肾上腺素和去甲肾上腺素。

甲状旁腺激素是调节血钙水平最重要的激素，其主要生理作用是升高血钙和降低血磷。胰岛素由胰岛 B 细胞分泌，是调节物质代谢的重要激素，是唯一可降低血糖的激素。

## 同步练习

### 一、单选题

1. 各种激素只选择性作用于与其亲和力高的特定靶细胞，称为激素作用的（　　　）。
   A. 信息传递作用
   B. 相对特异作用
   C. 高效能生物放大作用
   D. 相互作用

2. 促进生长发育的主要激素是（　　　）。
   A. 生长激素　　　　　B. 肾上腺素　　　　　C. 糖皮质激素　　　　　D. 去甲肾上腺素

3. 促进脑发育的主要激素是（　　　）。
   A. 糖皮质激素　　　　B. 甲状腺激素　　　　C. 盐皮质激素　　　　　D. 胰高血糖素

4. 参与应激反应的主要激素是（　　　）。
   A. 糖皮质激素　　　　B. 醛固酮　　　　　　C. 甲状腺激素　　　　　D. 降钙素

5. 能够降低血糖的激素是（　　　）。
   A. 生长激素　　　　　B. 甲状腺激素　　　　C. 胰岛素　　　　　　　D. 胰高血糖素

6. 甲状腺激素的合成原料是（　　　）。
   A. 碘和甲状腺球蛋白
   B. 铁和甲状腺球蛋白
   C. 镁和甲状腺球蛋白
   D. 上述都不对

7. 甲状腺激素的生物作用有（　　　）。
   A. 对代谢的影响
   B. 对生长发育的影响
   C. 对神经系统的影响
   D. 以上均是

### 二、多选题

1. 下列属于内分泌腺的是（　　　）。
   A. 垂体　　　　　　　B. 甲状腺　　　　　　C. 肾上腺　　　　　　　D. 胰岛

2. 激素作用的方式有（　　　）。
   A. 远距分泌　　　　　B. 旁分泌　　　　　　C. 自分泌　　　　　　　D. 神经分泌

3. 激素作用的一般特征有（　　　）。
   A. 特异性　　　　　　B. 信息传递作用　　　C. 生物放大作用　　　　D. 激素间相互作用

4. 生长激素对物质代谢的影响，下列选项中正确的是（　　　）。
   A. 升高血糖
   B. 加速蛋白质合成
   C. 促进脂肪分解
   D. 降低血糖

5. 糖皮质激素的生理作用有（　　　）。
   A. 对物质代谢的影响
   B. 对血细胞的影响
   C. 对循环系统的影响
   D. 在应激反应中的应用

6. 肾上腺髓质释放的激素是（　　　）。
   A. 醛固酮　　　　　　B. 皮质醇　　　　　　C. 去甲肾上腺素　　　D. 肾上腺素

# 第十二章
# 免疫系统

## 学习目标

### 知识目标
1. 掌握免疫的概念和功能、免疫系统的组成。
2. 熟悉抗原、抗体的概念，人工主动免疫与人工被动免疫的区别。
3. 了解特异性免疫与非特异性免疫的区别。
4. 了解医学上重要的抗原及抗原的特性。

### 能力目标
能理解生物制品的应用原则与计划免疫。

### 素质目标
增强探索生命奥秘的兴趣；培养学生尊重客观事实、敢于创新、敢于怀疑的思维品质。

## 案例导入

大多数抗生素在输液之前都需要做皮试，主要是为了避免药物过敏。

**问题**：为什么药物会导致过敏？过敏是由哪个系统引起的？

## 第一节　免疫系统的结构

人类免疫系统的发生、发育始于胚胎早期，到出生时尚未完善，随着年龄增长逐渐达到成人水平，故小儿特别是婴幼儿，其生理性免疫处于低下状态。

免疫系统是人体执行免疫应答的物质基础，可抵御病原生物的入侵，包括免疫器官、免疫细胞和免疫分子。

# 一、免疫器官

根据免疫器官发生的早晚和功能的不同，可分为中枢免疫器官和外周免疫器官。

## （一）中枢免疫器官

中枢免疫器官是免疫细胞分化、发育和成熟的场所，包括骨髓和胸腺。

### 1. 骨髓

骨髓位于骨髓腔中，是人和哺乳动物的造血器官，也是各类血细胞和免疫细胞发生的场所。多能造血干细胞可在骨髓中进行增殖、分化、发育为各种血细胞及 B 细胞等，其中活化的 B 细胞能进一步分化成熟为浆细胞，且能产生抗体，因此骨髓也是抗体产生的重要位置。

### 2. 胸腺

胸腺位于胸腔上纵隔前部、胸骨的后方，其大小和结构因年龄的不同而具有明显的差异。新生儿期的胸腺重 10~20g，而后逐渐长大，至青春期最重，可高达 30~40g；青春期后胸腺逐渐退化，老年期萎缩，且功能衰退，故机体易发生感染与肿瘤。

## （二）外周免疫器官

外周免疫器官是 T 淋巴细胞和 B 淋巴细胞定居、增殖和发生免疫应答的部位，主要有淋巴结和脾。

### 1. 淋巴结

人体全身有 500~600 个淋巴结，沿淋巴管道分布。其主要功能包括过滤淋巴液，是 T 细胞和 B 细胞定居、增殖和发生免疫应答的场所，且参与淋巴细胞再循环。

### 2. 脾

脾是人体最大的免疫器官，具有贮血、造血和过滤作用，也是 T 细胞和 B 细胞定居及发生免疫应答的重要部位。

# 二、免疫细胞

凡与免疫应答有关或参与免疫应答的细胞总称为免疫细胞，包括各类血细胞和淋巴细胞等。其中 T 细胞与 B 细胞能接受抗原刺激且发生适应性免疫应答，称其为免疫活性细胞。

## （一）T 细胞

T 细胞来源于胸腺，在外周血中占淋巴细胞总数的 65%~80%，其中早产儿至 1 月龄时 T 细胞数量可赶上足月儿。T 细胞表面存在的表面受体和表面抗原是重要的鉴定标志。

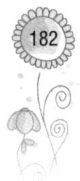

T 细胞在主要承担细胞免疫的同时也参与机体免疫调节。

## （二）B 细胞

B 细胞来源于骨髓，其中足月新生儿 B 细胞数量略高于成人。在外周血中约占淋巴细胞总数的 20%，其表面存在的鉴定标志大多与 T 细胞不同。B 细胞的主要功能是产生抗体、呈递抗原和参与免疫调节等。

## （三）自然杀伤细胞

自然杀伤细胞（即 NK 细胞）来源于骨髓，在人类主要分布于脾和外周血，在外周血中约占淋巴细胞总数的 10%。NK 细胞是不需要抗原预先刺激，即能杀伤靶细胞的一类淋巴细胞。

# 三、免疫分子

常见的免疫分子包括抗体、补体和细胞因子等。

## （一）抗体与免疫球蛋白

抗体（antibody，Ab）是 B 细胞在受到抗原刺激后，进行活化、增殖分化为浆细胞，并由浆细胞产生的一类能与相应抗原发生特异性结合的球蛋白。抗体主要分布于血清、组织液和分泌液中，是介导体液免疫的重要效应分子。

免疫球蛋白（immunoglobulin，Ig）是具有抗体活性和（或）化学结构，且与抗体相似的球蛋白。

抗体是免疫学功能上的概念，而免疫球蛋白是化学结构的概念。因此抗体都是免疫球蛋白，而免疫球蛋白不一定是抗体（如多发性骨髓瘤患者血清中的免疫球蛋白只是化学结构与抗体相似，但无抗体活性）。

## （二）补体

补体（complement，C）是存在于人与脊椎动物血清和组织液中的一组经活化后才具有酶活性的蛋白质。其中肝细胞和巨噬细胞是产生补体的主要细胞，补体含量相对稳定，由 30 多种血清蛋白组成，约占血清球蛋白总量的 10%。

## （三）细胞因子

细胞因子（cytokine，CK）是由免疫细胞及组织细胞分泌的在细胞间发挥相互调控作用的一类小分子可溶性多肽蛋白。常见的细胞因子包括干扰素（IFN）、白细胞介素（IL）、生长因子（GF）、肿瘤坏死因子（TNF）等。细胞因子在调节细胞生理功能、参与免疫应答、组织修复和介导炎症反应等都具有重要作用。

# 第二节 免疫系统的功能

## 一、概述

机体通过识别并清除抗原性异物来维持自身生理平衡和稳定的一种功能，称为免疫。正常情况下免疫对机体是有利的，例如病原微生物感染时，可以使机体产生一定的抵抗力；但在异常情况下对机体是有害的，表现为生理功能的紊乱和组织损伤，例如引起超敏反应、肿瘤和自身免疫性疾病等。

免疫的功能是识别和清除抗原性异物，可分为以下 3 个方面。

（1）免疫防御是指机体识别和排除病原微生物、寄生虫及其他有害物质等，使机体维持健康的一种功能。如这种功能过低可表现免疫缺陷，机体易发生感染，如艾滋病；若功能过高可造成自身组织损伤或生理功能紊乱，例如引起超敏反应（如青霉素过敏性休克）。

（2）免疫自稳是指机体通过免疫耐受和免疫调节来识别和清除自身衰老、损伤的细胞，进而达到内环境稳定的一种功能。若这种功能失调，则会对自身细胞产生免疫应答，导致自身免疫病的发生。

（3）免疫监视是指是机体发现和排除体内出现的"非己"成分（如肿瘤细胞）的一种功能。若该功能低下，会引起肿瘤的发生。

## 二、抗原

### （一）抗原的概念及特性

能够刺激机体的免疫系统发生免疫应答，产生免疫应答产物（抗体或效应淋巴细胞），且能与相应的免疫应答产物在体内外进行特异性结合的物质，称为抗原（antigen，Ag）。

抗原具有两种重要特性：免疫原性和免疫反应性。免疫原性指抗原刺激机体的免疫系统产生抗体或效应淋巴细胞的特性；免疫反应性指抗原与相应的抗体或效应淋巴细胞发生特异性结合的特性。

根据抗原的性能不同可分为完全抗原和半抗原。完全抗原是指具有免疫原性和免疫反应性的物质，如病毒、细菌和大多数蛋白质等；半抗原是指只具有免疫反应性而无免疫原性的物质，如多糖、脂类等。其中半抗原和蛋白质载体结合后，便具有免疫原性，就成为完全抗原。

### （二）抗原的特异性与交叉反应

特异性是物质间的相互吻合性、针对性和专一性。抗原的特异性是指抗原与特异性抗体或效应淋巴细胞发生特异性结合的特性，这不仅是免疫应答最重要的特点，也是免

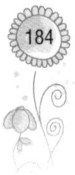

疫学诊断和防治的重要理论依据。抗原的特异性主要是由抗原分子中的抗原决定簇所决定的。

抗原决定簇（antigenic determinant，AD）是指抗原分子中或表面上决定其特异性的特殊化学基团，也称为表位。其中抗原决定簇的数量、性质和空间构型决定了抗原的特异性。大多数天然抗原的分子结构复杂，在表面有多个相同或不同的抗原决定簇。若不同抗原相互间存在部分相同或相似的抗原决定簇，则互称为共同抗原。抗体与共同抗原之间结合发生的反应称为交叉反应（图 12-1）。

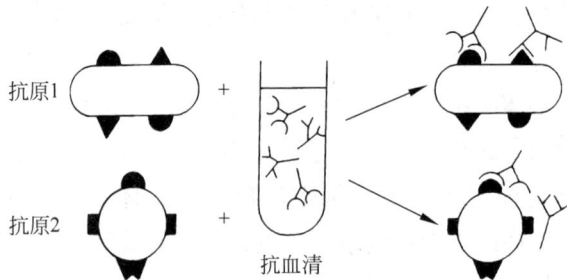

抗原1 + 抗血清

抗原2 +

图 12-1　共同抗原与交叉反应

## （三）医学上重要的抗原

### 1. 病原微生物及其代谢产物

细菌、病毒和其他微生物等结构虽然简单，但都具有较强的免疫原性，可诱导机体产生相应的抗体或效应淋巴细胞，使机体具有一定的抗感染能力。同时，病原微生物能够制成疫苗，提高人群免疫力，控制传染病的传播，还可以测定血清中相应的抗体来辅助诊断和治疗疾病。

某些细菌在代谢过程中会合成和分泌对机体有害的物质，这些物质称为细菌外毒素，具有较强的免疫原性。外毒素经甲醛处理后，失去毒性，但仍保留免疫原性，称为类毒素。类毒素能刺激机体产生可与外毒素结合的抗体，因此常用来预防某些疾病，例如破伤风类毒素等。

### 2. 抗毒素

抗毒素是指将类毒素或外毒素注入免疫大型动物（常用马）体内，并从动物免疫血清中获取的抗体，也称为动物免疫血清。抗毒素具有双重作用，一方面抗毒素可作为抗体中和人体内相应的外毒素的毒性，来预防某些疾病；另一方面抗毒素又具有免疫原性，可诱发机体产生超敏反应。因此临床上在使用抗毒素前，必要做皮肤过敏试验。

### 3. 异嗜性抗原

异嗜性抗原是指存在于不同种属之间的共同抗原。例如，大肠埃希菌 $O_{14}$ 型脂多糖与人结肠黏膜有异嗜性抗原的存在，与溃疡性结肠炎的发生具有一定关系。

### 4. 同种异型抗原

同一种属不同个体间，由于遗传基因的不同，存在多种同种异型抗原，主要有人类红细胞 ABO 血型抗原和人类白细胞抗原（HLA）等，与输血反应、组织器官的移植排斥反应等相关。

### 5. 自身抗原

正常情况下自身物质对自身无抗原性，不会产生免疫应答。若机体自身组织成分及结构受理化和生物因素作用（如感染、辐射、药物等）发生改变，则会引起自身免疫性疾病。

### 6. 肿瘤抗原

肿瘤抗原指细胞在癌变过程中出现的具有免疫原性的大分子物质总称。根据其特异性可分为两大类：肿瘤特异性抗原和肿瘤相关抗原。例如人血清中甲胎蛋白（AFP）含量剧增，可以用于辅助诊断肝癌。

## 三、免疫应答

免疫应答是指机体接受抗原刺激后，免疫细胞进行活化、增殖和分化，并发生免疫效应的过程。免疫应答不仅能清除体内的抗原性异物，维持机体内环境的相对稳定，也会导致机体出现病理性损伤。按照应答作用的方式不同，免疫应答可分为特异性免疫应答和非特异性免疫应答。

### （一）特异性免疫应答

根据细胞类型和生物学效应的不同，将其分为体液免疫和细胞免疫。

#### 1. 体液免疫

由 B 细胞介导的，主要通过抗体发挥免疫作用的特异性免疫反应，称为体液免疫。其生物学效应主要包括中和外毒素、调理作用、中和病毒等。

#### 2. 细胞免疫

由 T 细胞接受抗原刺激后，活化、增殖并分化为效应 T 细胞，进而产生的特异性免疫反应，称为细胞免疫。其生物学效应主要包括抗肿瘤免疫、参与移植排斥反应、抗病毒及胞内细菌感染等。

### （二）非特异性免疫应答

机体在种系发育和生物进化过程中逐渐建立的一系列天然防御功能，称为非特异性免疫，包括机体的屏障结构（皮肤黏膜屏障、胎盘屏障和血脑屏障）作用、固有免疫细胞作用和体液中的杀菌物质（如溶菌酶、补体、干扰素等）。其特点包括：遗传性；作用无特异性，故对各种病原生物均有不同程度的防御作用；发挥作用较早，一旦有病原生物的侵入即可

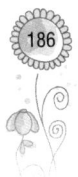

迅速发挥作用。

非特异性免疫也是建立特异性免疫的基础，在免疫应答过程中，两者互相协作，相辅相成，共同发挥免疫作用。

# 第三节　免疫系统的婴幼儿保健

应用免疫制剂或免疫调节药物调整机体的免疫功能称为免疫学防治，对疾病能够进行预防和治疗。免疫学防治由免疫学预防和免疫学治疗两部分组成。

## 一、免疫学预防

应用免疫学原理，采用人工方法将抗原等制成各种免疫制剂，输入机体，使其获得特异性免疫能力，进而达到预防某些疾病的目的，称为免疫学预防，主要由人工主动免疫构成。

### （一）人工主动免疫

将疫苗、类毒素等抗原物质输入机体，使之产生特异性免疫应答而获得免疫力的方法，也称预防接种。常用的人工主动免疫生物制品主要有死疫苗、活疫苗、合成肽疫苗、类毒素等。其特点是免疫力出现时间较慢，但维持时间较长（数月至数年），主要用途是传染病的特异性预防。

### （二）计划免疫

有计划地用疫苗进行预防接种，进而提高人群免疫水平、达到控制以至于消灭相应传染病的重要措施，称为计划免疫（表 12-1）。

表 12-1　我国儿童计划免疫程序

| 年　　龄 | 疫　　苗 |
| --- | --- |
| 出生时 | 卡介苗、乙型肝炎疫苗（第 1 针） |
| 1 月龄 | 乙型肝炎疫苗（第 2 针） |
| 2 月龄 | 三价脊灰疫苗（初服） |
| 3 月龄 | 三价脊灰疫苗（复服）、百白破疫苗（第 1 针） |
| 4 月龄 | 三价脊灰疫苗（复服）、百白破疫苗（第 2 针） |
| 5 月龄 | 百白破疫苗（第 3 针） |
| 6 月龄 | 乙型肝炎疫苗（第 3 针） |
| 8 月龄 | 麻疹疫苗（初种） |
| 1.5 岁 | 三价脊灰疫苗（加服）、百白破疫苗（加强） |
| 4 岁 | 三价脊灰疫苗（加服）、麻疹疫苗（复种） |
| 7 岁 | 卡介苗（复种）、麻疹疫苗（复种）、百白破疫苗（加强） |
| 12 岁 | 卡介苗（复种，农村） |

# 二、免疫学治疗

应用免疫学原理且针对疾病的发生机制，人为调整机体的免疫功能，以达到治疗目的应采取的措施，称为免疫学治疗，主要为人工被动免疫。

人工被动免疫是给人体注射抗体或细胞因子等制剂，使机体获得特异性免疫力的方法。常用的人工被动免疫生物制剂主要包括抗毒素、人免疫球蛋白等。其特点是免疫力出现快，可立即发挥效应，但维持时间较短（2~3周），临床多用于疾病的治疗或紧急预防。

## 本章小结

正常情况下免疫对机体是有利的，异常情况下对机体有害。机体免疫通过免疫防御、免疫自稳和免疫监视来清除抗原性异物，其中常见的抗原包括病原微生物及其代谢产物、抗毒素、异嗜性抗原、同种异型抗原和自身抗原等。

免疫系统是人体执行免疫功能即免疫应答的物质基础，可抵御病原生物的入侵，包括免疫器官、免疫细胞和免疫分子。免疫应答不仅能清除体内的抗原性异物，维持机体内环境的相对稳定，也能导致机体出现病理性损伤；根据应答方式不同，可分为特异性免疫应答（B细胞介导的体液免疫和T细胞介导的细胞免疫）和非特异性免疫应答（机体的屏障结构作用、固有免疫细胞作用和体液中的杀菌物质）。在日常生活中，可以应用免疫制剂或免疫调节药物调整机体的免疫功能，即免疫学防治，对疾病能够进行预防和治疗。免疫学防治包括免疫学预防（主要是人工主动免疫）和免疫学治疗（主要是人工被动免疫）。

### 同步练习

**选择题**

1. 关于免疫球蛋白与抗体的关系，下列说法中正确的是（ ）。

A. 免疫球蛋白就是抗体

B. 抗体不等于免疫球蛋白

C. 所有抗体都是免疫球蛋白，但免疫球蛋白不一都是抗体

D. 抗体就是免疫球蛋白，而免疫球蛋白也就是抗体

E. 抗体包括免疫球蛋白

2. B细胞成熟的场所是（ ）。

A. 胸腺　　　　　　B. 脾　　　　　　C. 淋巴结　　　　　　D. 骨髓

E. 黏膜相关的淋巴组织

3. T细胞发育成熟的场所是（ ）。

A. 胸腺　　　　　　B. 肝脏　　　　　　C. 脾脏　　　　　　D. 骨髓

E. 黏膜相关的淋巴组织

4. 下列不是外周免疫器官功能的是（ ）。

A. 免疫细胞定居的场所　　　　　　B. 人体的神经系统

C. 产生免疫应答的场所　　　　　　D. 免疫细胞增殖和发生免疫应答的场所

5. 介导体液免疫的细胞是（　　　）。

    A. 树突状细胞　　　　B. B 细胞　　　　　　C. T 细胞　　　　　　D. NK 细胞

    E. TIL 细胞

6. 免疫是指（　　　）。

    A. 机体抗感染的过程

    B. 机体免疫系统识别和排除抗原性异物的过程

    C. 机体对病原微生物的防御过程

    D. 机体清除自身衰老、死亡细胞的过程

    E. 机体清除自身突变细胞的能力

7. 机体免疫系统识别和清除突变的细胞的功能称为（　　　）。

    A. 免疫监视　　　　　B. 免疫自稳　　　　　C. 免疫耐受　　　　　D. 免疫防御

    E. 免疫识别

8. 能被甲醛脱毒制成类毒素的物质是（　　　）。

    A. 外毒素　　　　　　B. 内毒素　　　　　　C. 血浆凝固酶　　　　D. 透明质酸酶

    E. 色素

9. 抗原特异性取决于（　　　）。

    A. 分子量大小　　　　　　　　　　B. 抗原决定簇

    C. 该抗原的来源　　　　　　　　　D. 物质内部特殊化学基团

    E. 以上都不是

10. 兄弟姐妹间进行器官移植引起排斥反应的物质是（　　　）。

    A. 异种抗原　　　　B. 同种异型抗原　　　C. 自身抗原　　　　　D. 异嗜性抗原

    E. 超抗原

# 实验1
# 运动系统结构观察

## 1. 实验目的

（1）掌握脊柱的组成、连接和形态；胸廓的组成和形态；颅骨的位置及名称；上、下肢骨的组成和各骨的位置；胸锁乳突肌、斜方肌、背阔肌、竖脊肌、胸大肌、肋间肌、三角肌、肱二头肌、肱三头肌、臀大肌、梨状肌、股四头肌、缝匠肌、小腿三头肌的位置，膈的位置、形态。

（2）熟悉关节的基本结构和辅助结构；颞下颌关节、肩关节、肘关节、腕关节、髋关节、膝关节、踝关节的位置和组成；盆的组成和分部，男、女性骨盆的差异；全身各肌的位置及功能。

（3）了解骨的形态、分类及构造；椎骨、胸骨和肋的形态；新生儿颅骨的特点；肌的分类、构造和辅助结构。

## 2. 实验材料

（1）人体骨骼标本及模型；全身散骨标本及模型；股骨剖面标本、脱钙骨及煅烧骨标本；关节的标本及模型；婴幼儿脊柱标本及模型，椎骨连接标本及模型；胸廓标本及模型。

（2）整颅标本、模型；分离颅骨标本、模型；颅水平切面和矢状切面的标本、模型；新生儿颅骨标本；已打开关节囊的肩关节、肘关节、髋关节、膝关节、腕关节、踝关节标本及模型；男、女性骨盆标本及模型。

（3）全身肌标本；上肢肌标本；背部分层肌肉标本、膈肌特制标本、腹肌标本、模型；头、颈部肌肉标本及模型；盆底肌标本和模型。

## 3. 实验学时

2学时。

## 4. 实验方法

（1）在骨骼标本及模型上观察长骨、短骨、扁骨、不规则骨的形态特点和分布。

（2）在股骨剖面标本上观察骨密质和骨松质的分布和形态；辨认骨小梁。

（3）在关节的标本或模型上观察关节的组成及辅助结构。

（4）观察煅烧骨、脱钙骨的外形并比较其理化特性。

（5）在椎骨连接标本或模型上，观察椎骨的一般形态，辨认其结构；骶骨的形态和主要结构；比较颈椎、胸椎、腰椎及寰椎、枢椎、隆椎的形态特点；观察椎间盘的性状、形态、构造。

（6）在胸廓标本或模型上观察胸骨、肋骨的形态；观察胸廓各骨的位置以及各肋前、后端连接的关系。

（7）在人体骨骼标本或模型上观察脊柱、胸廓、骨盆的位置和组成。

（8）在整颅标本或模型上观察各脑颅骨和面颅骨的形态、位置；观察颅顶面和后面的主要结构。

（9）在新生儿颅骨标本或模型上，观察新生儿颅的特征，查看前、后囟的形态和位置，并比较其与成人颅的差别。

（10）触摸枕外隆凸、乳突、下颌角、颧弓、下颌髁突和眉弓等。

（11）上肢骨及其连接。

① 上肢骨：取肩胛骨、锁骨、肱骨、桡骨、尺骨、手骨标本，观察各骨的重要形态特点。在活体上摸辨上肢骨的重要体表标志。

② 上肢骨的连接：取肩关节、肘关节、腕关节切开标本，观察各关节的组成和构造特点，并在活体上验证其各关节的运动。

（12）下肢骨及其连接。

① 下肢骨：取髋骨、股骨、髌骨、胫骨、腓骨、足骨标本，观察各骨的重要形态特点。在活体上摸辨下肢骨的重要体表标志。

② 下肢骨的连接：取骨盆、髋关节、膝关节、踝关节切开标本，观察骨盆及各关节的组成和构造特点，在活体上验证各关节的运动。

（13）对比长肌、短肌、扁肌、轮匝肌的形态。

（14）在头、颈部肌肉标本及模型上观察枕额肌、咬肌、颞肌的形态和位置；观察胸锁乳突肌的起止、形态和位置，结合活体摸辨该肌的轮廓。

（15）在背肌分层标本上观察斜方肌、背阔肌和竖脊肌的形态、位置，在活体上摸斜方肌、竖脊肌的轮廓。

（16）观察胸大肌的位置、形态，活体上摸胸大肌轮廓。

（17）在膈肌特制标本上观察膈的位置、形态和附着部位。辨认食管裂孔、主动脉裂孔、腔静脉孔的位置及通过的结构。

（18）在腹肌标本上观察腹直肌的位置、形态；腹股沟韧带、腹股沟管皮下环，观察腹股沟管的位置和组成。

（19）在上肢肌标本上观察上肢肌的位置、形态；结合活体摸认该二肌的轮廓。

（20）在活体上观察腋窝和肘窝的位置及围成。

（21）在下肢肌标本上观察臀大肌的位置和形态，在活体上摸认臀大肌的轮廓；观察股四头肌四个头的排列、起止和髌韧带的位置，在活体上摸认股四头肌的轮廓，并在自身摸辨髌韧带；辨认腓肠肌、比目鱼肌的形态、位置；跟腱的形成、距小腿关节的位置关系。

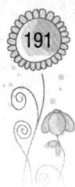

## 5. 实验评价

（1）胸骨由_____、_____、_____组成。

（2）椎间盘由_____、_____两部分组成。

（3）从颅顶可观察到的缝有_____、_____、_____。

（4）髋骨由_____、_____、_____融合而成。

（5）膈肌有_____、_____、_____三个裂孔。

# 实验2
# 消化管、消化腺、腹膜的观察

### 1. 实验目的

（1）掌握消化系统的组成。

（2）掌握口腔的位置、分部及各壁的构成，恒牙和乳牙的牙式、形态特征，咽的位置和形态、分部及各部（鼻咽、口咽、喉咽）的相关结构名称及位置，食管的形态、位置及分部，胃的形态、分部、位置，小肠的分部，大肠的起止、分部，阑尾的形态、位置及根部的体表投影点。

（3）掌握腮腺的位置及腮腺导管的开口位置。肝的形态、位置和分叶。胆囊的位置和形态，胆囊底的体表投影。胰的形态、分部、位置及其毗邻。

### 2. 实验材料

（1）多媒体电教系统。

（2）消化系统概观标本，腹腔解剖标本，人体半身模型，头颈部正中矢状切面标本。

（3）牙的构造模型，舌标本，头面部解剖示唾液腺标本，咽腔标本（咽后壁切开）。

（4）显示食管全貌的胸腔标本，显示小肠和大肠的腹腔脏器标本。

（5）唾液腺、肝脏、胆囊和胰腺的解剖模型。

### 3. 实验学时

2学时。

### 4. 实验方法

1）实验示教和结构特点

利用多媒体电教系统，重点示教消化系统的组成及各器官的位置、形态和结构特点。

2）系统概观

在胸、腹腔解剖标本或模型上观察消化系统的组成和上、下消化道的分界。

3）观察口腔

（1）唇和颊：观察唇的颜色，辨认人中和鼻唇沟，在颊黏膜上寻找腮腺导管的开口。

（2）腭：标本观察硬腭和软腭，辨认腭垂、腭舌弓、腭咽弓、咽峡等。

（3）舌：观察舌的形态、分部、舌乳头、舌系带、舌下阜及舌下襞。

（4）牙：观察牙的排列。在牙标本或模型上，观察牙的形态、构造及其分类。

（5）唾液腺：在头颈部解剖标本上观察三大对唾液腺的位置，并确认各自的开口部位。

4）观察咽

在头颈部正中矢状切面标本或模型上观察其位置、分部及连通关系，咽鼓管咽口、咽隐窝、咽扁桃体等。

5）观察食管

在胸、腹腔解剖标本或模型上观察其位置，确认3个狭窄的部位。

6）观察胃和肠

在胸腹腔解剖、胃冠状切面和盆腔正中矢状切面标本模型上观察胃、小肠、大肠的位置、形态、毗邻和分部。确认十二指肠大乳头、回盲瓣、结肠带、结肠袋、肠脂垂、齿状线等结构。

7）观察肝和胰

在腹腔解剖标本或模型上观察肝和胰的位置、肝外胆道的组成、胰腺导管的开口位置。在离体肝、胰标本或模型上观察肝、胰的形态结构，辨认肝膈面、肝脏面、肝的分叶、肝门的结构、胆囊的位置和形态。

### 5. 实验评价

（1）上消化道包括、_____、_____、_____、_____、_____，下呼吸道包括、_____、_____、_____、_____、_____。

（2）消化管壁由内向外分_____、_____、_____、_____四部分。

（3）牙可分为_____、_____、_____三部分。

（4）第一处狭窄位于_____起始处。

（5）肝大部分位于_____和_____，小部分位于_____。

### 6. 注意事项

（1）观察内脏游离标本，请首先注意按解剖姿势放好，然后按实验指导顺序仔细观察；注意结合整体标本和图谱观察位置关系。

（2）切忌用锐器损坏标本，也不要过分牵拉，以免损坏正常结构及各部位置关系。

（3）观察标本时要注意各器官的解剖位置。

# 实验3
# 呼吸道和肺的观察

### 1. 实验目的

（1）掌握呼吸道的组成、位置，左、右主支气管的形态特点；肺的形态特点、位置和毗邻器官。

（2）熟悉咽的分部；小儿喉腔的特点；鼻旁窦的位置和开口；肺的微细结构。

（3）了解肺大叶、肺小叶的范围以及支气管树。

### 2. 实验材料

（1）鼻、咽、喉的正中矢状切面标本及模型。

（2）气管、主支气管的标本和模型。

（3）可探测鼻旁窦开口的模型。

（4）肺的大体形态标本。

### 3. 实验学时

1学时。

### 4. 实验方法

1）观察鼻、咽、喉

（1）鼻：鼻腔被鼻中隔分为左右两半。鼻中隔位置常偏向一侧。每侧鼻腔以鼻阈为界又分为鼻前庭和固有鼻腔。固有鼻腔外侧壁自上而下有突向腔内的3个鼻甲，即上鼻甲、中鼻甲、下鼻甲，各个鼻甲下方的间隙分别称为上鼻道、中鼻道、下鼻道。上鼻甲的后上方与鼻腔顶之间有凹陷，称蝶筛隐窝。

鼻旁窦是鼻腔周围的颅骨开口于鼻腔的含气空腔，有4对，左右对称排列，分别为额窦、筛窦、蝶窦、上颌窦，位于同名颅骨内，内衬黏膜并与固有鼻腔黏膜相移行。额窦、筛窦的前群和中群、上颌窦开口于中鼻道，筛窦的后群开口于上鼻道，蝶窦开口于蝶筛隐窝。

（2）咽：位于第1~6颈椎前方，是一上宽下窄、前后略扁的漏斗形肌性管道，婴幼儿咽部较狭窄且垂直。咽上固定于颅底，下至第6

颈椎体下缘平面续于食管，前壁不完整，有开口分别与鼻腔、口腔、喉腔相通。咽以软腭、会厌上缘平面为界，自上而下分为鼻咽、口咽和喉咽3部。下鼻甲正后方约1cm处有咽鼓管咽口，经咽鼓管与中耳鼓室相通。咽峡两侧，腭舌弓与腭咽弓之间有扁桃体窝，窝内有腭扁桃体。喉口两侧各有一深窝，称梨状隐窝，是异物易滞留之处（图4-4）。

（3）喉：位于颈前部正中，上界为会厌上缘，下界达环状软骨下缘。成人喉的高度在第3~6颈椎，女性和小儿喉的位置较高。喉上通咽部，下接气管，甲状软骨位于舌骨下方，构成喉的前外侧壁，软骨中最大，由左、右两块方形软骨板构成，两板前缘愈合处称前角，前角上端向前突出，称喉结，环状软骨位于甲状软骨下方，前窄后宽，是喉部唯一完整的软骨环，会厌软骨位于甲状软骨后上方，上宽下窄形似树叶，上端游离，下端借韧带连于甲状软骨前角内面上方。杓状软骨成对，位于环状软骨后部上缘两侧，有声带突和肌突。

2）观察气管、主支气管

（1）气管：位于食管前方，起自环状软骨下缘，下至胸骨角平面（约平第4胸椎体下缘）。气管的颈部位置表浅，在颈部正中可以摸到。气管软骨由14~17个呈C形的透明软骨环构成。

（2）主支气管：气管在胸骨角平面分为左、右主支气管，分叉处称气管杈。气管杈内面有一向上凸出并略偏向左侧的半月状嵴，称气管隆嵴。右支气管长2~3cm，粗、短且走向陡直，左支气管长4~5cm，细、长且走向接近水平。

3）观察肺

（1）肺：肺位于胸腔内，膈肌上方，纵隔两侧，左右各一，表面被覆脏胸膜。正常肺质地轻软有弹性，呈海绵状。上端圆钝为肺尖，经胸廓上口伸入颈根部，下端邻膈处为肺底，即膈面；外侧面邻肋为肋面；内侧面邻纵隔为纵隔面。纵隔面中央的凹陷称肺门，内有支气管、血管、淋巴管、神经出入肺且被结缔组织包绕，称肺根。肺的前缘锐利，左肺前缘下部有心切迹；后缘相对钝圆；下缘位于膈肌上，是3个面的移行部。左肺狭长，被斜裂分为上、下两叶；右肺相对宽短，被斜裂和水平裂分为上、中、下3叶。

（2）支气管的各级分支：左、右主支气管入肺后逐级分支，依次分为肺叶支气管、肺段支气管、小支气管、细支气管、终末细支气管、呼吸性细支气管、肺泡管、肺泡囊、肺泡等，形如树状，称为支气管树。每一肺段支气管及其分支所分布区域的全部肺组织称为支气管肺段，简称肺段。左、右肺通常分别有10个肺段。每一细支气管及其他的各级分支和肺泡构成一个肺小叶。

（3）肺泡：肺泡为半球形小囊，呼吸性细支气管、肺泡管、肺泡囊均有肺泡的开口。相邻肺泡之间的薄层结缔组织称肺泡隔。肺泡壁比较薄，由单层肺泡上皮组成。

**5. 实验评价**

（1）上呼吸道包括_____、_____、_____，下呼吸道包括_____、_____。

（2）咽自上而下分_____、_____、_____三部分。

（3）鼻旁窦共4对，分别是_____、_____、_____、_____。

（4）气管内异物更易掉入_____侧主支气管。

（5）左肺被分为_____叶，右肺被分为_____叶。

# 实验4
# 肺通气功能测定

### 1. 实验目的

学习使用肺量计测定肺通气功能的方法，进一步掌握肺通气功能常用指标的概念、意义和正常值，加深对常用指标的理解。

### 2. 实验原理

机体在进行新陈代谢时，不断消耗氧气和产生二氧化碳，为了实现机体与环境之间的气体交换，肺必须不断与外界进行通气活动。通过肺量计测定人肺容量和肺通气量来评定肺的通气功能。

### 3. 实验材料

双锤式肺量计、一次性吹嘴、鼻夹。

### 4. 实验学时

1学时。

### 5. 实验方法

1）了解肺量计的原理和使用方法

肺量计的工作原理基于测量呼吸过程中气体流量和容积的变化。患者通过肺量计的连接吹嘴进行深吸气和快速呼气，肺量计记录并分析呼出的气体量和流速。这些数据可以用来评估肺部的健康状况和功能。

患者先进行几次正常呼吸，以适应吹嘴。进行深吸气至最大，然后尽可能快且用力地呼气。重复此过程多次，以获取最佳和稳定的结果。

2）肺容积测定

（1）潮气量测定：受试者夹鼻，用口呼吸，描记4~5次平静呼吸曲线，记录气量，重复3次，计算出平均值，做好记录。

（2）补吸气量测定：平静呼吸2~3次后，在平静吸气末再做一次最大限度的吸气。记录气量，重复3次，计算出平均值，做好记录。

（3）补呼气量测定：平静呼吸 2~3 次后，在平静呼气末再做一次最大限度的呼气。重复 3 次，取平均值，做好记录。

3）肺容量测定

（1）肺活量测定：平静呼吸 2~3 次后，做最大吸气，然后再尽力呼出。重复 3 次，取平均值，做好记录。

（2）用力呼气量测定：受试者夹鼻，用口呼吸。记录平静呼吸 3~4 次，然后令受试者做最大限度吸气，在吸气末屏气 1~2s，再用尽力尽快呼气，直到不能再呼出为止。分别测量呼气相第 1s、2s、3s 末呼出的气量，计算各占全部呼出气量的百分比，即为用力呼气量，做好记录。正常分别为 83%、96% 和 99%。

### 6. 注意事项

（1）使用肺量计前，先检查是否漏气、漏水等。

（2）每一指标测定前和测定后，受试者平静呼吸几次，再测下一个指标。

（3）必要时，测试前可先做练习，掌握测试方法。

### 7. 实验评价

（1）反映肺通气功能主要有哪些指标？其正常值是多少？

（2）肺活量和时间肺活量的意义有何不同？

（3）根据自己测得的通气指标，计算自己的肺通气量。

# 实验5
# ABO血型的鉴定

### 1. 实验目的

学会末梢采血方法。了解血型鉴定的方法。

认识血液凝集反应，学会用玻片法进行 ABO 血型鉴定，并能够判定结果。

### 2. 实验材料

（1）A 型标准血清、B 型标准血清。

（2）血液（红细胞）。

（3）载玻片、采血针、细玻棒、毛细滴管。

### 3. 实验学时

1 学时。

### 4. 实验方法

根据人类红细胞膜上抗原种类的不同，将人类血型分为 A 型、B 型、AB 型和 O 型 4 种类型。血型鉴定属于凝集反应，是利用已知的 A 型标准血清中的抗 B 抗体和 B 型标准血清中的抗 A 抗体与红细胞上相应 A 和 B 抗原结合后出现的凝集现象，以鉴别血型，为临床输血提供依据。

采用玻片法的步骤如下。

1）标记

取洁净载玻片一张，在两侧左右上角用玻璃笔分别标明 A、B 字样。

2）加血清

用一毛细滴管吸取 A 型标准血清一滴置于玻片 A 侧，再用另一毛细滴管吸取 B 型标准血清一滴置于玻片 B 侧。

3）加血液（红细胞）

（1）先用酒精棉消毒左手无名指（或中指）肚和采血针。

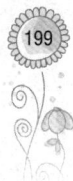

（2）待酒精干后，右手持采血针迅速刺入皮肤，深 2~3mm，立即拔针，血液可自行流出。如血液过少或不出血，可在针口稍远处稍加挤压，让血液流出。

（3）当血液流出一小滴时，迅速用玻棒一端蘸取少许血液混合于 A 型标准血清内，再用另一端蘸取少许血液混合于 B 型标准血清内。

4）放置

轻轻摇动玻片，置室温下 5min，观察结果。

## 5. 实验结果

根据载玻片两侧凝集情况来判断血型（实验表 5-1）。

实验表 5-1 ABO 血型鉴定

| 血 型 | B 型标准血清 | A 型标准血清 |
|---|---|---|
| A 型 | + | − |
| B 型 | − | + |
| AB 型 | + | + |
| O 型 | − | − |

注：+ 表示凝集，− 表示未凝集。

## 6. 实验评价

（1）能熟练进行实验操作，准确记录检查结果。

（2）能根据实验结果进行准确的血型判定。

# 实验6
# 人体心音的听取

### 1. 实验目的

初步学会听诊器的使用方法及心音听诊方法，熟悉心瓣膜的听诊部位，学会区分第一心音和第二心音。

培养尊重、关心和爱护受试者的职业习惯。

### 2. 实验材料

听诊器。

### 3. 实验学时

1学时。

### 4. 实验方法

受检查者端坐于检查者对面，解开上衣。

检查者带好听诊器，注意听诊器的耳件应与外耳道开口方向一致。以右手的示指、拇指和中指轻持听诊器胸件，紧贴于受试者胸部皮肤上。

按二尖瓣听诊区、主动脉瓣听诊区、肺动脉瓣听诊区和三尖瓣听诊区的顺序，依次仔细听取心音，注意区分第一心音和第二心音。

在每个听诊区，可根据心音的性质（音调高低、持续时间）和间隔时间的长短来仔细区别第一心音和第二心音。若难以区别时，可在听心音的同时，用手触诊颈动脉搏动，与搏动同时出现的心音为第一心音。

### 5. 注意事项

（1）室内必须保持安静，以利于听诊。

（2）听诊器胸件按于听诊部位，不宜过重或过轻。

（3）听诊器橡皮管不要触及他物，以免相互摩擦产生杂音影响

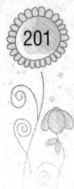

听诊效果。

（4）如呼吸影响心音听诊，可嘱受试者暂时屏气。

### 6. 实验评价

（1）能用听诊器分辨正常心音。

（2）能准确找到各瓣膜听诊区的位置。

# 实验7
# 人体动脉血压的测量

## 1. 实验目的
初步掌握间接测量动脉血压的原理和方法。

## 2. 实验材料
听诊器、水银血压计。

## 3. 实验学时

1学时。

## 4. 实验方法
1）熟悉血压计的结构

血压计由玻璃刻度管、水银贮槽、袖带和充气球四部分组成。玻璃检压计上端有小孔与外界大气相同，下端通水银贮槽，两者之间装有开关，用时打开，使两者相通；不用时应使水银回收到水银贮槽内，关闭开关，以防水银漏出。袖带是一个外包布套的长方形橡皮气袋，借助两根橡皮管分别与检压计的水银贮槽和充气球相通。充气球是一个带有放气阀的球状橡皮囊，供充气和放气使用。

2）测量动脉血压

（1）受试者脱去一臂衣袖，静坐5min以上。

（2）松开血压计上橡皮充气球的螺丝帽，驱出袖带内残留气体，然后关紧螺丝帽，将袖带的橡皮管与检压计的橡皮管连接好。

（3）将水银贮槽开关打开。

（4）让受试者前臂平放桌上，手掌向上，使前臂与心脏处于同一水平。将袖带缠于上臂，使袖带下缘在肘横纹上2cm处，松紧以能放入一指为宜。

（5）在肘窝内侧用手指触摸到肱动脉搏动后（肱二头肌肌腱稍内侧），将听诊器胸件置于肱动脉搏动处。

（6）戴好听诊器，用右手捏动充气球，将空气充入袖带内，使血压表上的水银柱逐渐上升达 160~180mmHg。随后用右拇指和食指转动充气球开关的螺丝帽,徐徐放气,以降低袖带内压力。在水银柱缓慢下降的同时仔细听诊,当突然听到"咙"的第一声时,水银柱所示的刻度即为收缩压。继续缓慢放气,在声音突然由强变弱或声音突然消失的一瞬间,水银柱所示刻度为舒张压。

### 5. 注意事项

(1)室内必须保持安静,以利于听诊。测量血压前受试者要保持安静,排除精神紧张等因素的影响。

(2)受试者上臂位置应与心脏在同一水平上,袖袋缠缚的松紧度适宜,以免影响测量结果的准确性。

(3)听诊器胸件放于肱动脉搏动处,不可用力压迫动脉,也不可放于袖带下面。

(4)如果一次没有测量准确,需重复测量时,袖带内压力必须降到 0mmHg,让受试者活动手指使血液流通,间隔数分钟后再测量。

(5)测量时避免各胶管间的接触,减少摩擦产生的声音;其他同学也要避免发出任何声响干扰测试。

(6)测试完毕,将血压计向右倾斜,使水银回收入水银贮槽,关闭开关,再向左倾斜,无水银漏出;将袖带缠绕平整,置于盒中,方可合盖。

(7)协助受试者将衣服袖子整理好,培养爱护患者的意识和习惯。

### 6. 实验评价

(1)心室收缩射血时,动脉血压快速上升,达最高值称为_____压;心室舒张动脉血压降低,于心舒末期至最低称为_____压。

(2)血压升高时,通过压力感受器反射引起心率_____,血管紧张度_____。

# 实验8
# 神经系统的观察

### 1. 实验目的

（1）掌握脊髓的位置、外形；脑的位置、分部、各部外形结构、大脑皮质功能区；各脊神经丛的组成、位置及主要分支分布。

（2）熟悉下丘脑、大脑基底核。

（3）了解脑和脊髓的神经传导通路。

### 2. 实验材料

（1）脊髓与脑各部的外形标本与模型。

（2）脑水平切面和矢状切面、脑干和间脑的矢状切面、小脑水平切面标本及模型。

（3）脊神经、脑神经、内脏神经标本模型；透明脑干电动模型，神经传导通路模型。

### 3. 实验学时

1.5 学时。

### 4. 实验方法

1）脊髓

（1）在打开椎管的标本上，观察脊髓的位置、颈膨大、腰骶膨大、脊髓圆锥、终丝。

（2）利用离体脊髓标本与模型，观察前正中裂、后正中沟、前外侧沟、后外侧沟及脊神经前根与后根。

（3）在脊髓横切面标本与模型上，辨别脊髓中央管与白质、灰质的前角、后角与侧角。

2）脑

（1）在整脑和脑正中矢状切面标本或脑模型上，辨别端脑、间脑、中脑、脑桥、延髓、小脑的位置与外形。

（2）观察端脑的标本与模型：①辨认整体结构。查找大脑纵裂、大脑横裂、胼胝体；上外侧面、内侧面和底面；分叶沟：外侧沟、中央沟和顶枕沟；大脑半球分叶：额叶、顶叶、颞叶、枕叶和岛叶。②大脑半球内部结构。辨认大脑皮质、白质、基底核及侧脑室。

3）传导通路

在脑与脊髓的模型上，查找躯干四肢的浅感觉、深感觉的传导通路，以及头面部的浅感觉传导通路。

4）周围神经系统

利用脊神经、脑神经和内脏神经的标本与模型进行观察辨认周围神经系统组成。

5. **实验评价**

（1）脑包括_____、_____、_____和_____四部分。

（2）脑干自上而下可分为_____、_____、_____三部分。

（3）周围神经系统包括_____、_____和_____三部分。

（4）大脑半球的分叶沟有_____、_____和_____，将其分为_____、_____以及_____、_____和_____共5个叶。

# 实验9
# 神经反射的检查

  学习使用适宜工具对婴幼儿进行神经反射的检查，掌握神经反射的正常表现，加深对神经系统功能的理解。

### 1. 实验原理

  反射是神经系统的活动形式，其结构基础是反射弧。反射弧上的感受器、传入神经、中枢、传出神经和效应器5个部分任一环节受损，均可导致反射活动消失。婴幼儿因年龄小，中枢神经系统发育还不够成熟完善，在引出神经反射的时候会表现出自身特点，与成年人有所区别。

### 2. 实验材料

  叩诊锤、钝头棉签。

### 3. 实验学时

  0.5学时。

### 4. 实验方法

  1）学习叩诊锤的正确握持和使用方法

  2）膝跳反射检查

  受检者取坐位或仰卧位，膝关节靠在床沿，双小腿自然下垂。检查者以右手握持叩诊锤柄部末端，以腕关节用力，有弹性地从前方轻叩被检查者的一侧髌韧带，观察有无伸小腿的动作。同法检查另一侧。

  3）神经反射检查

  （1）吸吮反射

  检查者搓暖双手，站在受检者右前方，以右手示指指腹分别轻轻碰触受检者口周部，观察受检查者有无嘴吸吮动作，并伴头转向碰触侧。正常是出生时活跃，8月龄后完全消失。

  （2）拥抱反射

  检查者搓暖双手，站在受检者前方，触碰其躯干，观察有无出

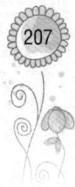

现拥抱动作。正常是出生时活跃，3~4月龄后消失。

（3）握持反射

检查者搓暖双手，站在受检者前方，触碰其一侧手指，观察有无出现手握持动作。同法检查另一侧。正常是出生时活跃，3~4月龄后消失。

（4）腹壁反射

受检者仰卧在床，充分暴露腹部。检查者站在受检者右前方，右手取钝头棉签分别轻划受检者两侧腹壁上部、中部、下部，观察有无出现腹壁肌纤维收缩。6月龄内常阴性。

（5）提睾反射

受检者仰卧在床，充分暴露下肢。检查者站在受检者右前方，右手取钝头棉签分别轻划受检者两侧大腿内侧，观察有无出现睾丸提升。正常是较腹壁反射晚出现。

（6）跖反射

受检者仰卧在床，充分暴露足部。检查者站在受检者右前方，右手取钝头棉签分别轻划受检者两侧足底外侧，自后向前至足踇趾，观察有无出现足踇趾背伸、其余四足趾向足底呈扇形散开的表现（巴宾斯基征阳性）。正常是1岁内呈巴宾斯基征阳性，两侧对称。

### 5. 注意事项

（1）使用叩诊锤叩诊时，力量要适宜，避免过重过轻。

（2）检查时尽量先安抚受检者，取得受检者最大程度配合，以免影响检查结果。

（3）注意给婴幼儿受检者保暖，环境宜安静、明亮，最好有其熟悉的亲人陪伴获得安全感。

### 6. 实验评价

（1）婴幼儿膝跳反射检查中什么表现属于正常？

（2）婴幼儿神经反射检查中什么表现属于正常？

# 实验10
# 泌尿系统的观察

### 1. 实验目的

（1）掌握泌尿系统的组成、位置；肾的形态特点、位置和毗邻器官；肾的微细结构。

（2）熟悉输尿管的分部及特点；膀胱位置；膀胱的微细结构。

（3）了解肾的被膜、尿道的特点。

### 2. 实验材料

（1）男、女性泌尿生殖系统概观标本和模型。

（2）离体肾及肾的冠状切面标本和模型。

（3）腔后部的器官标本或模型。

（4）通过肾中部的腹后壁横切标本。

（5）男性和女性骨盆腔正中矢状切面标本或模型。

（6）离体膀胱及膀胱的冠状切面标本或模型。

### 3. 实验学时

2学时。

### 4. 实验方法

（1）在男、女泌尿生殖系统概观标本或模型上，观察泌尿系统的组成及器官的连续关系。

（2）在腹腔后部的标本或模型上观察肾的位置、形态、毗邻和肾被膜。比较左、右肾位置的差异。辨认出入肾门的结构，观察肾动脉、肾静脉及肾盂。

（3）在肾的冠状切面标本或模型上，分辨肾皮质和肾髓质。观察肾窦及其内容物，注意肾小盏、肾大盏和肾盂的连续关系。

（4）在腹腔后部的标本或模型上，寻认输尿管，追踪观察输尿管的形态、行程和位置，注意辨认3个狭窄部位。

（5）取膀胱离体标本或模型，结合男性、女性骨盆腔正中矢状切面标本或模型，观察膀胱的形态、位置。辨认男性和女性膀胱底

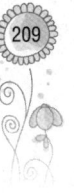

毗邻的差异。寻认输尿管的开口和尿道内口，在膀胱的冠状切面标本上观察膀胱三角的形态及黏膜特点。

（6）取女性骨盆腔正中矢状切面标本或模型，观察女性尿道的形态特点、毗邻和尿道外口的位置。

### 5. 实验评价

（1）泌尿系统由_____、_____、_____和_____组成。

（2）出入肾门的结构有_____、_____、_____、神经和淋巴管。

（3）输尿管的三处狭窄分别位于_____、_____和_____。

（4）膀胱分为_____、_____、_____和_____四部分。

# 参 考 文 献

[1] 黄嫦斌.解剖生理学基础 [M].2 版.北京：人民卫生出版社，2022.

[2] 周绮，李琼，潘太健.婴幼儿生理基础 [M].北京：中国人民大学出版社，2023.

[3] 刘东方，黄嫦斌.解剖学基础 [M].3 版.北京：科学出版社，2022.

[4] 黄嫦斌.生理学基础 [M].2 版.北京：科学出版社，2021.

[5] 桂永浩.儿科学 [M].3 版.北京：人民卫生出版社，2015.

[6] 柏树令.系统解剖学 [M].9 版.北京：人民卫生出版社，2018.

[7] 陈慧玲.婴幼儿生理基础 [M].北京：中国人口出版社，2022.

[8] 周绮，李琼，潘太健.婴幼儿生理基础 [M].北京：中国人民大学出版社，2023.

[9] 滕巍，张伟，孙群.婴幼儿卫生与保健 [M].北京：中国人民大学出版社，2023.

[10] 覃庆河，王海鑫.解剖生理学基础 [M].3 版.北京：科学出版社，2021.

[11] 刘晓东，禹琳.学前卫生学 [M].成都：电子科技大学出版社，2020.

[12] 聂上伟.学前儿童健康教育 [M].成都：电子科技大学出版社，2020.

[13] 中国就业培训技术指导中心.育婴员 [M].北京：中国劳动社会保障出版社，2013.

[14] 王之一.解剖学基础 [M].3 版.北京：科学出版社，2021.

[15] 邹仲之.组织学与胚胎学 [M].5 版.北京：人民卫生出版社，2001.

[16] 夏广军，陈地龙.正常人体结构 [M].2 版.北京：人民卫生出版社，2021.

[17] 倪月秋，陈尚.人体形态与机能 [M].北京：人民卫生出版社，2018.

[18] 姚泰.生理学 [M].6 版.北京：人民卫生出版社，2004.

[19] 杨锡强，易著文.儿科学 [M].6 版.北京：人民卫生出版社，2004.

[20] 夏广军，陈地龙.正常人体结构 [M].2 版.北京：人民卫生出版社，2021.

[21] 周绮.婴幼儿生理基础 [M].2 版.北京：中国人民大学出版社，2023.

[22] 李朝鹏，武煜明.人体解剖与组织胚胎学 [M].北京：人民卫生出版社，2019.

[23] 朱大年，王庭槐.生理学 [M].北京：人民卫生出版社，2018.

[24] 潘丽萍.生理学 [M].北京：人民卫生出版社，2017.

[25] 柳海滨.生理学基础 [M].北京：科学出版社，2016.

[26] 丁文龙，刘学政.系统解剖学 [M].北京：人民卫生出版社，2020.

[27] 郭家松.人体解剖与组织胚胎学 [M].北京：科学出版社，2023.

[28] 王珏，孙秀玲，彭丽花.生理学 [M].天津：天津科学技术出版社，2018.

[29] 廖华.系统解剖学 [M].5 版.北京：高等教育出版社，2023.

[30] 张新琪.人体解剖生理学基础 [M].2 版.北京：人民卫生出版社，2022.

[31] 杨桂染，周晓隆.生理学 [M].2 版.北京：人民卫生出版社，2019.

[32] 窦肇华.正常人体结构 [M].北京：人民卫生出版社，2012.

[33] 王瑞元.生理学 [M].北京：人民卫生出版社，2013.

[34] 刘文庆，吴国平.系统解剖学与组织胚胎学 [M].北京：人民卫生出版社，2010.

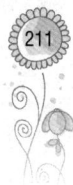

[35] 王怀生，李召. 解剖学基础 [M]. 北京：人民卫生出版社，2008.

[36] 任辉. 解剖学基础 [M]. 北京：人民卫生出版社，2014.

[37] 王维智. 解剖学生理学基础 [M]. 北京：人民卫生出版社，2008.

[38] 曹德明，吴秀珍. 病原生物与免疫学 [M]. 北京：人民卫生出版社，2020.

[39] 曹元应，曹德明. 病原生物与免疫学 [M]. 北京：人民卫生出版社，2016.

[40] 张光主. 基础医学概论 [M]. 北京：高等教育出版社，2015.

[41] 崔焱. 儿科护理学 [M]. 北京：人民卫生出版社，2002.